Heidemarie Wagner, Dr. Karl Plsek

Bearbeitet von Christine Thies

Fit & gesund durch richtige Ernährung

Ernährungslehre
Lebensmittelkunde
Kostformen und Diätetik

1. Auflage

Bestellnummer 92380

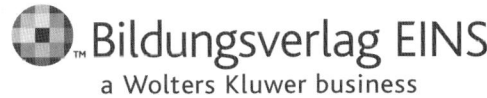

Bildungsverlag EINS

a Wolters Kluwer business

Haben Sie Anregungen oder Kritikpunkte zu diesem Buch?
Dann senden Sie eine E-Mail an 92380@bv-1.de
Autoren und Verlag freuen sich auf Ihre Rückmeldung.

Die Originalausgabe ist im Verlag Jugend und Volk Ges.m.b.H., Wien unter der ISBN 3-7100-1340-9 erschienen.

www.bildungsverlag1.de

Unter dem Dach des Bildungsverlages EINS sind die Verlage Gehlen, Kieser, Stam, Dähmlow, Dümmler, Wolf, Dürr + Kessler, Konkordia und Fortis zusammengeführt.

Bildungsverlag EINS
Sieglarer Straße 2, 53842 Troisdorf

ISBN 3-427-**92380**-0

Ernährungslehre

Lebensmittelkunde

Kostformen und Diätkunde

Anhang

Inhalt der CD
E-Nummern
Nährwerttabellen

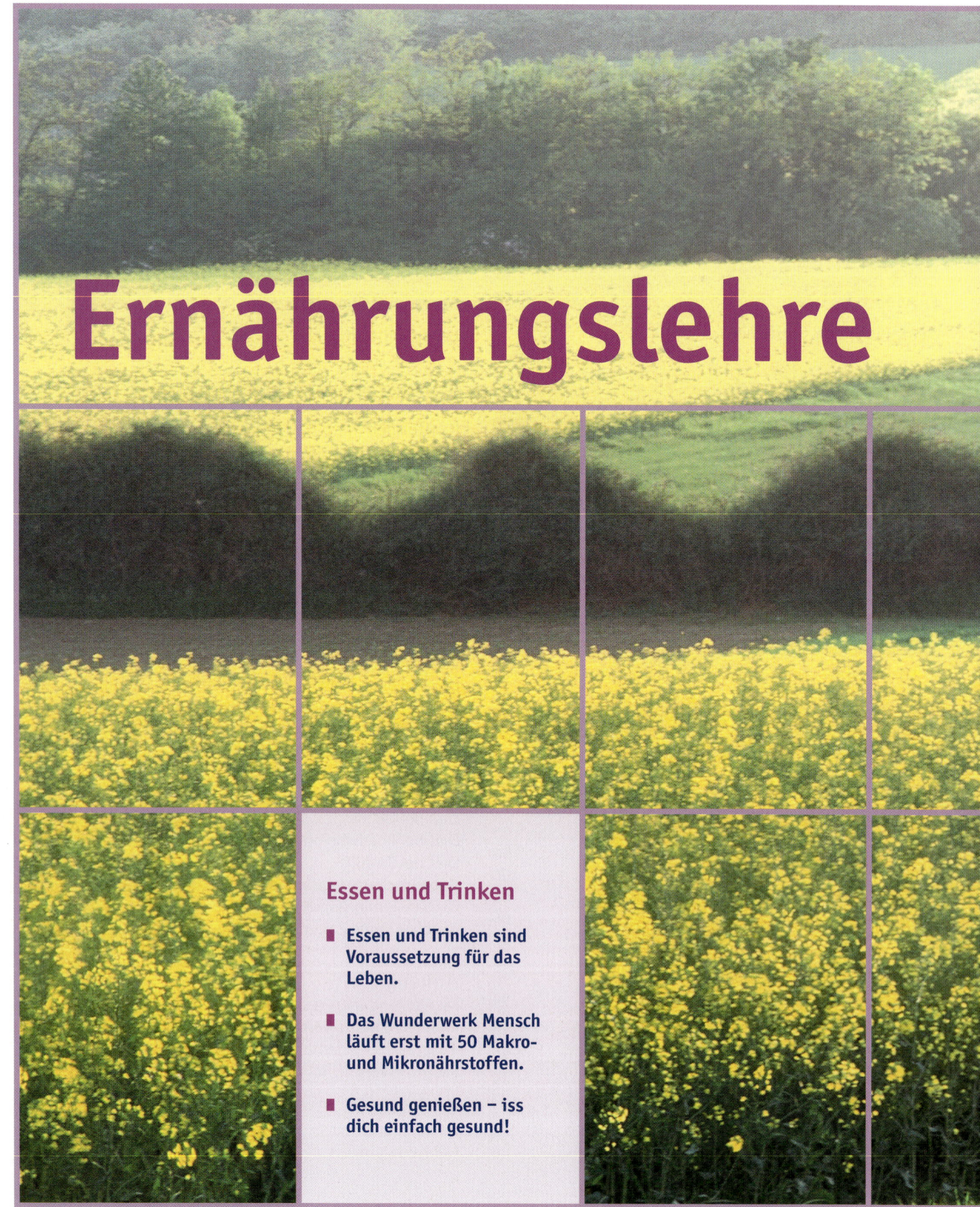

Ernährungslehre

Essen und Trinken

■ Essen und Trinken sind
  Voraussetzung für das
  Leben.

■ Das Wunderwerk Mensch
  läuft erst mit 50 Makro-
  und Mikronährstoffen.

■ Gesund genießen – iss
  dich einfach gesund!

Gesundheit

- Gesundheit ist ein Zustand vollständigen physischen, psychischen und sozialen Wohlbefindens.

- Health is a state of complete physical, mental and social well-being and not merely the absence of disease or infirmity.

(WHO, 1948)

Ernährung

- Die Ernährungspyramide als Basis für ein vitales Leben.

- Sage mir, was du isst, und ich sage dir, wie leistungsfähig du bist.

- Ausgewogenheit statt Einseitigkeit steigert die Lebensqualität.

Grundlagen der Ernährung

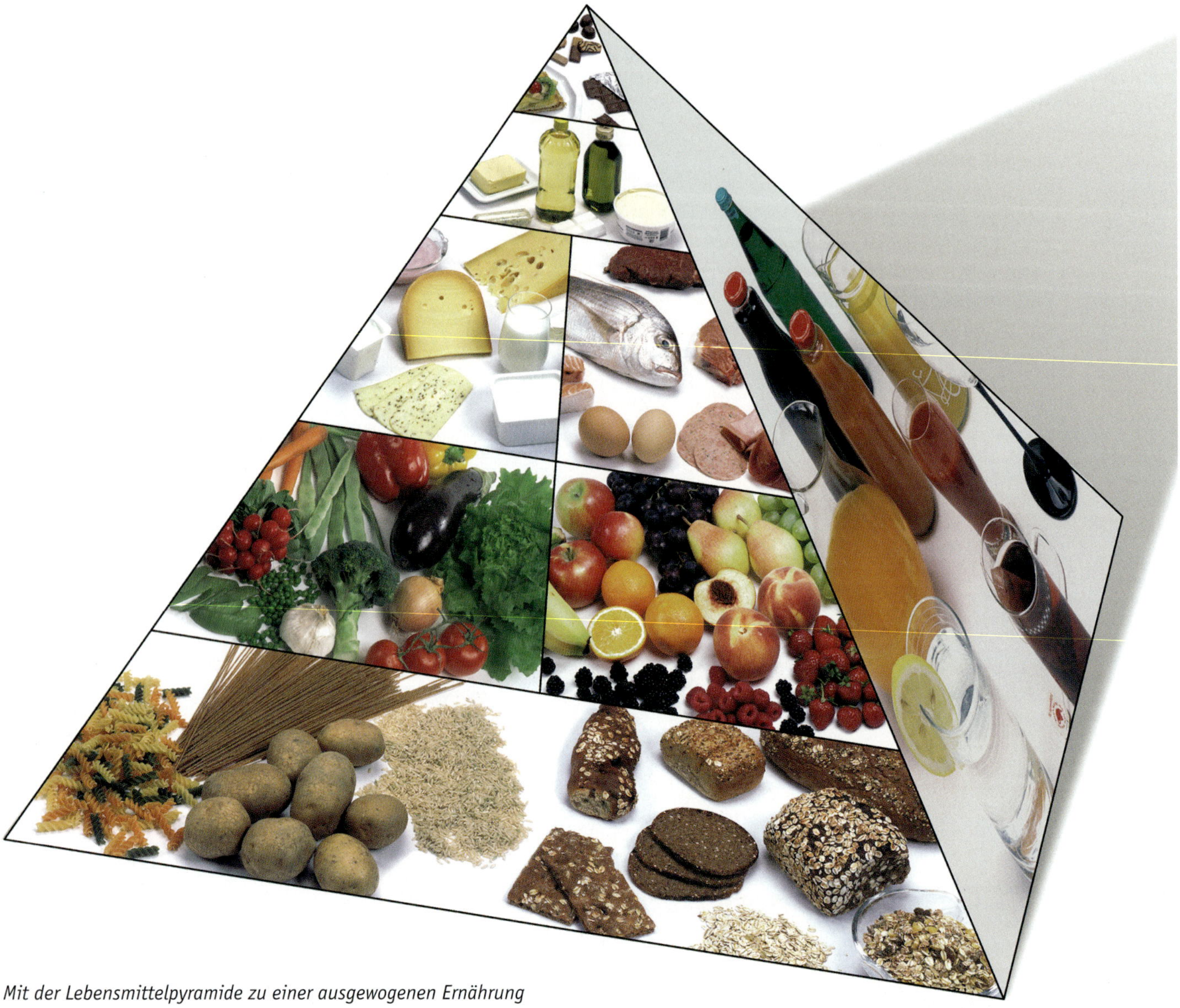

Mit der Lebensmittelpyramide zu einer ausgewogenen Ernährung

Essen und Trinken sind Voraussetzung für das Leben.

Für jede körperliche und geistige Arbeit ist Energie notwendig.
Diese müssen wir dem Körper über die Nahrung zuführen. Aus den Nahrungsbestandteilen wird im Körper Energie (Kraft, Wärme und chemische Energie) frei.

- **Lebensmittel sollen Energie ergänzen,** die wir durch Lebensvorgänge (z. B. Atmung, Verdauung, Blutbildung, Blutkreislauf), Bewegung und Arbeitsleistung verbraucht haben.
- **Lebensmittel sollen lebensnotwendige Nährstoffe liefern.**

Beeinflusst wird körperliche Fitness und Gesundheit auch durch die Umwelt, unsere Gene und Stress. Um möglichst lange fit und gesund zu bleiben, sind neben der richtigen Auswahl unserer Nahrungsmittel, auch die richtige Menge und vor allem ein richtiges Maß an Bewegung notwendig.
Als Lebensmittel bezeichnet man Nahrungsmittel und Genussmittel. **Diese Unterscheidung findet man im EU-Recht allerdings nicht.**

Lebensmittel
Nahrungsmittel | Genussmittel

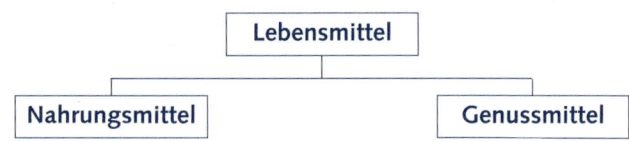

Alle Teile ergeben ein Ganzes: So haben auch die einzelnen Lebensmittel ihre unterschiedlichen Aufgaben und durch das Wissen über Nahrungsmittel, Lebensmittel und Genussmittel kann man sich optimal versorgen.

Nehmen Sie zu nachfolgenden Aussagen Stellung.

- „Wer gut leben will, der muss gut essen."

- „Jeden Monat essen wir unser Körpergewicht – 60 bis 70 Tonnen an Nahrung im Laufe unseres Lebens – Jahr für Jahr fast eine Tonne."

- „Seit anno 1800 haben sich unsere Ernährungsgewohnheiten verändert."

- „Wir brauchen Farbstoffe, Duftstoffe, Antioxidanzien, künstliche Aromen in unserer Nahrung."

- „Bestrahlung und Gentechnik tragen heute dazu bei, die Ernährung der Welt zu sichern."

- „Lebensmittel sollen in erster Linie gut schmecken."

- „Lebensmittel müssen gesund – alternativ – bio sein."

Um diese Aufgaben erfüllen zu können, müssen Lebensmittel bestimmte Inhaltsstoffe enthalten.

Wir brauchen die Inhaltsstoffe der Nahrung als

- **Brennstoffe** (oder Betriebsstoffe)
Kohlenhydrate und Fette liefern Energie.

- **Baustoffe**
Eiweiß, Mineralstoffe und Wasser dienen dem Aufbau, der Erhaltung und Erneuerung des Körpers.

- **Wirkstoffe** (Vitalstoffe)
Mineralstoffe, Vitamine und sekundäre Pflanzenstoffe beeinflussen den Ablauf der Körperfunktionen und wirken gegen Krankheiten. Die Mineralstoffe sind sowohl Baustoffe als auch Wirkstoffe.

Aufgaben der Inhaltsstoffe:

- Aufrechterhaltung der körperlichen und geistigen Leistungsfähigkeit

- Aufrechterhaltung der Organfunktionen

Was versteht man unter „sekundären Pflanzenstoffen"?

Eiweiß, Fette und Kohlenhydrate werden als primäre Pflanzenstoffe bezeichnet, sekundäre Pflanzenstoffe sind alle anderen Inhaltsstoffe, so genannte bioaktive Substanzen.

Bioaktive Substanzen sind Bestandteile von Lebensmitteln, die keinen Nährstoffcharakter im engeren Sinn besitzen.

Bioaktive Substanzen sind: Carotinoide, Phytosterine, Saponine, Glukosinolate, Polyphenole, Protease-Inhibitoren, Terpene, Phytoöstrogene, Sulfide, Phytinsäure, Ballaststoffe und Substanzen in fermentierten Lebensmitteln und können antikanzerogen, antimikrobiell, antioxidativ, antithrombotisch, immunmodulierend, entzündungshemmend, blutdruckregulierend, cholesterinspiegelsenkend, blutglucosespiegelsenkend und verdauungsfördernd wirken.

Enthält ein Lebensmittel Eiweiß, Fette, Kohlenhydrate, Vitamine und Mineralstoffe, verwendet man auch einen Sammelbegriff – **Nährstoffe.**

Kein Nährstoff darf bei einer ausgewogenen Ernährung fehlen.

- Neben den Nährstoffen befinden sich in unserer Nahrung **Ballaststoffe**, z. B. Cellulose und celluloseähnliche Substanzen (Pektine). Diese sind unverdauliche Begleitstoffe, die in pflanzlichen Lebensmitteln vorkommen und die Darmtätigkeit anregen.

Eine ballaststofffreie Ernährung führt zu Verstopfung.

Eine erhöhte Aufnahme von Ballaststoffen erfordert eine erhöhte Flüssigkeitsaufnahme.

Täglich sollte ein Erwachsener mindestens 1 1/2 - 2 l Flüssigkeit in Form von Getränken und Nahrungsmitteln aufnehmen.

- **Aromen** (Duft- und Geschmacksstoffe) und **Farben** der Lebensmittel regen den Appetit an und fördern die Produktion von Verdauungssäften. Außerdem kommt ihnen eine gesundheitsfördernde und krankheitsvorbeugende Wirkung zu: **sekundäre Pflanzenstoffe**.

Enthält ein Lebensmittel diese Nähr- und Wirkstoffe in sehr großem Maß, spricht man von einer hohen **Nährstoffdichte** im Verhältnis zu seinem Energiegehalt.

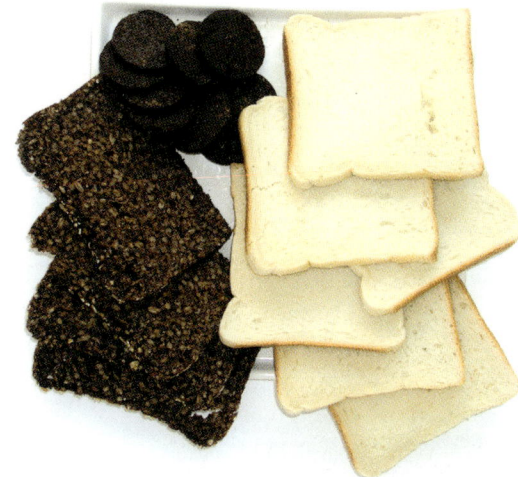

Vollkornbrot – hohe Nährstoffdichte / Weißbrot – geringe Nährstoffdichte

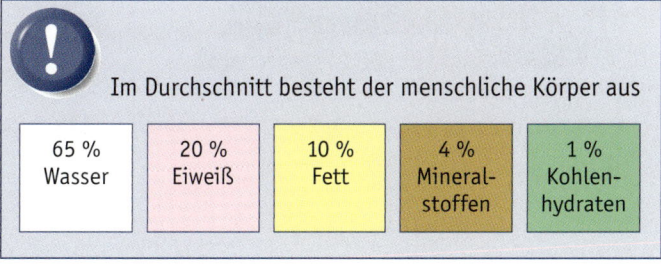

Im Durchschnitt besteht der menschliche Körper aus

65 % Wasser	20 % Eiweiß	10 % Fett	4 % Mineralstoffen	1 % Kohlenhydraten

Vorkommen in Lebensmitteln (Beispiele)	Vorkommen im menschlichen Körper	Aufgaben im menschlichen Körper
	Kohlenhydrate Leber, Blut Nur 1 % im menschlichen Körper	Energielieferant, Brennstoff z. B. für den Stoffwechsel und zur Aufrechterhaltung der Körpertemperatur **1 g = 17 kJ (4 kcal)**
	Fette als Depotfett (Unterhautfettgewebe) 4–10 % im menschlichen Körper	Energielieferant, Brennstoff z. B. zur Erhaltung der Körpertemperatur Schutzfunktion **1 g = 37 kJ (9 kcal)**
	Eiweiß in allen Körperflüssigkeiten 20 % des menschlichen Körpers	Baustoff, zum Zellaufbau und zur Zellerneuerung Bestandteil von Enzymen und Hormonen **1 g = 17 kJ (4 kcal)**
	Wasser Verdauungssäfte, Lymphe usw. 60–70 % des menschlichen Körpers	Baustoff Lösungs- und Transportmittel
	Mineralstoffe 4–5 % im menschlichen Körper	Baustoff, Wirkstoff Aufbau und Erhaltung des Körpers
	Vitamine in Spuren	Wirkstoffe

Nährstoff- und Energiebedarf

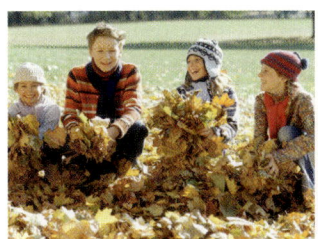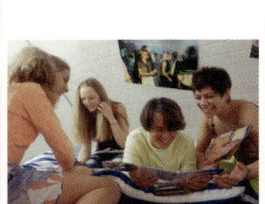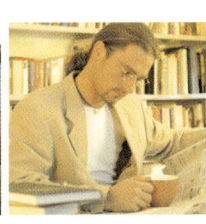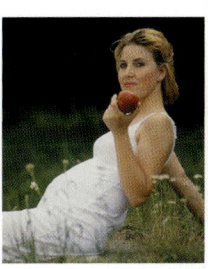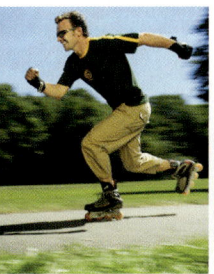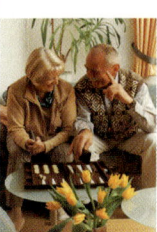

 Betrachten Sie die oben abgebildeten Personen. Ist Ihrer Meinung nach deren Nährstoff- und Energiebedarf gleich?

Der Nährstoff- und Energiebedarf ist nicht bei allen Menschen gleich.
Grundumsatz und Leistungsumsatz bestimmen den täglichen Nährstoff- und Energiebedarf.

> **❗ Der Grundumsatz** ist der Energiebedarf eines Menschen zwölf Stunden nach der letzten Nahrungsaufnahme, bei 20 °C Raumtemperatur und in völliger Ruheposition.

Der **Grundumsatz** ist **abhängig von Alter, Geschlecht, Größe, Gewicht, Klima** und **Stress**.
Diese Energie wird verbraucht für Herztätigkeit, Atmung, Stoffwechsel und zur Erhaltung der Körpertemperatur.

Für jede weitere Leistung braucht der Körper zusätzliche Energie, die man **Arbeits-** oder **Freizeitumsatz** nennt.

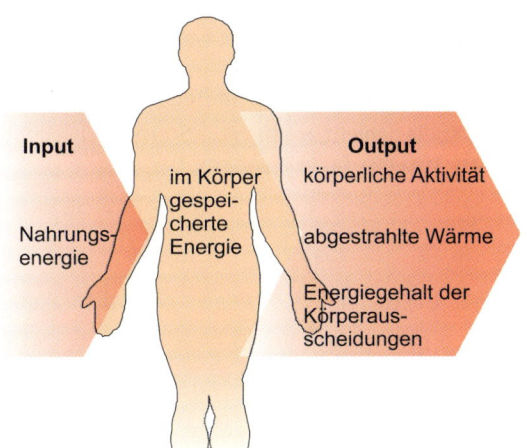

Energieaufwand

Der **Gesamtumsatz** wird durch **Grundumsatz** und **Arbeits-** und **Freizeitumsatz** bestimmt.

> **❗ Gesamtumsatz =**
> **Grundumsatz + Arbeits/Freizeitumsatz**

Energiebedarf eines 70 kg schweren Erwachsenen pro Tag

Leichte körperliche Arbeit	Mittelschwere körperliche Arbeit	Schwere körperliche Arbeit
9.000 – 10.000 kJ (2.200 – 2.400 kcal)	10.500 – 11.300 kJ (2.500 – 2.700 kcal)	12.500 – 16.800 kJ (3.000 – 4.000 kcal)

Unsere tägliche Nahrung sollte aus einem ausgewogenen Verhältnis von Eiweiß, Fetten und Kohlenhydraten bestehen.

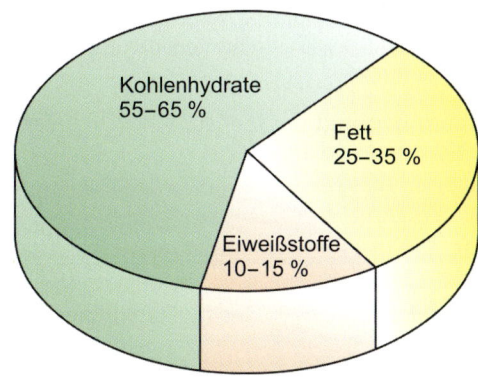

10 – 15 % des Energiegehaltes sollen durch Eiweiß,
25 – 35 % durch Fett,
55 – 65 % sollen durch Kohlenhydrate gedeckt werden.

Je schwerer die körperliche Leistung ist, desto höher ist der Energieverbrauch.

Energieverbrauch bei verschiedenen Tätigkeiten	
Tätigkeit	Energieverbrauch in kJ (kcal) pro Minute
Schreiben	2,1 (0,5)
Fernsehen	0,4 (0,1)
Essen	1,4 (0,3)
Waschen, Aus- und Anziehen	8,0 (1,9)
Gehen	5,4 (1,3) – 22,0 (5,3)
Radfahren	8,4 (2,0) – 13,4 (3,2)
Laufen (langsam)	20,0 (4,8)
Tanzen, Skaten	22,0 (5,3) – 30,0 (7,2)

Ältere Menschen haben aufgrund von körperlichen Veränderungen (geringere Zellneubildung und Stoffwechselvorgänge) einen **niedrigen** Energiebedarf. Dabei sind der Eiweiß-, Fett- und Kohlenhydratbedarf vermindert, aber der Bedarf an Vitalstoffen und sekundären Pflanzenstoffen ist erhöht.

Kinder und Jugendliche brauchen **mehr** Nähr- und Wirkstoffe als der Erwachsene (Zellbildung, Körperwachstum). Je jünger das Kind ist, umso mehr Energie benötigt es je Kilogramm Körpergewicht.

Der **Energiebedarf von Kindern und Jugendlichen** beträgt täglich etwa (nach D-A-C-H)*

im Alter von	bei einem Gewicht von w – m	Gesamtenergie kJ (kcal)			
1 – 4 Jahre	13,0 – 13,5	4200 –	4600	(1000 –	1100)
4 – 7 Jahre	18,6 – 19,7	5880 –	6300	(1400 –	1500)
7 – 10 Jahre	26,7	7140 –	7980	(1700 –	1900)
10 – 13 Jahre	37,5 – 39,2	8400 –	9660	(2000 –	2300)
13 – 15 Jahre	50,3 – 50,8	9240 – 11 340		(2200 –	2700)
15 – 19 Jahre	58,0 – 67,0	8400 – 10 500		(2000 –	2500)

* D-A-C-H: Deutsche Gesellschaft für Ernährung, Österreichische Gesellschaft für Ernährung, Schweizerische Gesellschaft für Ernährung und Schweizerische Vereinigung für Ernährung

Im Durchschnitt benötigt der menschliche Organismus pro Kilogramm Körpergewicht:

Eiweiß
0,8 g oder 10 – 15 % des täglichen Energiebedarfs

Fett
0,7 – 0,8 g oder 25 – 35 % des täglichen Energiebedarfs

Kohlenhydrate
4 – 7 g oder 55 – 65 % des täglichen Energiebedarfs

PAL (physical activity level)
International wird der Energiebedarf in PAL angegeben. Das bedeutet, dass alles, was der Körper zusätzlich zum Energiebedarf benötigt, in einem Vielfachen zum Grundumsatz angegeben wird.

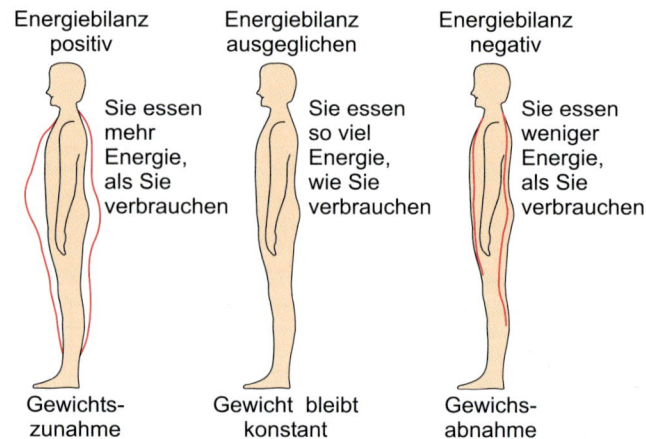

Zusammenhang Energiebedarf/Energieverbrauch

Normalgewicht, Untergewicht, Übergewicht

Der Ernährungszustand (Normal-, Unter- und Übergewicht) kann mit verschiedenen Methoden festgestellt werden:

- **Normalgewicht nach Broca**
  Normalgewicht für Männer:
  Körpergröße in cm minus 100
  z. B. 170 – 100 = 70 kg

  Normalgewicht für Frauen:
  Körpergröße in cm minus 100 minus 10 %
  z. B. (170 – 100) – 7 = 63 kg

- **Body-Mass-Index (siehe Seite 109)**
  Nimmt man als Erwachsener beispielsweise täglich

  1 Esslöffel Öl oder
  5 Teelöffel Zucker oder
  1 Stück Brot oder 1 Semmel oder
  1 Becher Jogurt

  mehr zu sich, so könnte dies bei gleichzeitig geringer körperlicher Bewegung zu einer Gewichtszunahme führen.

- **Messung des Bauch- bzw. Taillenumfanges**
  Frauen sollten nicht mehr als 85 cm und Männer nicht mehr als 100 cm Taillenumfang haben.

1. Überlegen Sie, warum Essen und Trinken lebensnotwendig sind.

2. Ordnen Sie Ihren Einkauf nach der Einteilung in Lebensmittel, Nahrungsmittel und Genussmittel.

3. Erklären Sie den Begriff Nährstoffdichte.

Kohlenhydrate (Saccharide)

Entstehung und Zusammensetzung der Kohlenhydrate

Grundbestandteile der Kohlenhydrate sind Kohlenstoff, Wasserstoff und Sauerstoff.
Kohlenhydrate entstehen in der grünen Pflanze.

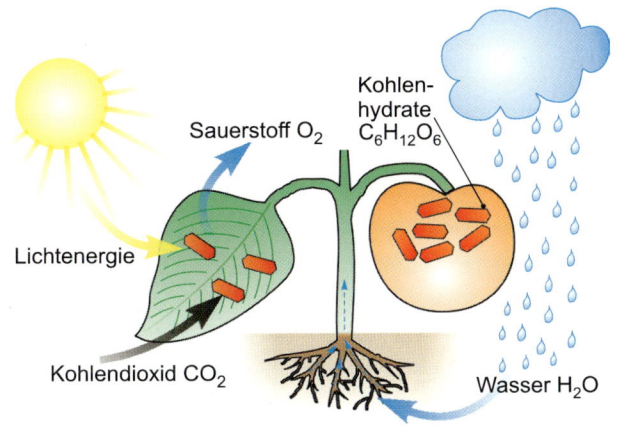

Entstehung der Kohlenhydrate

$$6\ CO_2 + 6\ H_2O \xrightarrow[\text{Chlorophyll}]{\text{Lichtenergie}} C_6H_{12}O_6 + 6\ O_2$$

Die in der Pflanze gebildeten **Einfachzucker** sind dann Bausteine für alle weiteren Kohlenhydrate: **Doppelzucker** und **Vielfachzucker**.

Durch die Verbindung von zwei Molekülen Einfachzucker (Monosaccharide) unter Abspaltung von Wasser entstehen Doppelzucker (Disaccharide).

Durch die Verbindung vieler Moleküle Einfachzucker und Abspaltung von Wasser entstehen Vielfachzucker (Polysaccharide).

> **!** Kohlenhydrate bestehen aus den Grundelementen Kohlenstoff, Wasserstoff, Sauerstoff – C, H, O
>
> Den Vorgang der Kohlenhydratbildung nennt man Photosynthese.
>
> Die Summenformel für Einfachzucker lautet $C_6H_{12}O_6$
> Die Summenformel für Doppelzucker lautet $C_{12}H_{22}O_{11}$
> Die Summenformel für Vielfachzucker lautet $(C_6H_{10}O_5)n$

Die **Summenformel** gibt die Art und Anzahl der Atome im Molekül an.

Die **Strukturformel** gibt die Verknüpfung der einzelnen Atome und deren räumliche Anordnung symbolhaft an.

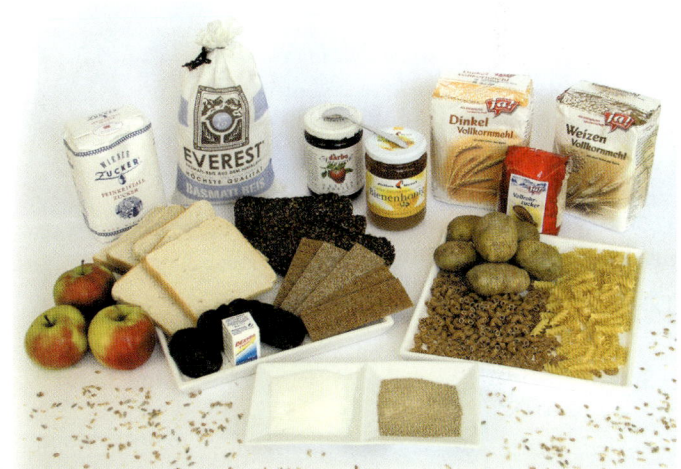

Die verschiedenen Kohlenhydratarten

Arten		Eigenschaften	Vorkommen
Einfachzucker (Monosaccharide)			
Traubenzucker (Glucose)	GLU	In Flüssigkeiten leicht löslich, schmeckt süß, kann sofort ins Blut aufgenommen werden, zur Leistungssteigerung	In Früchten und Honig
Fruchtzucker (Fructose)	FRU	Größte Süßkraft und in Wasser löslich	In Früchten, Honig
Galaktose (Schleimzucker)	GAL	Wenig süß und schwer in Wasser löslich	In der Milch als Bestandteil des Milchzuckers und in Schleimstoffen

Arten	Eigenschaften	Vorkommen
Doppelzucker (Disaccharide)		
Rohr- und Rübenzucker (Saccharose) GLU / FRU	Süß und gut löslich. Wird im Verdauungstrakt zu Einfachzuckern abgebaut	Reservestoff in Pflanzen, Früchten und Knollen, Zuckerrübe, Zuckerrohr
Malzzucker (Maltose) GLU / GLU	Wenig süß	In keimendem Getreide, Bier
Milchzucker (Lactose) GLU / GAL	Geringe Süßkraft und schwerer löslich	In der Milch

Arten	Eigenschaften	Vorkommen
Vielfachzucker (Polysaccharide)		
Stärke (Polyglucose)	In kaltem Wasser unlöslich, erst bei 70 °C quell- und verkleisterungsfähig, Bindemittel	Reservestoff in Pflanzen und Knollen, z. B. Getreide, Reis, Kartoffeln
Dextrin	Schwer löslich, etwas süß	Abbauprodukt der Stärke bei trockenem Erhitzen – Brotrinde, Zwieback
Glykogen	Wird bei Bedarf wieder zu Traubenzucker abgebaut und ans Blut abgegeben	Reservekohlenhydrat in Leber und Muskulatur im menschlichen Organismus
Cellulose	Unverdaulich für den Menschen, Füllstoff – verdauungsfördernd (Ballaststoffe)	Gerüstsubstanz in Pflanzen
Pektine	Quellen im warmen Wasser und bilden Gelee, finden Verwendung bei der Marmeladenherstellung	Besonders in Obst und Gemüse
Inulin (Polyfructose)	Nur aus Fruchtzucker aufgebaut	Reservestoff in Pflanzen z. B. Topinambur, Zichorie

Bedeutung und Bedarf

Kohlenhydratbedarf pro Tag

Der tägliche Gesamtenergiebedarf sollte zu 55 – 65 % durch Kohlenhydrate gedeckt werden, entscheidend ist hier aber, wie die Bedarfsdeckung erfolgt. Es sollten bevorzugt Vollkornprodukte, Hülsenfrüchte und Kartoffeln gegessen werden und möglichst wenig zuckerhaltige Lebensmittel.

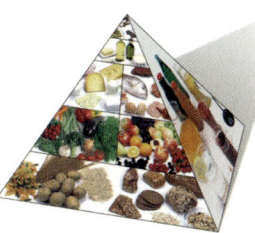

Nerven- und Gehirnzellen beziehen ihre Energie vorwiegend aus Glucose, die in Muskeln in Form von Glykogen gespeichert werden kann.

> 1 g Kohlenhydrate liefert 17 kJ pro kg Körpergewicht. Täglich 4 – 6 g Kohlenhydrate pro kg Körpergewicht.

Als Ballaststoffe in der Nahrung (z. B. Obst, Gemüse) erhöhen Kohlenhydrate das Sättigungsgefühl und fördern die Tätigkeit der Verdauungsorgane.
Eine zu hohe Kohlenhydratzufuhr bewirkt eine Umwandlung der Kohlenhydrate in Fett, dieses wird als Depotfett angelagert. Jedoch führt eine kohlenhydratfreie Ernährung zu Störungen im Gesamtstoffwechsel.
Ein zu hoher Celluloseanteil in der Nahrung ruft dagegen Beschwerden im Darmbereich hervor. Cellulosehaltige Speisen muss man gut kauen.

Ballaststoffbedarf: 30 g täglich

Ballaststoffarme Nahrungsmittel: Zucker, Honig, Weißmehl, Süßigkeiten

Ballaststoffreiche Nahrungsmittel: Getreide, Kartoffeln, Obst, Gemüse, Hülsenfrüchte

- Zucker ist in **Wasser leicht löslich.** In heißem Wasser wird dieser Vorgang beschleunigt.
- Zucker sind **vergärbar** – darauf beruht die alkoholische Gärung; Traubenzucker wird in CO_2 und Alkohol gespalten.
- Bei der Obstzubereitung werden Fruchtsirupe, Marmeladen und Konfitüren durch Zuckerzugabe haltbar = **konservierende Wirkung** des Zuckers. Pektine wirken gelierend.
- Trocken erhitzte Stärke wird zu Dextrin abgebaut, Mehl bräunt, wird leichter verdaulich.
- Lebensmittel die Stärke enthalten, lassen sich nur in kalten Flüssigkeiten fein verteilen. Daher Einmach- und Einbrennhilfen zuerst kalt aufgießen, Puddingpulver kalt anrühren.
- **Stärkereiche Nahrungsmittel** die ihre Form behalten sollen (Teigwaren, Knödel, Nockerln), in siedendem Salzwasser garen.
- Um **cellulosehaltige Nahrungsmittel** leichter verdaulich zu machen, schält, zerkleinert, püriert man sie.

Abbau der Kohlenhydrate

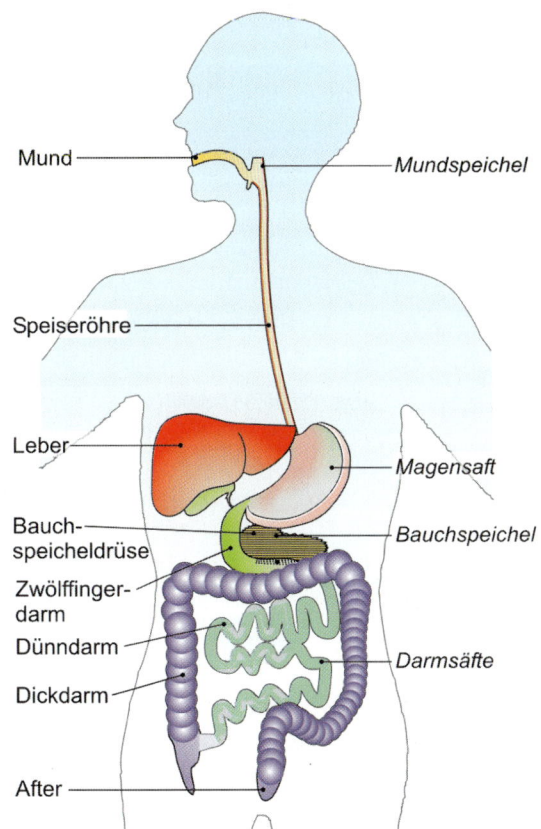

Mund — Mundspeichel
Speiseröhre
Leber — Magensaft
Bauchspeicheldrüse — Bauchspeichel
Zwölffingerdarm
Dünndarm — Darmsäfte
Dickdarm
After

Im menschlichen Körper werden die Kohlenhydrate (Doppelzucker und Vielfachzucker) durch kohlenhydratspaltende Enzyme (**Amylase**) zu Einfachzuckern abgebaut. Sie werden vorwiegend als Energiespender verwendet und in den Zellen für diesen Zweck zu CO_2 und Wasser verbrannt. Dazu ist der eingeatmete Sauerstoff notwendig.

Außerhalb des Körpers werden Einfachzucker durch Mikroorganismen vergoren (alkoholische Gärung, Essigsäure- und Milchsäuregärung).

> Zuckerreiche Speisen nur in geringen Mengen essen. Für die Verbrennung der Kohlenhydrate wird Vitamin B_1 benötigt.

1. In Honig, Milch, Kristallzucker, Vollkornbrot, Obst und Gemüse sind unterschiedliche Kohlenhydrate enthalten. Versuchen Sie diese den Lebensmitteln zuzuordnen.
2. Erklären Sie, warum die Pflanzen so großen Einfluss auf die Entstehung der Kohlenhydrate haben.
3. Beschreiben Sie die unterschiedliche Reaktion von Zucker und Stärke in kalten und warmen Flüssigkeiten.
4. Welche Verdauungsvorgänge sind notwendig, um aus Kohlenhydraten Energie gewinnen zu können?

Fette (Lipide)

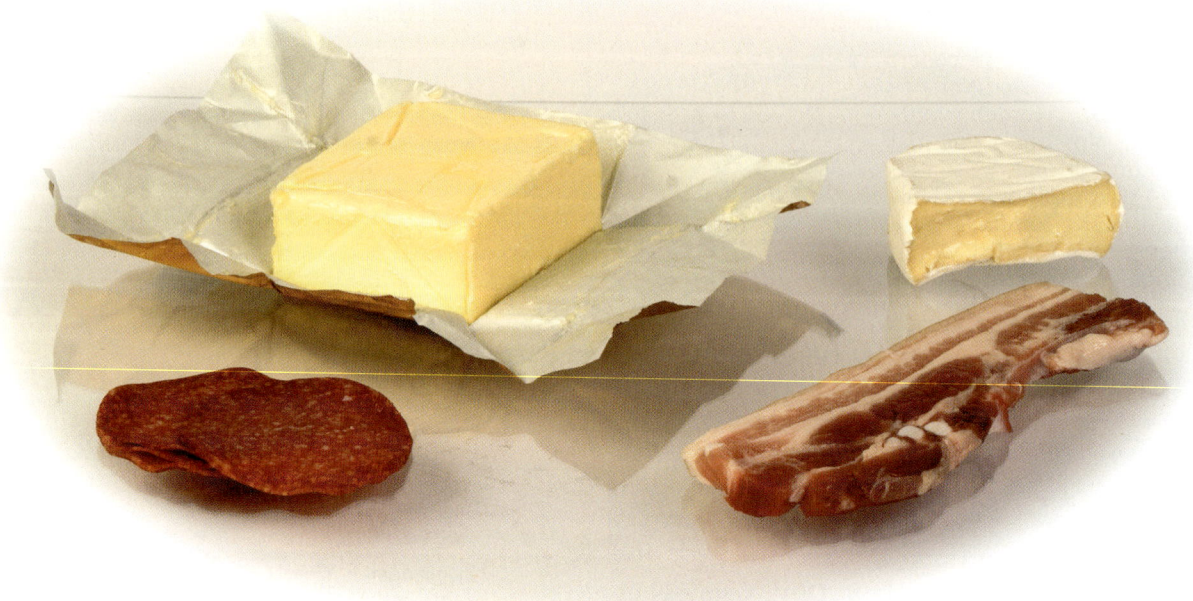

Zusammensetzung

Fette bestehen wie Kohlenhydrate aus Kohlenstoff, Wasserstoff und Sauerstoff. Sie sind aus einem Molekül Glycerin und drei Molekülen Fettsäure aufgebaut.

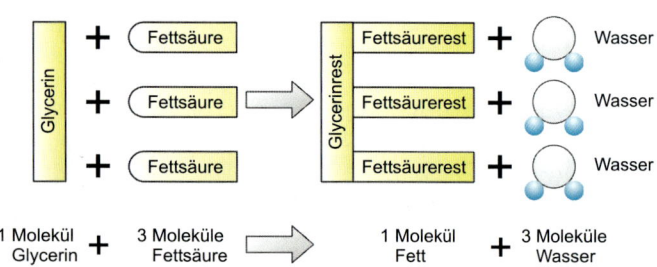

Bildung von Fetten

Man unterscheidet:

- **Gesättigte Fettsäuren** (z. B. Palmitinsäure, Stearinsäure)
- **Einfach ungesättigte Fettsäuren** (z. B. Ölsäure)
- **Mehrfach ungesättigte Fettsäuren** (z. B. Linol- und Linolensäure)

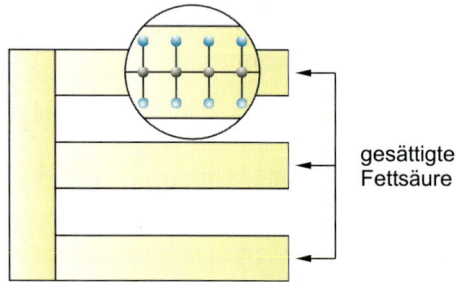

Feste Fette enthalten überwiegend gesättigte Fettsäuren.

 Mehrfach ungesättigte Fettsäuren sind für den menschlichen Organismus essenziell, d. h. lebensnotwendig.

Einfach ungesättigte Fettsäuren haben wesentliche Aufgaben im Körper, z. B. Transport der fettlöslichen Vitamine.

Gesättigte Fettsäuren dagegen sind hauptsächlich in tierischen Fetten und beeinflussen unseren Cholesterinspiegel.

Flüssige Fette (Öle) und weiche Fette sind leichter verdaulich und haben einen niedrigeren Schmelzpunkt als harte Fette.

Fette haben unterschiedliche Schmelzbereiche:

Pflanzenöl	unter 6 °C
Butter	28 – 36 °C
Schweineschmalz	36 – 42 °C
Rindertalg	45 – 50 °C
Hammeltalg	44 – 65 °C

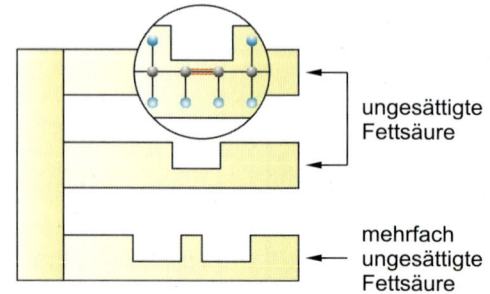

Flüssige Fette enthalten überwiegend ungesättigte Fettsäuren.

Die verschiedenen Fettarten

Arten	Eigenschaften	Vorkommen
Pflanzliche Fette	Flüssig – essenzielle Fettsäuren – leicht verdaulich	Sojaöl, Maiskeimöl, Olivenöl, Rapsöl, Sonnenblumenöl, Kürbiskernöl
	Hart – schwer verdaulich	Kokosfett, Palmkernfett
Tierische Fette	Weich – leicht verdaulich	Butterschmalz, Butter, Schweineschmalz
	Hart – schwer verdaulich Schmelzen über 40 °C	Rinder- und Hammeltalg

Bedeutung und Bedarf

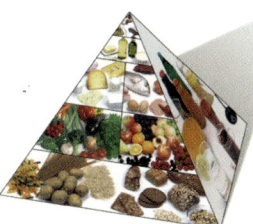

Der tägliche Fettbedarf sollte gedeckt werden durch:

- $1/3$ Streichfett
- $1/3$ Koch- bzw. Bratfett
- $1/3$ versteckte Fette (Wurst, Käse, Schokolade)

Fette verlängern die Verweildauer der Speisen im Magen, sie unterstützen die **Aufnahme von fettlöslichen Vitaminen** im Darm und sind unentbehrlich für den Aufbau der Zellmembranen.

 Bei leichter bis mittelschwerer Arbeit 0,7 – 0,8 g Fett pro kg Körpergewicht pro Tag. Schwer arbeitende Menschen können mehr Fett zu sich nehmen.

Fett ist für den Körper auch ein **Schutzstoff**. Als Fettpolster schützt es das Körperinnere vor Druck und Kälte (Augen und Nieren).

Übergewicht hat eine starke Belastung von Herz und Kreislauf zur Folge. Diese Fettreserven werden im Körper z. B. bei negativer Energiebilanz der Verbrennung zugeführt.

 Fett hat den höchsten Energiegehalt. Fette werden zum Aufbau von Körperfett benötigt:

Zu viel Fett in der Nahrung führt zu Übergewicht.

7 – 10 g des täglich konsumierten Fettes sollen aus essenziellen Fettsäuren bestehen. Reich an essenziellen Fettsäuren sind pflanzliche Öle.

Streichfett: Emulgierte Fette (Butter, Margarine) sind leichter verdaulich. Siehe auch Seite 16.

Bespiele von Öl- und Fettarten, die als Hauptbestandteil eine Fettsäureart enthalten:

Öl- oder Fettart	Fettsäureart
Kürbiskernöl	Linolsäure
Butter	Ölsäure
Olivenöl	Ölsäure
Sonnenblumenöl	Linolsäure
Maiskeimöl	Linolsäure
Schweinefett	Ölsäure

- Fett ist **leichter als Wasser**, Soßen und Suppen lassen sich deshalb entfetten, entweder durch Abschöpfen oder durch Abnehmen der Fettschicht nach dem Erkalten.

- Fett ist in **Wasser unlöslich**.

- Fett hat einen **viel höheren Siedepunkt als Wasser** (200 – 220 °C). In Fett gebackene Nahrungsmittel (z. B. Schnitzel) werden deshalb schneller gar als in Wasser gekochte. Hohe Temperaturen zersetzen Fett. Es entsteht ein stechend riechendes Gas, das Acrolein, das zu Reizungen der Schleimhäute, der Augen, der Nase führt.

- Fett ist **brennbar**. Fett darf bei seiner Verwendung nicht überhitzt werden, oder, z. B. in Fritteusen, nicht zu lange verwendet werden, da hierbei gesundheitsschädliche Abbauprodukte entstehen können.

  Fettbrände ersticken, nicht mit Wasser löschen (Luftabschluss)!

- Fett wird durch die Einwirkung von Licht, Luft (Sauerstoff) und Wärme **ranzig**. Ranzige Fette sind gesundheitsschädlich. Je wasserärmer Fett ist, umso haltbarer ist es.

Abbau der Fette

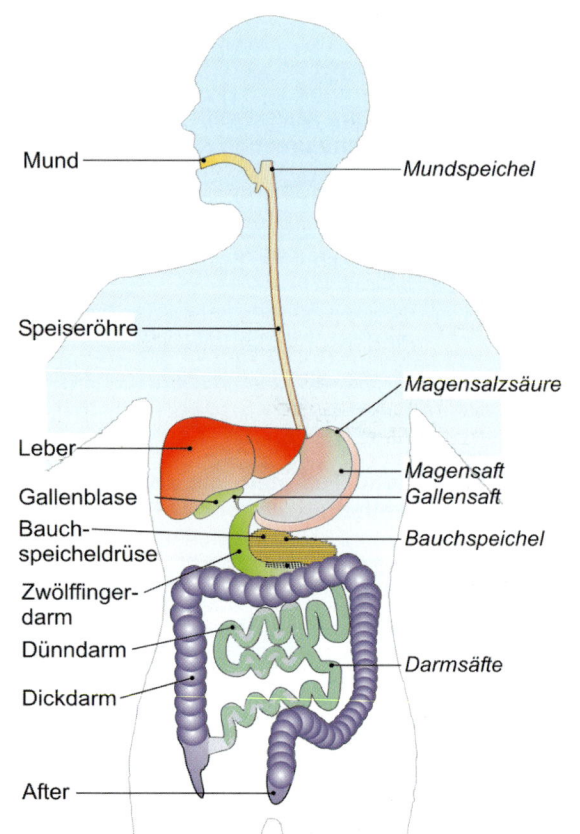

Mund —————— *Mundspeichel*

Speiseröhre

Magensalzsäure

Leber

Magensaft

Gallenblase

Gallensaft

Bauch-
speicheldrüse

Bauchspeichel

Zwölffinger-
darm

Dünndarm

Darmsäfte

Dickdarm

After

Bevor die Fette im menschlichen Körper abgebaut werden können, müssen sie durch die Gallensäuren emulgiert (d. h. in feinste Tröpfchen zerteilt – Ausnahme: emulgierte Fette wie Butter, Margarine und Dotterfett) werden. So können die Verdauungsenzyme leichter angreifen. Fette werden durch fettspaltende Enzyme (**Lipasen**) in Glycerin und Fettsäuren gespalten, die aus dem Darm aufgenommen werden.

Im Körper können Fette zur Energiegewinnung herangezogen werden oder zur Speicherung (Depotfett) dienen.

Außerhalb des Körpers können Fette durch Licht, Luft (Sauerstoff) und Wärme zersetzt („ranzig") werden. Auch durch Behandlung mit Lauge (Alkalien) erfolgt ein Abbau der Fette (z. B. Herstellung von Seife).

1. Ordnen Sie die Fettsäuren nach ihrer Wichtigkeit für den Menschen.

2. Erklären Sie den Begriff „essenziell".

3. In welchen Nahrungsfetten sind lebensnotwendige Fettsäuren enthalten?

4. Nennen Sie Lebensmittel, die versteckte Fette enthalten.

5. Welche Fette benötigen zu ihrem Abbau keinen Gallensaft?

Fettähnliche Stoffe

Fettähnliche Stoffe haben einen sehr komplizierten chemischen Aufbau; nur die Löslichkeitseigenschaften haben sie mit den Fetten gemeinsam. Sie sind wie Fette in organischen Lösungsmitteln, wie Benzin, Ether löslich.

Bekannt sind Lecithin, Cholesterin, Ergosterin und Carotin.

1. Aus welchem fettähnlichem Stoff kann Vitamin A aufgebaut werden?

2. Welcher fettähnliche Stoff wird unter Einwirkung von UV-Licht in Vitamin D umgewandelt?

3. Zählen Sie Lebensmittel auf, die reich an Lecithin sind.

	Aufgaben	Eigenschaften	Vorkommen
Lecithin	Baustein für Zellmembranen	kann im Körper aufgebaut werden	Eidotter, Getreidekeime, Sahne
Cholesterin	Aufbau von Gallensäuren, Hormonen und Vitamin D	wird im menschlichen Körper gebildet	Butter, Fleisch, Wurst, Innereien, Eier, Käse
Phytosterine Ergosterin	UV-Strahlung bewirkt Umwandlung in Vitamin D	dem Cholesterin ähnlich	Pflanzen, Hefe, Pilze
Carotin	Provitamin (siehe Seite 24)	Im Körper kann daraus Vitamin A aufgebaut werden	Eidotter, Karotten, Petersilie, Spinat, Aprikosen

Eiweiß (Protein)

Zusammensetzung

Eiweißstoffe bestehen aus Kohlenstoff, Wasserstoff, Sauerstoff, Stickstoff, Schwefel und teilweise Phosphat (C, H, O, N, S, P).

Die kleinsten Bausteine der Eiweißstoffe sind die Aminosäuren. Diese können sich zu einem Peptid verbinden.

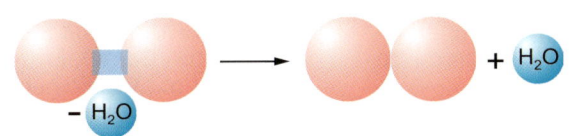

Aminosäure + Aminosäure → *Dipeptid + Wasser*

Für den Menschen sind etwa **20 Aminosäuren** von Bedeutung. Die meisten davon kann der Organismus selbst aufbauen, **acht** müssen jedoch mit der Nahrung zugeführt werden, da der Mensch nicht fähig ist, diese selbst aufzubauen (**essenzielle Aminosäuren**). Das sind Valin, Leucin, Isoleucin, Threonin, Methionin, Lysin, Phenylalanin und Tryptophan.

Daneben gibt es noch Aminosäuren, die vom Organismus zeitweilig nicht in ausreichender Menge selbst hergestellt werden können. Dazu zählen Histidin und Argenin, die im Säuglingsalter vom Körper nicht in ausreichender Menge produziert werden.

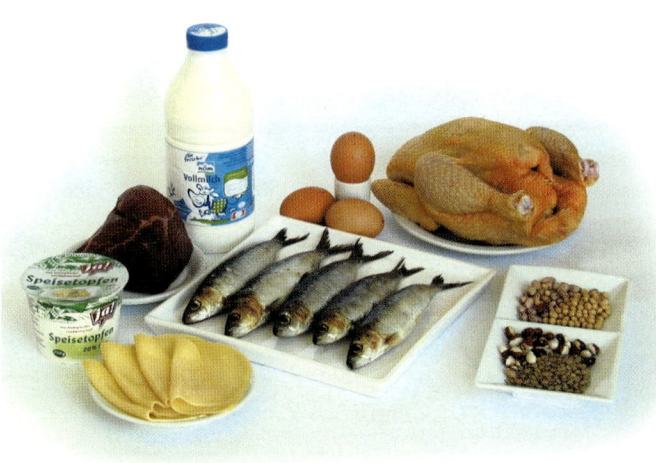

Biologische Wertigkeit

Alle Aminosäuren, auch die essenziellen, sind in sehr unterschiedlichen Mengen in pflanzlichen und tierischen Lebensmitteln enthalten.

Aminosäuren sind für den Organismus wichtig, um körpereigenes Eiweiß aufbauen zu können und um Wachstum und Stoffwechsel zu ermöglichen. Die essenziellen Aminosäuren sind biologisch besonders wertvoll, da sie vom Körper nicht selbst aufgebaut werden können und durch die Nahrung zugerührt werden müssen.

Allerdings haben die Aminosäuren einen unterschiedlichen Wert, da nicht alle mit der Nahrung aufgenommenen Eiweißstoffe vom Körper gleich gut verwertet werden können. Um den „Wert" einer Aminosäure zu bestimmen, wurde der Begriff „biologische Wertigkeit" eingeführt.

> ! Die biologische Wertigkeit gibt an, wie viel Gramm Körpereiweiß durch 100 g Nahrungseiweiß aufgebaut werden kann.

Eine hohe biologische Wertigkeit bedeutet, dass der Körper in einem hohen Grad das aufgenommene Nahrungseiweiß in körpereigenes Eiweiß umwandeln kann.

Biologische Wertigkeit von ausgewählten Lebensmitteln

eiweißlieferndes Lebensmittel	biologische Wertigkeit
Hühnerei	100 %
Schweine-, Rind- und Geflügelfleisch	80-85 %
Kartoffeln	76 %
Bohnen	72 %
Weizenmehl (Ausmahlungsgrad 82 %)	47 %
Roggenmehl (Ausmahlungsgrad 82 %)	78 %
Vollmilch	86 %
Rotbarschfilet	80 %

Der Ergänzungswert:

Die biologische Wertigkeit kann gesteigert werden, indem bei der Nahrungszubereitung verschiedene eiweißreiche Lebensmittel kombiniert werden, das bedeutet in der Regel die Kombination von tierischem und pflanzlichem Eiweiß. Man spricht dann vom biologischen Ergänzungswert der Eiweißstoffe. Wichtig hierbei ist, dass die einzelnen eiweißreichen Nahrungsmittel zur gleichen Mahlzeit verzehrt werden.

Auch mit vegetarischer Kost kann der Bedarf an Aminosäuren problemlos gedeckt werden. Ovo-lacto-Vegetarier (Personen, die kein Fleisch, wohl aber Erzeugnisse von lebenden Tieren essen) sollten möglichst viele verschiedene eiweißhaltige Nahrungsmittel miteinander kombinieren. Schwieriger ist es für Veganer (Personen, die keine tierischen Lebensmittel verzehren). Sie müssen sehr genau planen und sich mit der biologischen Wertigkeit von eiweißreichen pflanzlichen Nahrungsmitteln genau auskennen, um ihren Bedarf an essenziellen Aminosäuren zu decken.

Bei folgenden traditionellen Gerichten ergänzen sich tierische und pflanzliche Eiweißlieferanten besonders gut:

Kombination von	Gerichte/Speisen
Kartoffeln und Milch(produkten)	Kartoffelbrei, Kartoffelgratin, Pellkartoffeln mit Kräuterquark
Getreide und Milch(produkte)	Müsli mit Milch und Joghurt, Käsebrot, Milchreis, Nudeln mit Käse
Kartoffeln und Ei	Kartoffeln mit Rührei oder Spiegelei
Getreide und Hülsenfrüchte	Erbsensuppe mit Brot, Bohneneintopf mit Reis
Hülsenfrüchte und Fleischprodukte	Bohneneintopf mit Fleisch (Chili con Carne), Erbseneintopf mit Würstchen

Die unterschiedlichen Eiweißarten

Arten	Eigenschaften	Vorkommen
Einfache Eiweißstoffe		
Albumine	wasserunlöslich, gerinnen bei 70 °C, Hautbildung der Milch, grauer Schaum bei Fleisch, Gemüse	Milch und Milchprodukte Fisch, Fleisch, Ei, Gemüse, Kartoffeln, Getreide
Globuline	wasserunlöslich, gerinnen bei 70 °C, quellen durch Säuren	Milch, Fisch, Fleisch, Ei Getreide, Nüsse, Hülsenfrüchte
Klebereiweiß (Gluten)	wasserunlöslich, gerinnen bei 70 °C, wichtig beim Backen	Getreide, besonders hoher Anteil in Weizen
Gerüsteiweiß Kollagen, Elastin, Keratin Myosin, Actin	Wasserbindevermögen	Gelatine Knorpel, Sehnen, Knochen, Haare, Nägel
Zusammengesetzte Eiweißstoffe Nicht-eiweißanteil		
Phosphoproteine Casein, Vitellin	Gerinnen durch Säure oder Lab und Hitze	Käse, Milch, Eidotter
Chromoproteine Hämoglobin Myoglobin Chlorophyll	Sauerstoffaufnahme Muskelfarbstoff Photosynthese	Blut Muskulatur Pflanzen

Bedeutung und Bedarf

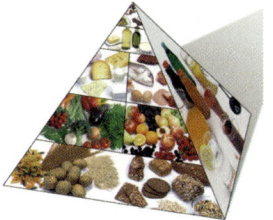

Eiweiß ist als Bestandteil jeder Zelle ein unentbehrlicher Baustoff. Eiweiß muss mit der täglichen Nahrung aufgenommen werden, da im Überfluss aufgenommenes Eiweiß nur in kleinen Mengen gespeichert werden kann. Eiweißmangel führt zu schweren Störungen.

Eiweiß wird zum Aufbau der Körpersubstanz benötigt = Baustoff.

 Der tägliche Bedarf beträgt 0,8 g pro kg Körpergewicht. Kinder, Jugendliche, Schwangere, Stillende und ältere Menschen benötigen mehr.
Den Eiweißbedarf zu einem Drittel durch tierisches Eiweiß und zu zwei Drittel durch pflanzliches Eiweiß decken.

Tierisches Eiweiß ist in der Regel hochwertiger als pflanzliches, da es in seiner Zusammensetzung dem Körpereiweiß ähnlich ist.

Eiweißreiche Nahrungsmittel sind:

Milch, Milchprodukte, Ei, Fleisch, Fleischwaren, Fisch, Hülsenfrüchte, Getreide, Getreideprodukte, Soja, Hefe.

- **Hitzegerinnung** ist von Vorteil beim Anbraten von Fleisch oder beim Kochen in siedendem Wasser – die Poren schließen sich, der Fleischsaft kann nicht austreten.

- Durch das **gerüstbildende Klebereiweiß** entsteht bei entsprechender Backhitze eine Rindenbildung auf dem Backgut, die eingeschlossene Luft kann nicht entweichen und bildet im Inneren eine lockere Krume (Brot, Gugelhupf).

- Das Zerkochen von Teigwaren, Knödeln usw. wird durch Zusatz von Ei oder durch die Verwendung von Hartweizen verhindert.

- Nachteilig wirkt sich die Hitzegerinnung beim Kochen von Hülsenfrüchten aus, sie müssen daher kalt eingeweicht werden, um quellen zu können.

- Die **Albumine und Globuline der Milch** sind besonders **hochwertig**, verursachen aber Hautbildung und Anbrennen.

- **Säuregerinnung** bewirkt das **Ausflocken des Caseins** der Milch – das Casein ist Ausgangsprodukt für die Quark- und Käseherstellung. Feinflockig geronnenes Eiweiß ist leichter verdaulich.

- Wasserbindende Kraft ist von Vorteil bei der Verwendung von Gelatine. 3 – 4 g Gelatine binden 1 l Flüssigkeit (entspricht 12 Blatt Gelantine).

- Der **hohe Wassergehalt** macht eiweißreiche Nahrungsmittel **leicht verderblich** (Milch, Fleisch, Fisch, Pilze u. a.).

Abbau der Eiweißstoffe

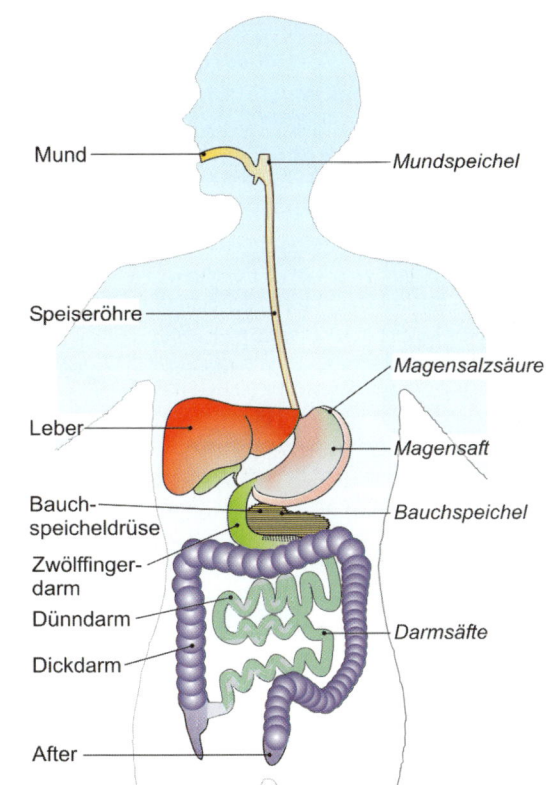

Abbau der Eiweißstoffe

Das aufgenommene Nahrungseiweiß muss **im Körper**, bevor es durch die Eiweiß spaltenden Enzyme angegriffen werden kann, durch die Magensalzsäure zum Gerinnen gebracht werden, d. h. denaturieren. Die Eiweiß spaltenden Enzyme **Pepsin** im Magen und **Trypsin** im Darm zerlegen das denaturierte Eiweiß in Peptide und Aminosäuren.

Verschiedene Mikroorganismen können die Eiweißstoffe **im Lebensmittel** abbauen: Fäulnis, Verwesung, Verschimmelung. Es entstehen giftige Abbauprodukte, die gesundheitsschädlich sind.

1. Zählen Sie einige essenzielle Aminosäuren auf.

2. Erklären Sie den Begriff „essenziell".

3. Wiederholen Sie die Bedeutung der biologischen Wertigkeit.

4. Erklären Sie anhand von praktischen Speisenkombinationen den Ergänzungswert.

5. Berechnen Sie den täglichen Eiweißbedarf eines 60 kg schweren Erwachsenen.

6. Beobachten Sie beim Kochen Eigenschaften der Eiweißstoffe.

7. Nennen Sie die wichtigsten Verdauungsschritte beim Abbau von Eiweißstoffen.

Wasser

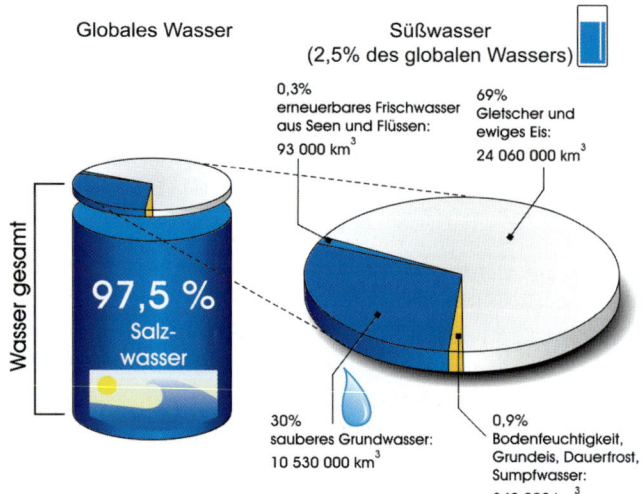

Globales Wasser

Süßwasser
(2,5% des globalen Wassers)

0,3%
erneuerbares Frischwasser
aus Seen und Flüssen:
93 000 km³

69%
Gletscher und
ewiges Eis:
24 060 000 km³

97,5 %
Salz-
wasser

Wasser gesamt

30%
sauberes Grundwasser:
10 530 000 km³

0,9%
Bodenfeuchtigkeit,
Grundeis, Dauerfrost,
Sumpfwasser:
342 000 km³

Aufteilung des gesamten auf der Erde vorhandenen Wassers

 Erläutern Sie die Bedeutung von Wasser in der heutigen Zeit.

Zusammensetzung

Wasser besteht aus den chemischen Elementen Sauerstoff (1 Teil) und Wasserstoff (2 Teile).

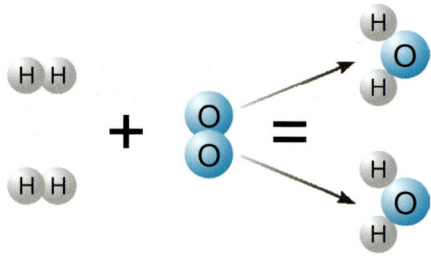

Molekülbildung

Wasser löst im Boden Mineralstoffe (Kalk, Magnesium, Schwefel- und Eisenverbindungen), aber Wasser kann auch durch Schadstoffe belastet sein (Nitrat, Pestizide, Schwermetalle). Wasser mit vielen gelösten Stoffen bezeichnet man als **hartes Wasser**. Wasser mit wenig gelösten Stoffen bezeichnet man als **weiches Wasser**.

„Wo kommt unser Wasser eigentlich her?"

Drei Viertel der Erdoberfläche sind von Meeren bedeckt. Wasser kommt vor als:

- **Oberflächenwasser** = Bäche, Flüsse, Seen, Meere; Oberflächenwasser ist stärkeren Verunreinigungen ausgesetzt. Regenwasser sowie das Wasser stehender oder fließender Gewässer sind zum Trinken in der Regel nicht geeignet.

- **Grundwasser** (Quellwasser) = Wasseransammlung über wasserundurchlässigen Gesteinsschichten; es ist Verunreinigungen weniger ausgesetzt und wird beim Versickern durch den Erdboden gereinigt.

Wasser erfüllt verschiedene Aufgaben

- **Wasser ist Baustoff**
  Wasser wird zum Zellaufbau und zur Bildung von Verdauungssäften und Blut benötigt.

- **Wasser ist Lösungsmittel**
  Das Lösungsvermögen von Wasser hat besondere Bedeutung für den Aufbau der organischen Substanz in der grünen Pflanze. Im menschlichen Organismus ermöglicht es, dass die Nähr- und Wirkstoffe ins Blut übergehen können (diffundieren) und Reststoffe (Stoffwechselendprodukte, siehe Seite 26) abtransportiert werden.

- **Wasser ist Wärmeregulator**
  Durch das Verdunsten von Schweiß wird die Körpertemperatur geregelt.

Wasserbedarf und Wasserausscheidung

 Der Flüssigkeitsbedarf eines Erwachsenen bei leichter körperlicher Bewegung beträgt 1 ½ – 2 l pro Tag.

Heißes Klima und anstrengende körperliche Bewegung sowie erhöhte Kochsalzmengen erhöhen den Wasserbedarf. Wasser wird über Harn, Kot, Atemluft und Schweiß ausgeschieden.

- Wasser kommt als Oberflächen- und als Grundwasser vor.
- Wasser und in ihm gelöste Stoffe können durch Zellwände diffundieren.
- Wasser laugt Stoffe aus.
- Wasser löst Stoffe.
- Wasser bringt Stoffe zum Quellen.

 Warum ist es besser, nach sportlicher Betätigung Mineralwasser anstelle von Leitungswasser zu trinken?

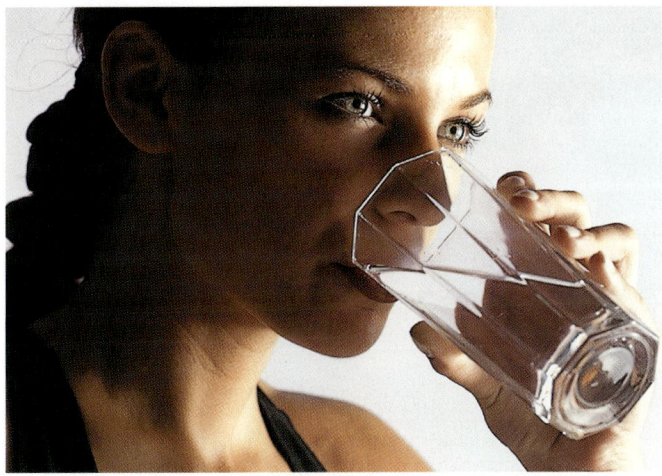ください

Trinkwasser

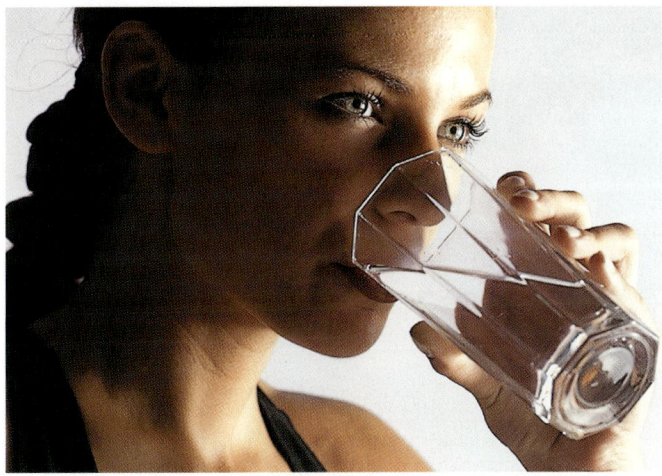

Gutes Trinkwasser soll farb-, geruch- und geschmacklos, klar und frei von krankheitserregenden Verunreinigungen sein. Verseuchtes Trinkwasser kann schwere Epidemien auslösen (Typhus, infektiöse Gelbsucht). Hartes, kalkreiches Wasser ist erfrischender als weiches Wasser.

Das beste Wasser ist Quellwasser und Grundwasser, sofern es frei von Verunreinigungen ist und ohne Behandlung (Aufbereitung) genossen werden kann.

 Tauschen Sie energiereiche Getränke (Limonaden, Bier) und Kaffee gegen Wasser (Mineralwasser) und Kräuter- und Früchtetees.

Natürliches Mineralwasser – Quellwasser – Heilwasser – Tafelwasser

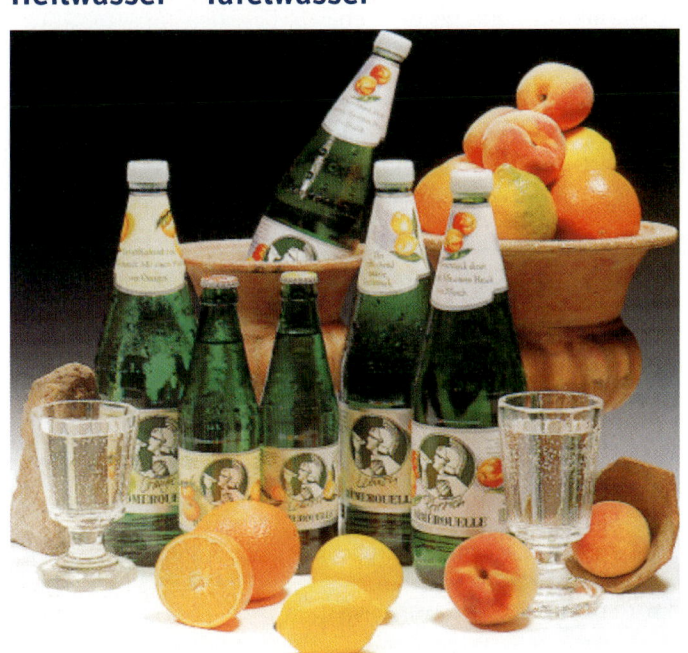

Natürliches Mineralwasser und Quellwasser haben ihren Ursprung in unterirdischen besonders geschützten Wasservorkommen und werden aus natürlichen oder künstlich erschlossenen Quellen gewonnen. Beide sind von ursprünglicher Reinheit. Mineralwasser weist aufgrund seines Gehaltes an Mineralstoffen, Spurenelementen oder sonstigen Bestandteilen eine bestimmte Eigenart sowie gegebenenfalls bestimmte ernährungsphysiologische Wirkungen auf.

In Deutschland ist es zulässig, den Kohlensäuregehalt durch Zufuhr oder Senkung des Kohlendioxids zu erhöhen oder auch zu reduzieren. „Stille Mineralwässer" enthalten einen geringeren oder gar keinen Anteil an Kohlensäure. An weiteren Behandlungsmethoden sind lediglich das Entfernen von Eisen- und Schwefelverbindungen durch Belüftung („enteisend", „entschwefelt"), das Filtrieren und Dekantieren erlaubt.

Als **Heilwässer** bezeichnet man Wässer, die aufgrund ihrer besonderen Inhaltsstoffe (Mineralstoffe, Spurenelemente und andere besonders wirksame Stoffe) vorwiegend zu Heil- und Therapiezwecken verwendet werden.

Tafelwasser wird entweder aus Trinkwasser oder aus Mineralwasser erzeugt und enthält immer zumindest einen Zusatz von Kohlensäure oder einem Mineralstoff.

Kochendes Wasser und Dampf machen Nahrungsmittel gar. Gleichzeitig werden die Nahrungsmittel durch das Kochen ausgelaugt. Kochwasser deshalb möglichst weiter verwenden. Beim Garen im Wasserdampf werden Nahrungsmittel weniger ausgelaugt und behalten besser die Form (Kartoffeldämpfer, Schnellkochtopf).

Wasser siedet bei 100 °C, gefriert bei 0 °C und hat die größte Dichte bei +4 °C.

1. Wo kommt unser Wasser eigentlich her?
2. Wie hoch ist der tägliche Flüssigkeitsbedarf eines Erwachsenen bei leichter körperlicher Bewegung?
3. Erklären Sie die Aussage: Tauschen Sie energiereiche Getränke und Kaffee gegen Wasser und Kräuter- und Früchtetees.
4. Finden Sie die Härtegrade des Wassers in Ihrem Ort oder Bezirk heraus.

Mineralstoffe

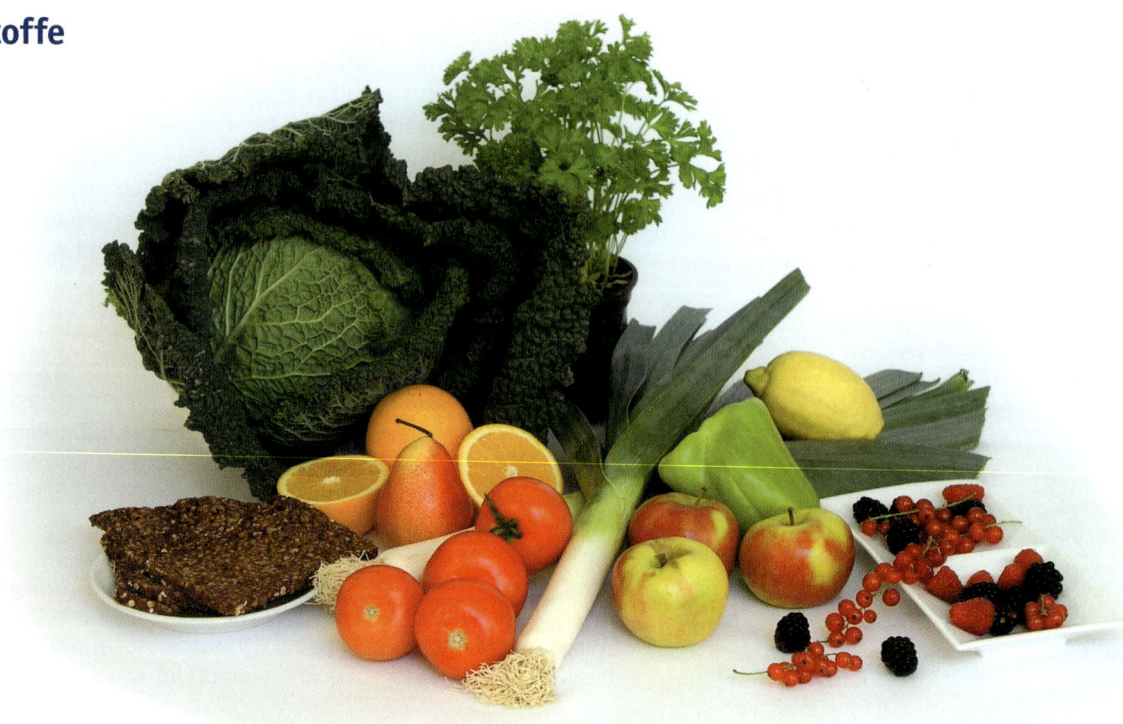

Mineralstoff- und vitaminreiche Lebensmittel

Die einzelnen Mineralstoffe kommen im Körper in unterschiedlicher Menge vor und der Bedarf ist unterschiedlich hoch.

Man unterscheidet Mengen- und Spurenelemente.

Mengenelemente	Spurenelemente
Natrium	Eisen
Kalium	Kupfer
Calcium	Zink
Chlorid	Kobalt
Phosphat	Iodid
Magnesium	Fluorid
Schwefel	Mangan
	Molybdän
	Chrom
	Selen

Bedeutung und Bedarf

Mineralstoffe müssen mit der täglichen Nahrung zugeführt werden (Ausnahmen: z. B. Calcium, Phosphor), da sie vom menschlichen Organismus fortlaufend ausgeschieden werden und von ihm nicht aufgebaut werden können.

Der Tagesbedarf an Mineralstoffen muss gedeckt werden, damit es nicht zu Mangelerscheinungen kommt.

Natrium, Kalium, Magnesium und Calcium sind **Basenbildner** z. B. in Obst, Gemüse, Milch, Kartoffeln.

Chlor, Fluor, Iod und Phosphor sind **Säurebildner** z. B. in Fleisch, Fisch, Eiern, Käse.

Ob mehr basenbildende Nahrungsmittel oder mehr säurebildende Nahrungsmittel aufgenommen werden, ist für den Organismus ohne Bedeutung. Der gesunde Organismus ist in der Lage, einen Säure- oder Basenüberschuss durch Puffersysteme bei einer ansonsten ausgewogenen Ernährung auszugleichen.

Einem Jodmangel kann durch Verwendung von jodiertem Speisesalz vorgebeugt werden.

- Mineralstoffe sind am Aufbau des Körpers und an der Regelung von Körperfunktionen maßgeblich beteiligt.

- Bei abwechslungsreicher, gemischter Kost ist der Mineralstoffbedarf normalerweise ausreichend gedeckt.

- Kinder, Jugendliche, Schwangere und Stillende sowie ältere Menschen haben einen erhöhten Mineralstoffbedarf.

Mineralstoffe sind **wasserlöslich**, daher

- Lebensmittel nicht auslaugen,
- Randschichten nach Möglichkeit nicht entfernen,
- in wenig Wasser kochen,
- Kochwasser weiterverwenden.

Mengenelemente	Bedeutung	Vorkommen	Tagesbedarf
Calcium	Aufbau von Knochen und Zähnen, Blutbestandteil. Regelt die Erregbarkeit von Nerven und Muskulatur. Mangel führt bei Kindern zu Rachitis, bei Erwachsenen zu Osteoporose	Milch und Milchprodukte, Blatt- und Wurzelgemüse	1000 bis 1200 mg
Phosphor	Aufbau von Nerven und Knochen, als Lecithin in Nervenzellen	Innereien, Fleisch, Fisch, Milch, Vollkornprodukte, Nüsse	700 mg
Natrium, Chlorid (Kochsalz)	Bildung der Magensäure, Bestandteil des Blutes, regelt den Wasserhaushalt	in fast allen Lebensmitteln	550 mg Natrium Chlorid 830 mg
Kalium	Nerven und Muskeln, Bestandteil von Enzymen	in fast allen Lebensmitteln	2000 mg
Magnesium	Nerven und Muskeln, Bestandteil von Enzymen	in grünen Gemüsen	300 bis 400 mg
Schwefel	Aufbau von Eiweißstoffen, Bestandteil von Enzymen	im Eiweiß pflanzlicher und tierischer Lebensmittel	–
Spurenelemente	**Bedeutung**	**Vorkommen**	**Tagesbedarf**
Eisen	Sauerstofftransport (Blutarmut!)	Leber, grüne Gemüse, Obst, Vollkornbrot	10 bis 15 mg
Kupfer	Eisen kann nur bei gleichzeitiger Anwesenheit von Kupfer verwertet werden	Innereien, Fisch, Eidotter, Kartoffeln, Gemüse	1,0 bis 1,5 mg
Iodid	Schilddrüsenhormon (Kropfbildung!)	Seefisch, iodiertes Kochsalz	0,18 bis 0,2 mg
Fluorid	Zahnschmelzhärtung	Obst, Gemüse, Schwarztee, Seefisch, Mineralwasser	ca. 3 mg
Zink	Bestandteil von Enzymen, Hormonbildung (Insulin)	Rindfleisch, Innereien, Hülsenfrüchte, Getreide	7-10 mg
Mangan	Enzymbestandteil, Knochenbildung	Hülsenfrüchte, Innereien, Getreide, Gemüse, Spinat	2 bis 5 mg

Quelle: DGE, Ernährungslehre zeitgemäß + CMA

1. Erklären Sie den Begriff „Rachitis".

2. Welcher Mineralstoff ist wesentlich am Aufbau gesunder Knochen und Zähne beteiligt?

3. Können Mineralstoffe im Körper gespeichert werden?

4. Erklären Sie den Unterschied von Mengen- und Spurenelementen.

Vitamine

Vitamine sind lebensnotwendige (essenzielle) Nahrungsbestandteile.

Sie sind organische Verbindungen, die der Mensch nicht selbst aufbauen kann (vita = Leben).

 Erhöhter Folsäurebedarf besteht in der Schwangerschaft, um Gehirn- und Rückenmarkschäden beim Ungeborenen vorzubeugen.

- Vitamine haben im Körper bestimmte Aufgaben.
- Vitamine sind Bestandteile von Enzymen.
- Vitamine sind lebensnotwendige Nahrungsbestandteile.
- Sie wirken bereits in kleiner Menge.
- Nach ihrer Löslichkeit unterscheidet man **fettlösliche** und **wasserlösliche** Vitamine.
- Einige Vitamine besitzen eine Vorstufe = Provitamine.

Provitamine werden im Körper zu Vitaminen umgebaut.

Antivitamine hemmen oder heben die Funktion von Vitaminen auf.

 Fettlösliche Vitamine können nur bei gleichzeitiger Anwesenheit von Ölen oder Fetten im Darm resorbiert werden.

Bedeutung und Bedarf

Besonders wichtig ist eine ausreichende Versorgung in den Wintermonaten.

Bei der Zubereitung der Nahrung müssen die Eigenschaften der Vitamine beachtet werden, um die wertvollen, aber sehr empfindlichen Stoffe nicht zu zerstören.

Während im Allgemeinen nur ein Vitaminmangel zu Krankheitserscheinungen führt (**Hypovitaminose**), kann bei den Vitaminen A und D eine zu hohe Zufuhr das Gleiche bewirken (**Hypervitaminose**).

Übermäßiger Verzehr der Vorstufen von Vitamin A und D (Carotin, Ergosterin) stellt jedoch keine Gefahr dar.

 Vitaminpräparate – Nahrungsergänzung – Supplementierung nur bei ärztlicher Verordnung um Avitaminose vorzubeugen. Die Gefahr einer Hypervitaminose besteht.

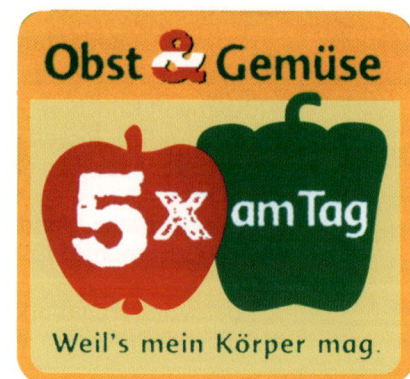

www.5amTag.de

Der Vitaminbedarf ist nicht immer gleich. Erhöht ist der Bedarf bei Kindern, Jugendlichen, Schwangeren und Stillenden, kranken und alten Menschen.

Die meisten Vitamine können im Körper nicht gespeichert werden; sie müssen deshalb mit der täglichen Nahrung zugeführt werden.

Der Vitaminbedarf wird durch eine abwechslungsreiche, schonend zubereitete Kost gedeckt, die reichlich Gemüse, Obst und Vollkornprodukte enthält.

 Zur ausreichenden Versorgung mit Vitaminen, insbesondere Vitamin C, ist reichlicher Verzehr von Obst und Gemüse, möglichst roh, notwendig.

Vitamine sind sehr leicht löslich und empfindlich gegen die Einwirkung von Hitze, Sauerstoff, Licht, UV-Strahlen.

Vitamin-C-Verlust von gekochtem Blumenkohl

Warmhalten	15 min.	25 %
	30 min.	36 %
	60 min.	56 %

Vitaminverlust bei verschiedenen Gartechniken

Gemüseart	Dünsten	Dämpfen	Kochen
Grüne Bohnen		22 %	24 %
Erbsen	36 %	30 %	43 %
Spinat	35 %	50 %	
Sauerkraut	40 %		65 %

Fettlösliche Vitamine	Bedeutung	Vorkommen	Tagesbedarf
Vitamin A (Retinol) Provitamin: Carotin	Hautschutzvitamin Sehvorgang, antioxidativ	Milch, Butter, Aprikosen, Karotten, Spinat	0,8-1,0 mg
Vitamin D (Calciferol) Provitamin: Ergosterin	Knochenaufbau	Fisch, Milch, Butter, Eidotter	5,0 mg
Vitamin E (Tocoferol)	Stoffwechselfunktion, Schutz der Zellmembranen, antioxidativ	Pflanzliche Fette, Butter, grüne Gemüse, Getreide	12-14 mg
Vitamin K (Phyllochinon)	Blutgerinnung	verschiedene Kohlarten, Spinat, Obst, Milch, Getreide	65-80 mg
Wasserlösliche Vitamine	**Bedeutung**	**Vorkommen**	**Tagesbedarf**
Vitamin B$_1$ (Thiamin)	Enzymbestandteil – Kohlenhydratabbau, Nerven- und Gehirnzellen	Vollkornbrot, Hülsenfrüchte, Nüsse, Hefe, Schweinefleisch	1,0 bis 1,2 mg
Vitamin-B$_2$-Komplex (Rivoflavin)	Zellstoffwechsel, Neubildung von Zellen	Getreide, Milch, Gemüse, Hefe, Fleisch, Ei, Hülsenfrüchte	1,2 bis 1,5 mg
Vitamin B$_6$ (Pyridoxin)	Enzymbestandteil, Eiweißstoffwechsel	Getreide, Gemüse, Kartoffeln, Milch, Fisch, Schweinefleisch, Hefe	1,2 bis 1,5 mg
Vitamin B$_{12}$ (Cobalamine)	Blutbildung	Milch, Eidotter, Fisch, Fleisch	0,003 bis 0,004 mg
Vitamin C (Ascorbinsäure)	Bindegewebsaufbau, stärkt Immunsystem, antioxidativ, Eisen- und Folsäurestoffwechsel	Obst, Kartoffeln, Zitrusfrüchte, grünes Gemüse, Sauerkraut	100 bis 150 mg
Vitamin H (Biotin)	Bestandteil von Enzymen	Kohlgemüse, Soja, Hefe	0,03 bis 0,06 mg
Niacin	Bestandteil von Coenzymen, Wasserstofftransport beim Abbau von Nährstoffen	Fleisch, Innereien, Getreide, Gemüse, Hefe	13-16 mg
Folsäure	Bildung von roten und weißen Blutkörperchen, Bestandteil eines Coenzyms	eiweißreiche Lebensmittel, Gemüse, Hefe	400 mg
Pantothensäure	Coenzym im Zwischenstoffwechsel der Nährstoffe	in allen Lebensmitteln	6 mg

1. Ordnen Sie Ihnen bekannte Vitamine den fett- oder wasserlöslichen Vitaminen zu.

2. Erklären Sie die Begriffe: Hypovitaminose, Hypervitaminose, Provitamine und Avitaminose.

3. Wovor soll eine erhöhte Folsäureaufnahme in der Schwangerschaft schützen?

4. Finden Sie heraus, welchen Lebensmitteln heute Vitamine zugesetzt werden.

5. Diskutieren Sie, ob es notwendig ist, mit Vitaminen angereicherte Lebensmittel zu kaufen.

6. Was bedeutet der Slogan „Five a day"?

Enzyme

Enzyme sind Eiweißstoffe und werden in allen lebenden Organismen gebildet. Es sind Wirkstoffe, die chemische Reaktionen im Stoffwechsel beschleunigen (Biokatalysatoren), ohne sich selbst dabei zu verändern.

Verdauungsenzyme (z. B. Amylase, Pepsin, Trypsin) sind in den Verdauungssäften vorhanden und spalten die Nährstoffe in ihre kleinsten Bestandteile.

 Resorption: Verdaute Nährstoffe werden im Dünndarm ins Blut und in die Lymphe aufgenommen. Aus Gekochtem werden Nährstoffe leichter resorbiert.

Stoffwechselenzyme befinden sich in den Zellen und bewirken z. B. den Abbau der Nährstoffe zur Energiegewinnung und den Aufbau von Körpersubstanz aus den Bestandteilen der Nahrung.

 Aus gelösten Nährstoffen wird Energie gewonnen oder werden körpereigene Stoffe aufgebaut.

Verdauung und Stoffwechsel

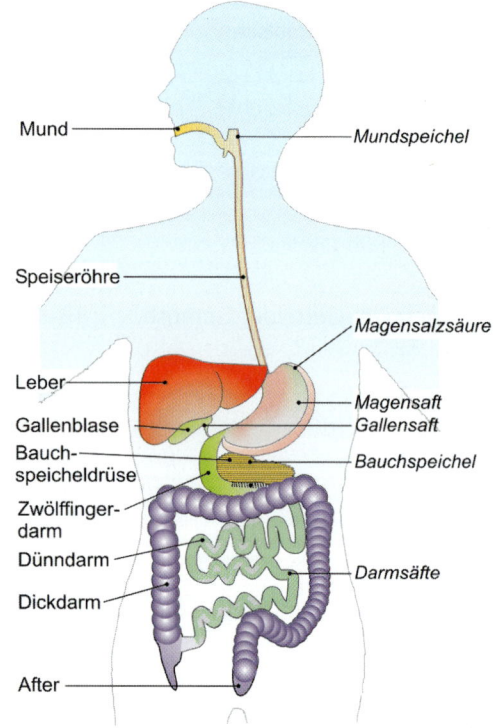

Mund — *Mundspeichel*

Speiseröhre

Magensalzsäure

Leber

Magensaft

Gallenblase — *Gallensaft*

Bauch-speicheldrüse — *Bauchspeichel*

Zwölffinger-darm

Dünndarm — *Darmsäfte*

Dickdarm

After

Der Weg der Nahrung

 Ein Mensch produziert täglich durchschnittlich 8 l Verdauungssäfte.

In den Lebensmitteln spielen Enzyme eine große Rolle:

- Reifung von Früchten
- Herstellung von Käse und Sauermilchprodukten
- Produktion von alkoholischen Getränken
- Fermentieren von Tee und Kaffee
- Nachreifen von Fleisch

Aber Enzyme können auch für den **Verderb** eines Lebensmittels verantwortlich sein z. B. Ranzigwerden von fetthaltigen Lebensmitteln, Bildung von Giftstoffen durch Schimmelpilze, Verderben von Fleisch.

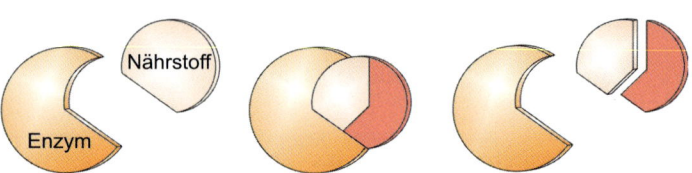

Nährstoffe und Enzyme passen zueinander wie Schlüssel und Schloss.

Die Nährstoffe werden in die einzelnen Bestandteile aufgespalten.

Das Enzym setzt die Spaltprodukte der Nährstoffe frei.

So wirken Enzyme

Die Verdauungsenzyme spalten die Nährstoffe unter Wasseranlagerung in ihre kleinsten Bestandteile, diese können dann aus dem Darm ins Blut aufgenommen werden.

Einige gelangen sofort ins Blut, andere müssen über die Lymphe zu den Zellen transportiert werden. Dort werden aus ihnen körpereigene Stoffe aufgebaut oder sie dienen der Energiegewinnung.

Als Stoffwechselendprodukte entstehen CO_2 und H_2O und Ammoniak, der als Harnstoff ausgeschieden wird.

Unverdauliche Nahrungsbestandteile wie Cellulose werden über den Darm ausgeschieden.

1. Erklären Sie die Bedeutung von Enzymen beim Abbau von Nährstoffen.
2. Welche Auswirkungen haben Enzyme auf Lebensmittel?
3. Nennen Sie die wichtigsten Verdauungsorgane.
4. Beschreiben Sie die Verdauungsvorgänge anhand der Abbildung.
5. Unter Anlagerung welcher Flüssigkeit erfolgt die Spaltung der Nährstoffe?
6. Erklären Sie den Begriff „Resorption".

Gesamtübersicht Verdauung

Verdauungsorgane Verdauungsflüssigkeit	Kohlenhydrate	Fette	Eiweißstoffe
Mund Mundspeichel 1 – 1,5 l	Zerkleinerung; verdauliche Vielfachzucker werden zu Malzzucker abgebaut	Zerkleinerung, Schmelzen	Zerkleinerung
Magen Magensaft 1,5 – 2 l	Enzyme wirken bis zur Durchsäuerung des Speisebreies weiter	Leicht verdauliche Fette werden in Glycerin und Fettsäuren gespalten	Magensalzsäure verändert Eiweißstoffe; Enzyme spalten Eiweißstoffe
Zwölffingerdarm Gallensaft 1 l Bauchspeichel 1 – 1,5 l	Vielfachzucker werden zu Doppelzuckern gespalten	Gallensaft emulgiert schwer verdauliche Fette Fette werden in Glycerin und Fettsäuren zerlegt	Enzyme spalten Eweißstoffe zu Aminosäuren
Dünndarm Dünndarmsaft 2,5 – 3 l	Enzyme des Bauchspeichels wirken weiter. Doppelzucker wird in Einfachzucker zerlegt.	Reste der Enzyme des Bauchspeichels zerlegen Fette in Glycerin und Fettsäuren	vollständiger Abbau zu Aminosäuren
Resorbiert werden durch die **Dünndarmzotten**	**Einfachzucker** Glucose Glucose	**Glycerin und Fettsäuren** Glycerin Fettsäuren	**Aminosäuren** Amino-säure Amino-säure

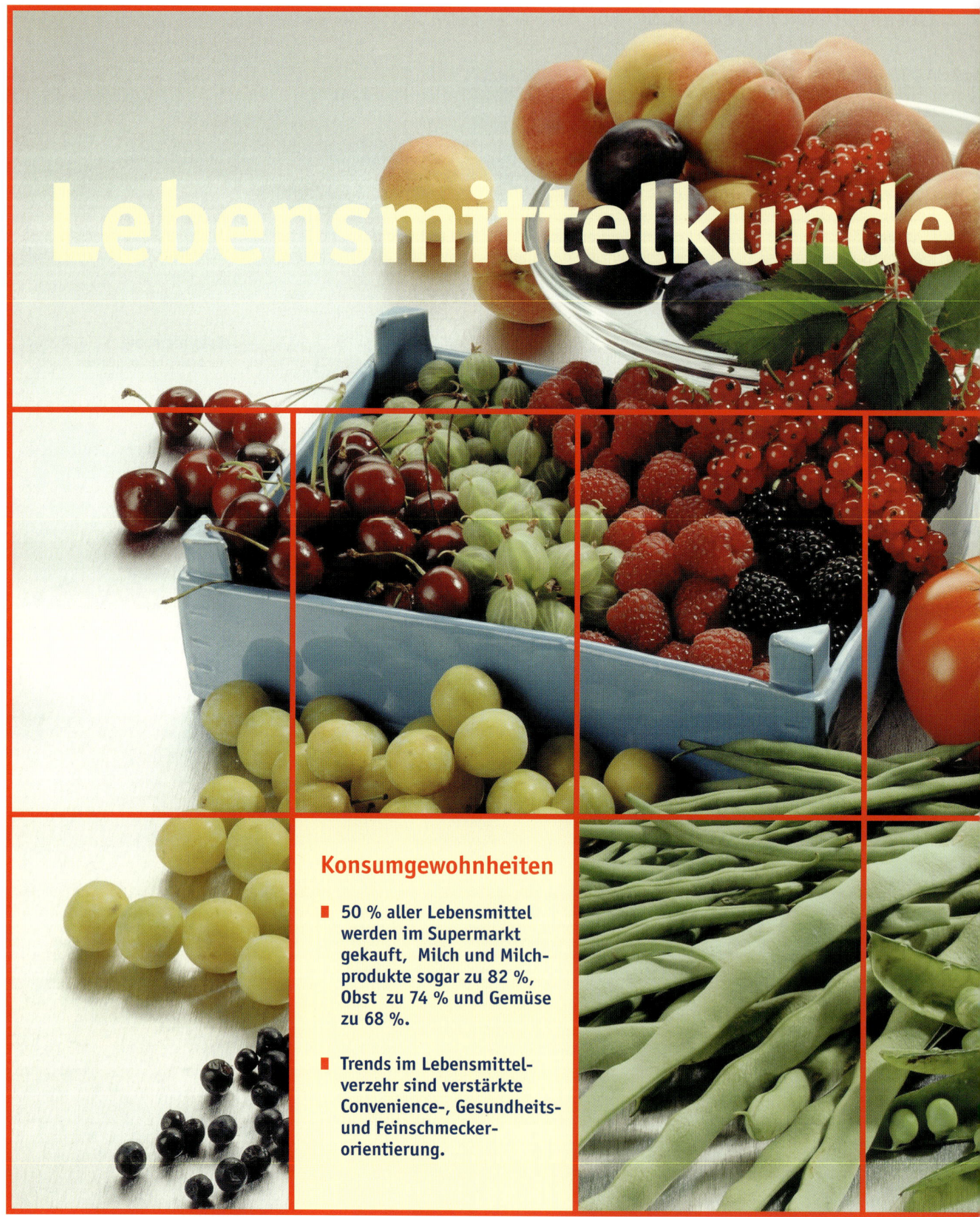

Lebensmittelkunde

Konsumgewohnheiten

- 50 % aller Lebensmittel werden im Supermarkt gekauft, Milch und Milchprodukte sogar zu 82 %, Obst zu 74 % und Gemüse zu 68 %.

- Trends im Lebensmittelverzehr sind verstärkte Convenience-, Gesundheits- und Feinschmecker-orientierung.

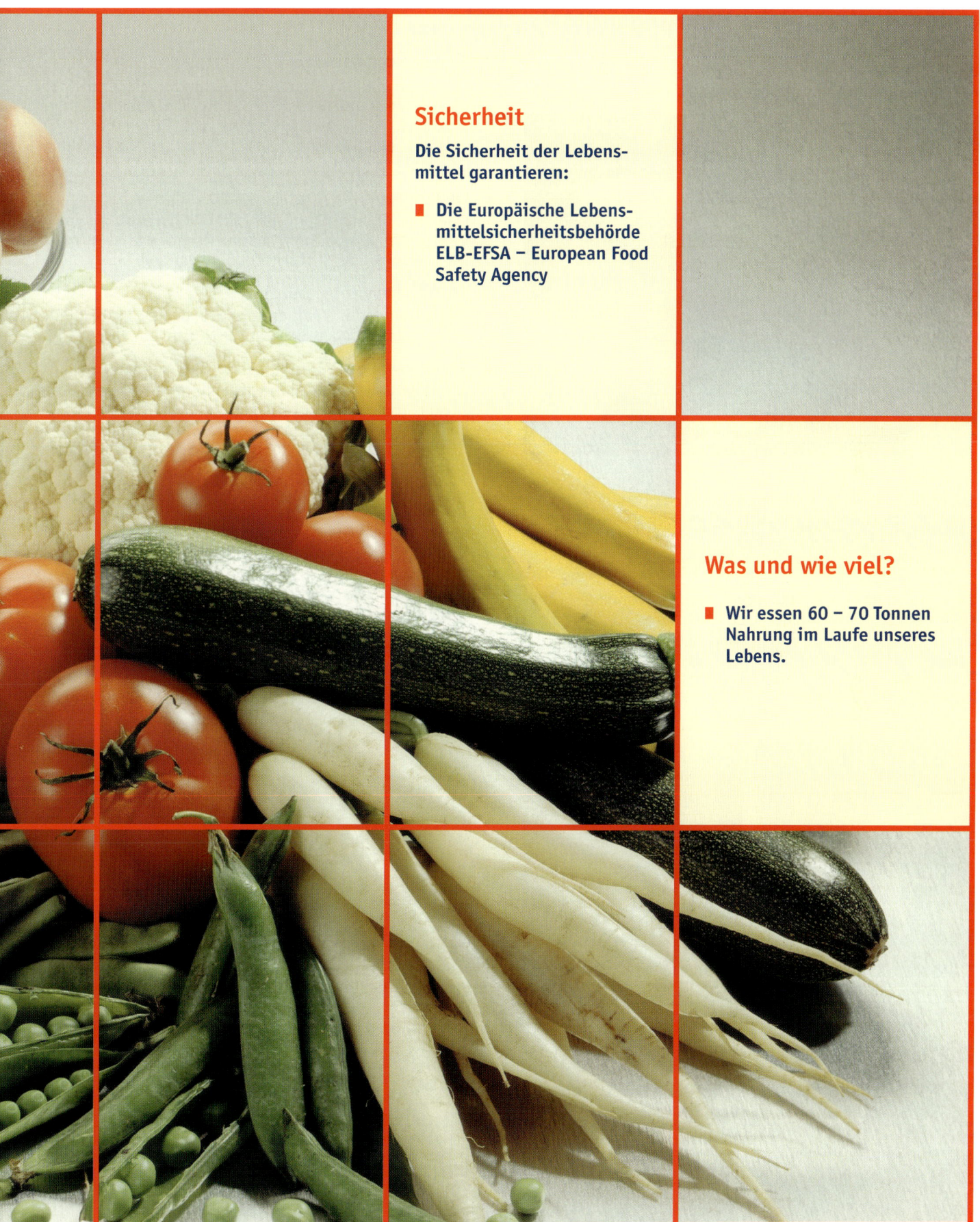

Sicherheit

Die Sicherheit der Lebensmittel garantieren:

■ **Die Europäische Lebensmittelsicherheitsbehörde ELB-EFSA – European Food Safety Agency**

Was und wie viel?

■ **Wir essen 60 – 70 Tonnen Nahrung im Laufe unseres Lebens.**

Kohlenhydratreiche Nahrungsmittel

Zucker

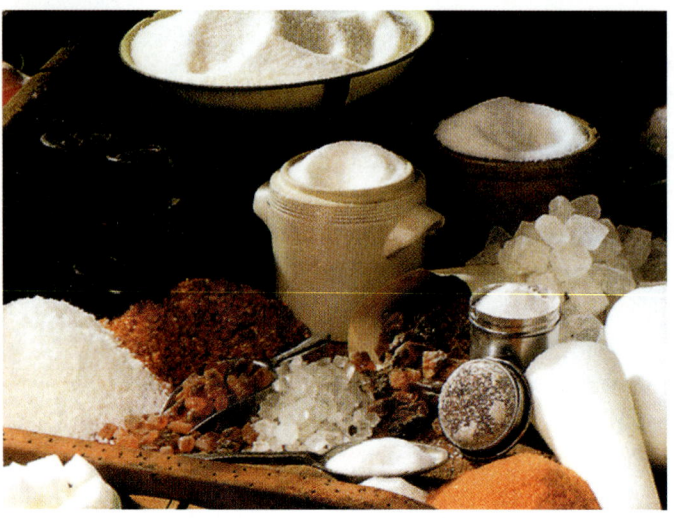

Zucker ist ein reines Kohlenhydrat (Saccharose).
Jeder Deutsche nimmt pro Jahr ca. 36,4 kg Zucker in reiner oder verarbeiteter Form zu sich.

Zucker in Deutschland wird aus der Zuckerrübe, der Zuckerpflanze der gemäßigten Zone, gewonnen. Er besteht ebenso wie Rohrzucker aus Saccharose und wird zur Unterscheidung auch **Rübenzucker** genannt.

Rohrzucker wird aus dem in den Tropen angebauten Zuckerrohr gewonnen.

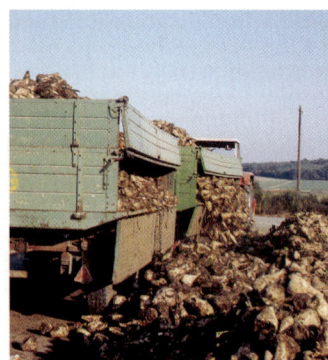

Rübenzucker

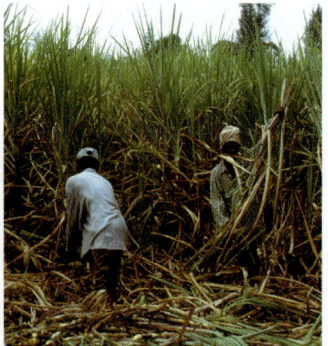

Rohrzucker

Zuckerherstellung aus Zuckerrüben

① **Vorbereitung**

Die Zuckerrüben werden nach der Ernte gründlich gereinigt und mit scharfen Schneidemaschinen zu Rübenschnitzeln verarbeitet.

② **Saftgewinnung**

Die Rübenschnitzel werden in Extraktionstürmen mit 70 °C heißem Wasser ausgelaugt. Es entsteht Rohsaft.

③ **Reinigen des Rohsaftes**

Verunreinigungen, die die Kristallisation behindern würden, werden mit Kalkmilch gebunden. Überschüssige Kalkmilch wird durch Einleitung von CO_2 entfernt. Es entsteht ein Schlamm, der zweimal gefiltert wird = Dünnsaft.

④ **Eindicken**

Dem gesäuberten Dünnsaft (12 – 14 % Zucker) wird in Verdampfungsstationen Wasser entzogen. Er wird in Dicksaft (55 – 56 % Zucker) umgewandelt.

⑤ **Kristallisieren**

Bei verminderter Temperatur wird der Dicksaft weiter erhitzt. Dabei bilden sich winzige Kristalle.

⑥ **Trennen und Reinigung**

Mit Hilfe von Zentrifugen wird nun der Sirup vom Rohzucker (brauner Zucker) getrennt. Durch Dampfbehandlung wird der Rohzucker von anhaftenden Sirupresten befreit, es entsteht „Weißzucker" (Raffinadezucker).

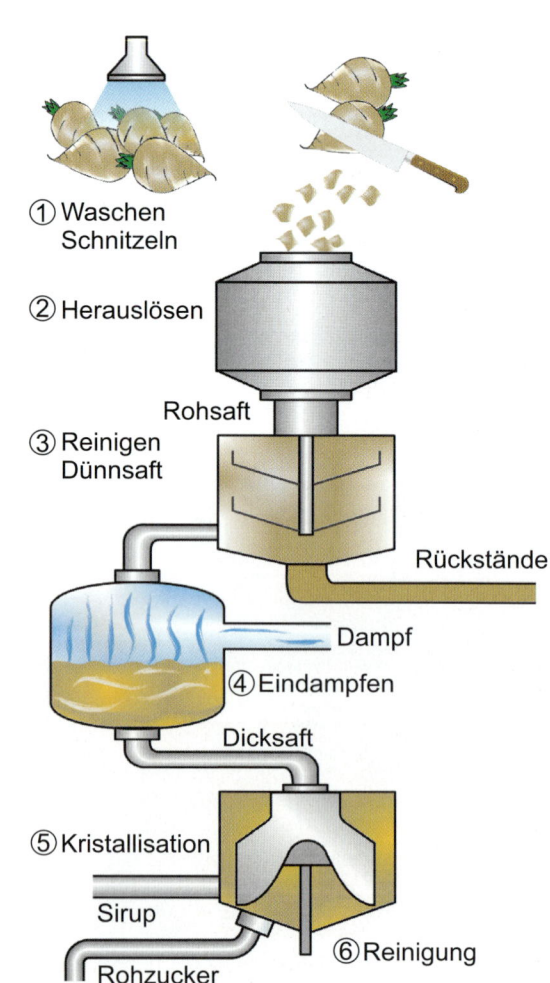

Zuckergewinnung

Einteilung der Zucker

Einfachzucker (Monosaccharide)	Doppelzucker (Disaccharide)	Mehrfachzucker (Polysaccharide)
Traubenzucker (Glucose) Fruchtzucker (Fructose) Schleimzucker (Galactose)	Rohrzucker und Rübenzucker (Saccharose) Milchzucker (Laktose) Malzzucker (Maltose) Cellobiose (als Baustein der Cellulose)	Stärke (Amylose, Amylopektin) Glykogen Pektine Inulin Cellulose und Dextrine
werden ohne Abbau im Körper aufgenommen und stehen sofort als Energiespender zur Verfügung.	werden im Körper durch Enzyme in Einfachzucker zerlegt.	schmecken nicht süß, müssen für die Körperverwertung zuerst abgebaut werden. Teilweise nicht verdaubar.

Bedeutung für die Ernährung

- **Einfach- und Doppelzucker** spielen als Süßungsmittel eine große Rolle in unserer Ernährung. Besonders Einfachzucker sind leicht verdaulich und liefern dem Körper schnell Energie.

- **Traubenzucker** (Glucose) ist ein beliebtes Kräftigungsmittel bei besonderen Anstrengungen (Bergsteiger, Sportler), da er rasch ins Blut übergeht, rasch Energie liefert und helfen kann, Ermüdungsphasen zu überwinden.

- **Milchzucker** (Laktose) besitzt nur ein Viertel der Süßkraft des Rübenzuckers und spielt hauptsächlich in der Säuglings- und Kinderernährung eine Rolle. Er wird gern bei Verdauungsproblemen eingesetzt, da er den Stuhl lockert.

- **Fruchtzucker** (Fructose) Fruchtzucker hat eine deutlich höhere Süßkraft als andere Zuckersorten. Fruchtzucker wird in der Diätetik eingesetzt.

- **Schleimzucker** (Galactose) ist ein Bestandteil des Milchzuckers und der Schleimstoffe. Galactose kommt isoliert nicht vor und ist daher auch nicht im Handel erhältlich.

- **Malzzucker** (Maltose) hat nur ca. 35–40 % der Süßkraft des Rohrzuckers und wird in der Brauindustrie, in Bäckereien und bei der Backmittelherstellung verwendet.

- **Würzmittel:** Zucker rundet den Geschmack ab und macht einige Lebensmittel erst genießbar. Er wird in erster Linie **zum Süßen** der Speisen verwendet. Er stört den Eigengeschmack der Lebensmittel nicht.

- **Konservierungsmittel:** Zucker wirken in hohen Konzentrationen hemmend auf das Wachstum von Mikroorganismen, die das Verderben von Obst verursachen.

- Durch Bräunen von Zucker entsteht **Karamell.** Er hat eine geringere Süßkraft als Zucker und wird als Geschmacksstoff und als natürlicher Farbstoff verwendet.

- Durch längeres **Kochen mit Säure verliert Zucker an Süßkraft**, da er in Trauben- und Fruchtzucker gespalten wird. Saures Obst oder Rhabarberkompott süßt man deshalb erst nach dem Garen.

- **Aromaerhalter:** Zucker bewirkt, dass Farbe, Aroma und Geschmack von Konserviertem weitgehend erhalten bleiben. Manche Lebensmittel entwickeln erst durch Zucker ihr typisches Aroma und ihren Geschmack. Dies ist besonders deutlich bei Getränken, Marmeladen, Konfitüren und Speiseeis zu beobachten.

Handelssorten

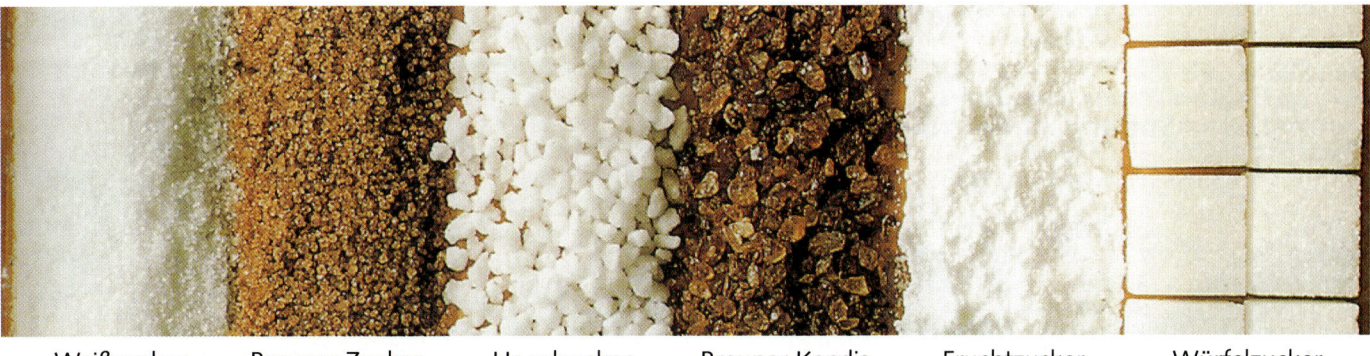

Weißzucker · Brauner Zucker · Hagelzucker · Brauner Kandis · Fruchtzucker · Würfelzucker

Zucker kommt überwiegend als Weißzucker (= Zucker), in geringer Menge auch in anderen Formen in den Handel.

Zucker, Weißzucker zählen zu den Doppelzuckern und werden im Handel in folgenden Sorten angeboten:

Handelsformen ohne Zutaten

- **Kristallzucker:** In großen und feinen Kristallen (Normalkristall- und Feinkristallzucker).

- **Würfelzucker:** Zucker wird in feinem, angefeuchtetem Zustand zu Würfeln gepresst.

- **Backzucker** ist durch seine Körnung speziell für Mehlspeisen zu verwenden. Er löst sich besonders leicht auf.

- **Puderzucker** ist fein vermahlener und anschließend ausgesiebter Zucker.

- **Zuckerhut:** In Kegelform gepresster Kristallzucker (für Feuerzangenbowlen oder als Dekorationsmittel).

- **Hagelzucker** ist reiner, grobkörnig granulierter Spezialzucker, der ohne Zusatzstoffe durch Pressen von Zucker hergestellt wird.

- **Kandiszucker** ist ein grobkristalliner Zucker, der durch langsames Auskristallisieren von reinen Zuckerlösungen entsteht. Er wird u. a. als Süßungsmittel für Tee verwendet

Handelsformen mit Zutaten

- **Gelierzucker** (1:1, 2:1, 3:1, d. h. Teil Frucht zu Teil Gelierzucker) wird hergestellt aus Kristallzucker mit Pektin und Zitronensäure.

- **Streuzucker** ist besonders rieselfreudig.

- **Vanillezucker** hat eine Beimischung von gemahlener echter Vanille.

- **Vanillinzucker** enthält künstliches Vanillin zur Aromatisierung.

Braunzucker

Durch Kristallisation aus braunen Rübenzuckersirupen gewonnen und mit Rohrzuckersirup vermischt.

Vollzucker

Aus Zuckerrüben durch Pressung, Konzentrierung und Trocknung unter weitgehender Erhaltung der Rübeninhaltsstoffe hergestellt.

1. Wiederholen Sie die Arbeitsschritte bei der Zuckerherstellung.
2. Erklären Sie, warum Zucker als Konservierungsmittel verwendet werden kann.

Süßungsmittel – Zuckeraustauschstoffe und Süßstoffe

Zuckeraustauschstoffe

Zuckeraustauschstoffe werden von Diabetikern statt Zucker zum Kochen, Backen und Süßen der Nahrung verwendet. Zuckeraustauschstoffe sind Fruchtzucker und die Zuckeralkohole wie z. B. Sorbit. Diese liefern im Gegensatz zu synthetischen Süßstoffen Energie. Die täglich erlaubte Menge ist mit dem Arzt abzusprechen.

Zuckeralkohole in größeren Mengen können abführend wirken, z. B. Sorbit in Mengen ab 10 g, und ist in Lebensmitteln dementsprechend zu kennzeichnen.

Die Zuckeraustauschstoffe werden im Körper langsam resorbiert und wirken nur begrenzt blutzuckersteigernd.

Synthetische Süßungsmittel (Süßstoffe)

Alle Süßstoffe sind auf künstlichem Wege gewonnene Stoffe, die als Süßungsmittel dienen können und eine höhere Süßkraft als Zucker, aber keinen entsprechenden Nährwert besitzen. Beispiele für Süßstoffe:

- **Saccharin** (300-mal süßer als Zucker)
- **Cyclamat** (30-mal süßer als Zucker)
- **Aspartam** (200-mal süßer als Zucker)
- **Acesulfam** (200-mal süßer als Zucker)

Der regelmäßige sowie in größeren Mengen stattfindende Konsum ist gesundheitlich bedenklich. Daher wurden von der Weltgesundheitsorganisation (WHO) Höchstaufnahmemengen als Empfehlung festgelegt sowie bei den EU-weit einheitlich zugelassenen Süßstoffen zulässige Höchstmengen und Produktgruppen geregelt.

Die Bedeutung der Süßstoffe liegt daher auf dem diätetischen Gebiet sowie bei ihrem Einsatz für Energie reduzierte Lebensmittel.

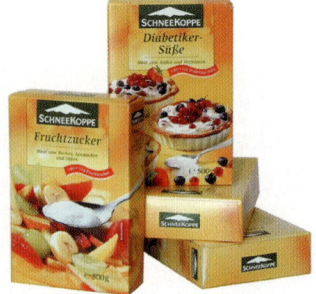
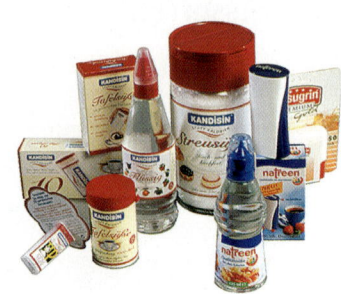

Erklären Sie die Unterschiede zwischen Zuckeraustauschstoffen und synthetischen Süßstoffen.

Honig

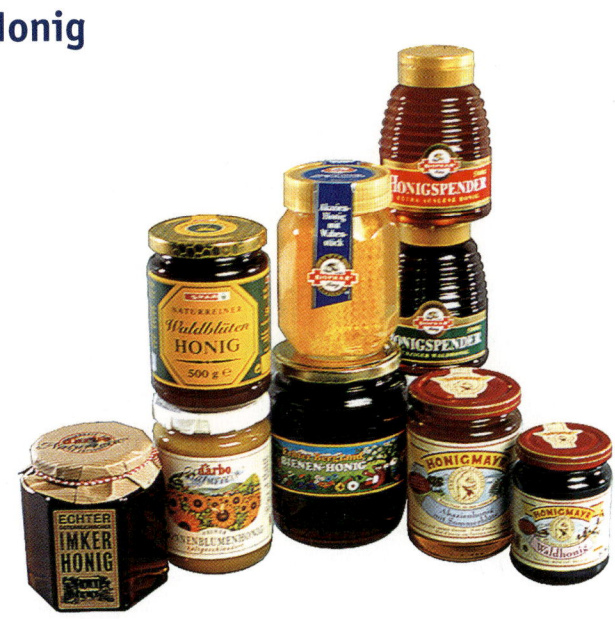

Bienen produzieren Honig aus

- **Nektar** (Saft der Blüten) und/oder
- **Honigtau** (wird von Insekten aus dem Saft von Nadeln, Blättern, Stängeln und Zweigen von Bäumen und Sträuchern gebildet).

Bereits auf dem Weg zum Bienenstock wird durch Zugabe körpereigener Stoffe die Verarbeitung des Nektars und/oder Honigtaus zu Honig begonnen. Die weitere Verarbeitung erfolgt im Bienenstock, in dem der Honig letztendlich in den Waben gespeichert wird.

Honig wird aus den Waben gewonnen durch

- **Schleudern,**
- **Pressen** (Auspressen der zerkleinerten Waben),
- **Erwärmen** und **Pressen**.

> **!** **Karies:** Bakterien fördern durch Milchsäurebildung beim Abbau von Kohlenhydraten (also auch von Zucker und Honig) die Entmineralisierung des Zahnschmelzes und können so zur Zerstörung des Zahns führen.

Zusammensetzung

Honig enthält

- vor allem Trauben- und Fruchtzucker, andere Kohlenhydrate wie Malzzucker,
- maximal 20 % Wasser,
- organische Säuren, Vitamine, Mineralstoffe und Aromastoffe.

Arten

Nach der Herkunft

- **Blütenhonig:** Ausgangsstoff Nektar der Blütenpflanzen
- **Honigtauhonig:** Ausgangsstoff Honigtau, z. B. Waldhonig

Nach der Gewinnung

- **Waben-** oder **Scheibenhonig:** Die Waben werden geschnitten und portionsweise in den Handel gebracht. Der Honig befindet sich noch in den Wachswaben.
- **Schleuderhonig** wird in Zentrifugen aus den entdeckelten Waben geschleudert.
- **Presshonig** wird ohne Erwärmung aus der Wabe gepresst.
- **Seimhonig** wird durch Erwärmen und Pressen gewonnen.

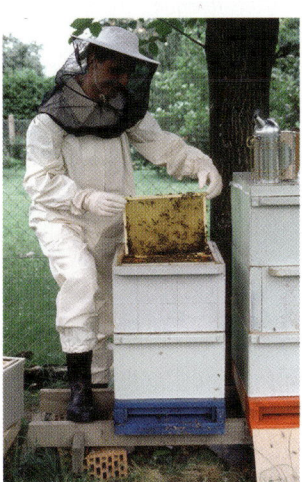 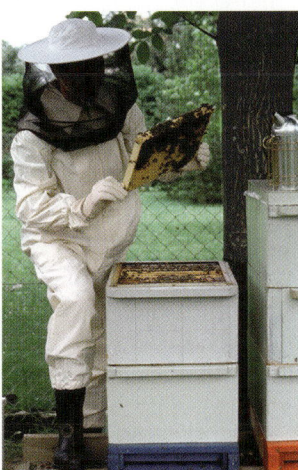

Imker bei der Arbeit an den Bienenstöcken

- Honig ist hauptsächlich ein Brotaufstrich und Süßungsmittel.
- Kochen Sie Honig niemals auf, denn dabei werden die wichtigsten Bestandteile zerstört, d. h. Honig immer erst am Ende der Garzeit zugeben.
- Wird Honig **kühl**, **trocken** und **lichtgeschützt gelagert**, ist er nahezu unbegrenzt genießbar.
- Sollte der Honig hart sein (**kandierter Honig**), erwärmen Sie ihn vorsichtig im Wasserbad.

> 1. Wiederholen Sie den Vorgang der Honiggewinnung.
> 2. Nennen Sie einige Honigarten und erklären Sie die Unterschiede.
> 3. Ist Honig als Zuckerersatz geeignet?
> 4. Warum kann auch Honig Karies verursachen?

Getreide und Getreideerzeugnisse

Getreide sind jahrtausendealte Kulturformen verschiedener Grasarten. Ihre Samen (Früchte), die Getreidekörner, sind das wichtigste Grundnahrungsmittel. In den Entwicklungsländern werden zwei Drittel des Nahrungsbedarfes durch Getreide gedeckt. In den Industrieländern ist der Getreidekonsum in den letzten Jahrzehnten ständig zurückgegangen; es wird jedoch noch immer ein Viertel bis ein Drittel des Nahrungsbedarfes durch Getreide gedeckt.

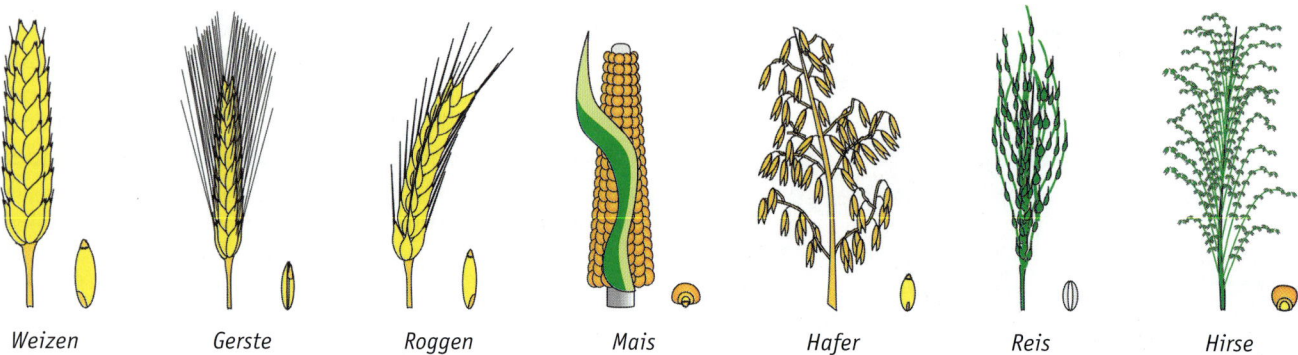

Weizen Gerste Roggen Mais Hafer Reis Hirse

Arten

Weizen

ist das wichtigste Brotgetreide. Er enthält viel Klebereiweiß, das für die Teigbildung und Elastizität eines Teiges notwendig ist.

Weizen ist anspruchsvoll, verlangt humusreiche, kalkhaltige Böden, Feuchtigkeit und viel Wärme. Weizenkörner sind gelblich braun und eher rundlich im Vergleich zum Roggen.

Anbaugebiete: Die gemäßigten Zonen der Welt wie z. B. Ukraine, USA, Kanada, Australien, Frankreich, Deutschland, Argentinien, Italien, Österreich.

Weizenarten

- **Weichweizen** (stärkereich) zur Herstellung von Mehl, Grieß, Dunst, Erzeugung von Backwaren.

- **Hartweizen** (Durumweizen) zur Herstellung von Grieß und zur Erzeugung von Teigwaren.

- **Dinkelweizen:** Dinkel kann anstelle des üblichen Weizens verwendet werden. Er hat gute Backeigenschaften. Aus unreifen Körnern wird durch Darren und weitere Bearbeitung vorwiegend Grünkernmehl mit einem eigenartigen würzigen, nussartigen Geschmack gewonnen (Herstellung von Suppen und Soßen). Es wird in Backwaren für Allergiker verwendet.

Roggen

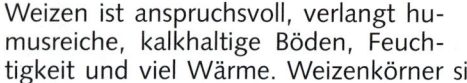

Roggenkörner sind grünlich grau und dunkler, schmaler und länglicher als Weizenkörner. Neben Weizen ist Roggen das zweitwichtigste Brotgetreide. Roggen enthält Eiweiß, das nur unter Einfluss von Säuren aufquillt. Aus diesem Grund werden Roggenbrote mit Sauerteig als Lockerungsmittel gebacken.

Roggen ist anspruchsloser als Weizen, er kann auch in extremen Lagen angebaut werden und ist winterhart.

Anbaugebiete: Die kühlen gemäßigten Zonen wie z.B. Ukraine, Polen, Deutschland, USA, Argentinien, Österreich.

Mit Roggenmehlen bekommt man sehr kräftige, saftige Brote mit charakteristischem Geschmack. Roggenmehl ist ein bevorzugtes Lebkuchenmehl.
Gerösteter Roggen dient als Kaffee-Ersatz in Kaffeemittelmischungen.

Gerste

Gerste zählt wie Emmer, eine Urweizenart, zu den ältesten Getreidearten. Sie wurde schon vor 9000 Jahren im Vorderen Orient angebaut.

Anbaugebiete: Ukraine, USA, Kanada, Frankreich, Deutschland, Großbritannien, Österreich.

Es ist das anspruchsloseste Getreide (es wächst in extremer Höhe und bei extremer Kälte) und ist von allen Getreidearten mit den meisten Mineralstoffen ausgestattet. Gerste hat wenig Klebereiweiß. Daher kann man mit Gerste nur Fladenbrote backen.

Sie findet Verwendung als

- **Graupen**: Das sind die geschälten Körner der Gerste, die als Suppeneinlagen verwendet werden.

- **Viehfutter**

- **Sprießkorn-** oder **Keimgerste:** Gerstenkeime sind ideale Zugaben zu Müsli und Vollkornsalaten.

- **Braugerste**

Hafer

Sehr anspruchslos, gedeiht auch in kühleren Lagen. Hafer hat einen höheren Fett- und Eiweißanteil als andere Getreidearten, ist reich an Vitaminen und Mineralstoffen. Würziges, leicht nussartiges Aroma.

Anbaugebiete: Überall in der gemäßigten Klimazone.

Hafer dient vorwiegend als Futtermittel; in der Lebensmittelherstellung zur Erzeugung von Haferflocken, Hafermark, Hafergrütze und Kindernährmitteln. Hafer ist nicht backfähig, in Verbindung mit Weizenmehl jedoch entstehen geschmackvolle Brote.

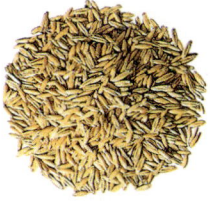

Mais

Der Mais ist neben Weizen und Reis die drittwichtigste Getreidesorte der Welt. Ähnlich wie die Tomate und die Kartoffel wurde auch der Mais durch die spanischen Eroberer nach Europa gebracht.

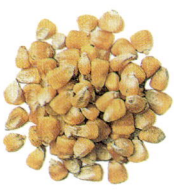

Anbaugebiete: USA, Brasilien, Argentinien, Ukraine, Balkangebiete, Deutschland, Österreich.

Mais verlangt zur Reife ein mildes, warmes Klima; spielt nach dem Reis die größte Rolle im Weltgetreidehandel. Maismehl ist **nicht backfähig,** Mais liefert die Maisstärke, er wird zu Maisgrieß (Polenta), Maisflocken (Cornflakes) verarbeitet. Aus dem Maiskeim wird das Maiskeimöl gewonnen. Mais ist auch ein billiges Futtermittel.

Hirse

Hirsekörner sind klein, rund und goldgelb. Im Gegensatz zu den anderen Getreidearten befinden sich bei der Hirse die wertvollen Mineralstoffe und Vitamine nicht nur in der Schale, sondern im ganzen Korn.

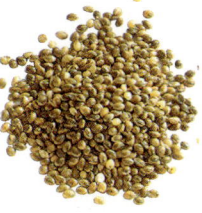

Anbaugebiete: Weltweit, insbesondere afrikanischer Kontinent. Es ist allgemein das Getreide der Dritten Welt, weil es relativ rasch reif ist und Dürreperioden übersteht.

Zur Herstellung von Hirsebrei, Hirsebrot (Fladenbrot) und Hirsebier.

Reis

Hauptnahrungsmittel Süd- und Südostasiens; braucht zum Wachstum viel Wasser und Hitze (Anbau in stufenförmigen Wasserterrassen oder in überschwemmten Feldern). Reis hat den höchsten Stärkegehalt aller Getreidearten, enthält wenig Fett und Eiweiß.

Anbaugebiete: Indien, China, Indonesien, Bangladesch, Vietnam, Thailand, Myanmar (vormals Birma), USA, Italien.

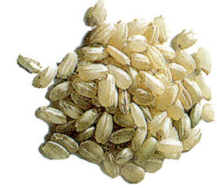
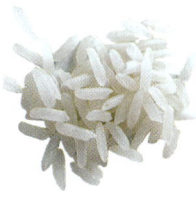
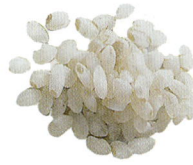

Naturreis

Langkornreis

Rundkornreis

Grundsorten

- **Rundkornreis:** Runde Körner, die sich breiig kochen. Verwendung für gebundene Gerichte, z. B. Milchreis, Auflauf, Risotto.

- **Mittelkornreis:** Das Korn ist 5 bis 6 mm lang. Im Aussehen und in den Kocheigenschaften gleicht er dem Rundkornreis.

- **Langkornreis:** Längliche Körner, die sich nicht breiig kochen. Verwendung für Suppen und als Beilage.

Reis kann auf verschiedene Weise bearbeitet werden:

- **Naturreis** ist ungeschliffener, gereinigter und ausgelesener Braunreis, der noch Silberhaut und Keimling enthält, er ist vitaminhaltig und lässt sich wegen des Fettgehaltes nur begrenzte Zeit lagern.

- **Weißreis** (polierter Reis) wird geschält und poliert, er ist haltbar, aber fast ohne Vitamine.

- **Parboiled Reis** (behandelter Reis) wird noch in der Strohhülse mit Druck und Dampf behandelt. Dabei dringt ein Teil der im Silberhäutchen enthaltenen Vitamine des B-Komplexes in das Korn ein und bleibt beim anschließenden Schälen und Polieren erhalten. Heißer Dampf verhärtet außerdem die Stärke an der Oberfläche, dadurch klebt der Reis beim Kochen nicht zusammen.

- **Schnellkochreis** ist vorgegarter Weißreis.

- **Kochbeutelreis:** Meist wird Langkornreis im Kunststoffbeutel angeboten.

„Wildreis" ist botanisch kein Reis, sondern die Frucht von wild wachsenden Wassergräsern, heute meist schon kultiviert. Das sehr lange, dünne Korn ist dunkel, fast schwarz. Typisch ist der intensive Getreidegeschmack mit deutlichem Nussaroma. Wildreis kommt meist mit Naturreis gemischt in den Handel.

Getreideähnliche Körner

- **Buchweizen**

  gehört nicht zum Getreide, er ist ein Knöterichgewächs. Die dreikantigen Früchte werden zu Mehl oder Grütze verarbeitet.

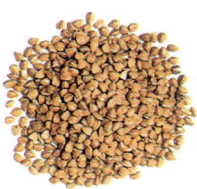

Buchweizen besitzt in Österreich und Deutschland lokale Bedeutung, er wird in den südlichen Alpenländern als Nachfrucht nach dem Wintergetreide angebaut. Die rosa Blüten liefern einen geschätzten Honig.

Was den biologischen Wert des Eiweißes betrifft, ist Buchweizen allen Getreidearten überlegen. Besonders wichtig ist sein Gehalt an der Aminosäure Lysin.

■ **Amaranth (Fuchsschwanz)**

Weltweit verbreitete einjährige Pflanze, die in Südostasien, Mittel- und Südamerika sowie Afrika angebaut und als Beimischung zu Mehrkorngebäcken verwendet wird. Hoher Anteil an Mineralstoffen, hochwertigem Eiweiß und essenziellen Fettsäuren.

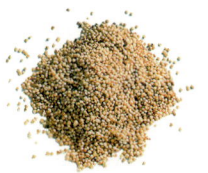

■ **Quinoa**

Korn aus Pflanzen der Andenländer (Südamerika) mit ähnlichen Merkmalen und Inhaltsstoffen wie Amaranth, reisähnlicher Geschmack.

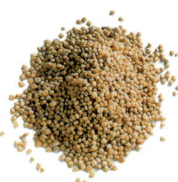

Bau eines Getreidekorns

Alle Getreidekörner weisen einen gleichartigen Bau auf:

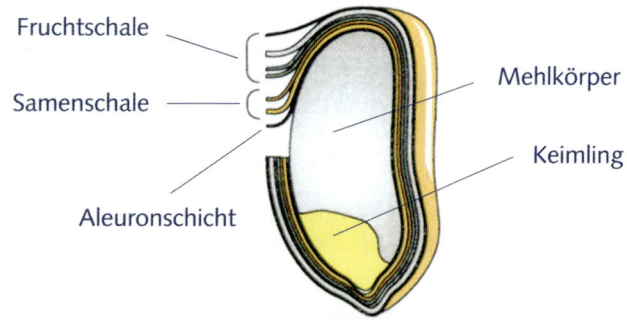

Fruchtschale
Samenschale
Aleuronschicht
Mehlkörper
Keimling

■ **Fruchtschale** ist cellulosereich und umschließt das ganze Korn.

■ **Samenschale** liegt unter der Fruchtschale und enthält außer Cellulose auch Mineralstoffe, Farbstoffe und etwas Vitamin B.

■ **Aleuronschicht** enthält Eiweißstoffe (Globuline), Fette, Mineralstoffe und Vitamine, vor allem Vitamine der B-Gruppe.

■ **Mehlkörper** ist das Innere des Korns und enthält reichlich Stärke und das Klebereiweiß Gluten.

■ **Keimling** liegt am unteren Ende des Korns und ist reich an Fetten, Eiweißstoffen, Mineralstoffen und Vitaminen.

 Die wichtigsten Getreidearten sind Weizen, Roggen, Gerste, Hafer, Mais, Hirse, Reis.

Zusammensetzung

Nährstoff- und Energiegehalt in 100 g (ganzes Korn)	Eiweiß g	Fett g	Kohlenhydrate g	Energie kJ (kcal)
Weizen	11	2	60	1265 (298)
Roggenmehl	11	2	59	1235 (295)
Gerste	10	2	63	1320 (318)
Hafer	12	7	60	1330 (358)
Mais	9	4	64	1376 (325)
Hirse	10	4	69	1480 (349)
Reis, unpoliert	7	2	74	1463 (345)

■ **Eiweiß:** Biologische Wertigkeit – Klebereiweiß 35 %. Das Eiweiß im gesamten Korn ist jedoch hochwertiger, besonders mit Keimling.

■ **Fett** und **fettähnliche Stoffe**: Im Keimling (enthält viele ungesättigte Fettsäuren und fettlösliche Vitamine), geringe Mengen auch in den Randschichten.

■ **Kohlenhydrate:** Im Mehlkörper als Stärke, in den Randschichten als Cellulose enthalten.

■ **Mineralstoffe:** Phosphor, Schwefel, Calcium, Kalium, Magnesium und Spurenelemente: Eisen, Iod, Fluor u. a.

■ **Vitamine:** Im Keimling und in den Randschichten (Provitamin A, Vitamin E in geringen Mengen; alle wasserlöslichen mit Ausnahme von Vitamin C).

Vollkornerzeugnisse enthalten die Bestandteile des ganzen Getreidekorns. Ihr Eiweiß ist biologisch hochwertig, auch der Vitamin- und Mineralstoffgehalt ist höher. Wichtigste Nahrungsmittel für die Versorgung mit Vitamin B_1.

Verarbeitung des Getreides – Mehl

Die Getreideverarbeitung erfolgt in Mühlen. Das wichtigste Getreideprodukt ist das Mehl.

Mahlvorgang

■ **Reinigen:** Durch Luftströme, belüftete Siebe und rotierende Trommeln werden Staub und Fremdbestandteile entfernt.

■ **Schälen** und **Spitzen**: Entfernen der Fruchtschale und des Keimlings.

■ **Vermahlung:** Erfolgt stufenweise auf geriffelten Walzen. Zuerst erhält man Schrot, dann Grieß, Dunst und Mehl.

Mahl-Feinheitsgrade

- **Schrot:** Grob, mittel, fein

- **Grieß:** Grob, mittel, fein

- **Dunst:** Sehr feiner Grieß, Kindergrieß

- **Mehl:** Griffig, glatt

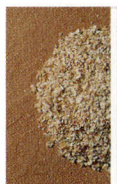 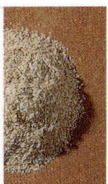 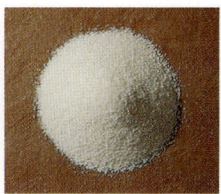 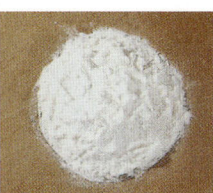

Schrot grob   *Schrot fein*   *Speisegrieß*   *Weizenmehl, glatt*

Man unterscheidet bei Weizen- und Roggenmehl verschiedene Ausmahlungsgrade.

Ausmahlungsgrad

Der Ausmahlungsgrad der Getreideprodukte gibt an, wie viele Teile Mehl aus 100 Teilen Getreide gewonnen werden.

Wenn alle Teile eines Getreidekornes im Mahlprodukt verbleiben, spricht man von einem 100 %igen Ausmahlungsgrad. Mehle, bei denen keine oder wenige Randschichten des Getreidekornes enthalten sind, haben einen Ausmahlungsgrad von 40 bis 75 %.

Mehltype

Mehltype und Ausmahlungsgrad stehen in engem Zusammenhang. Jede Mehlverpackung ist mit einer Typenzahl gekennzeichnet. Anhand der Typenzahl kann der Verbraucher ablesen, wie hoch der Anteil von Mineralstoffen in einem Mehl ist. Das heißt bei einem Mehl der Type 405: In einem Weizenmehl sind in 100 g Trockensubstanz 405 mg Mineralstoffe enthalten.

Je höher die Typenzahl des Mehles ist, desto mehr Mineralstoffe sind in diesem Mehl enthalten. Der Ausmahlungsgrad gibt an, wie viele Teile Mehl aus 100 Teilen Getreide gewonnen werden. Bei hellen Mehlen mit einer niedrigen Typenzahl sind keine und nur wenige Randschichten des Getreidekorns und ein hoher Mehlkörperanteil enthalten. Hier spricht man von einem niedrigen Ausmahlungsgrad, da nur 40 bis 70 % des Getreidekornes genutzt werden. Der nicht verwendete Anteil wird als Kleie bezeichnet.

Bedeutung für die Ernährung

- **Getreideerzeugnisse** sind wegen ihres hohen Stärkeanteiles und ihres hohen Gehaltes an Ballaststoffen (ausgenommen helle Mehle) **sehr sättigend.**

- Das **Klebereiweiß** des Getreides ist zwar nicht vollwertig, aber als Ergänzung zu anderen Nahrungsmitteln wertvoll und **wichtig für die Deckung des Eiweißbedarfes.** In der Aleuronschicht und im Keimling ist hochwertiges Eiweiß enthalten.

- Die meisten Getreideerzeugnisse sind **leicht verdaulich.**

- Getreideerzeugnisse sind **wichtig für die Deckung des Vitamin-B_1-Bedarfes.** In hellen Mehlen ist nur noch wenig Vitamin B_1 enthalten. Je weniger von den äußeren Schichten des Getreidekorns entfernt wurde, umso reicher an Vitamin B_1 und anderen Nährstoffen ist das Getreideprodukt.

- **Vollkornerzeugnisse** sind **reich an Cellulose**, daher schwerer verdaulich und für Personen mit empfindlichen Verdauungsorganen weniger geeignet. Mehle mit einem mittleren bis höheren Ausmahlungsgrad (graue bis dunkle Mehle) sind reich an Vitaminen und Nährstoffen, enthalten aber weniger Cellulose.

- Mehl ist die **Grundlage für die Herstellung von Gebäck und Teigwaren.**

- Die Getreideerzeugnisse dienen zur Herstellung vieler Mehl- und Süßspeisen.

- **Reis**, der besonders **leicht verdaulich** ist, wird außer zu Suppen und Breien auch als **Beikost zu Fleisch- und Gemüsegerichten** verwendet.

- **Grobe Getreideerzeugnisse** wie Reis, Grütze (Hafer, Gerste, Buchweizen) und Haferflocken eventuell quellen lassen (Vollkorn) und dann erst einkochen.

- Getreideerzeugnisse sind in der Küche vor allem wichtige Bindemittel.

- Haferflocken sind auch für Rohkost-Obstbreie geeignet.

Weitere Getreideerzeugnisse: Graupen, Flocken, Schrot, Grütze, Grieß, Dunst, Stärke.

- **Um Klumpenbildung zu vermeiden:**

  - **Mittelfeine** Getreideerzeugnisse, z. B. Grieß, in die **kochende Flüssigkeit** einstreuen.

  - **Feine** Getreideerzeugnisse mit **kalter Flüssigkeit angerührt in die kochende Flüssigkeit** geben (Puddingpulver).

- Mehl verliert durch Rösten an Bindefähigkeit, deshalb für dunkle Einbrenn mehr Mehl verwenden.

1. Nennen Sie einige Getreidearten und sortieren Sie diese nach ihrem Ursprungsland.
2. Wiederholen Sie den Aufbau eines Getreidekorns.
3. Erklären Sie die Herstellung von Parboiled Reis.
4. Beschreiben Sie den Mahlvorgang bei Getreide.
5. Diskutieren Sie die Bedeutung von Getreide als Grundnahrungsmittel.

Weizenmehl		Roggenmehl	
Type	Verwendung	Type	Verwendung
405	helles Haushaltsmehl, für feine Backwaren, Soßen, Pfannkuchen	815	helles Brotmehl
550	Brötchen, Weißbrotmehl	997/ 1150/ 1370	Mehl für Mischbrote
812	Mehl für helles Mischbrot		
1050	Mehl für dunkles Mischbrot	1740	Mehl für dunkles Mischbrot
1700	Weizenbackschrot	1800	Roggenbackschrot

- **Aufbewahrung:** Trocken, luftig und kühl.

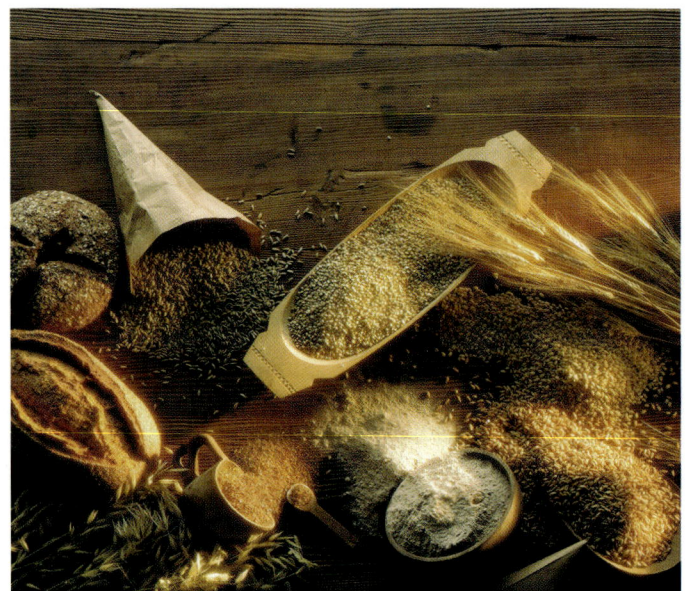

Brot und Gebäck

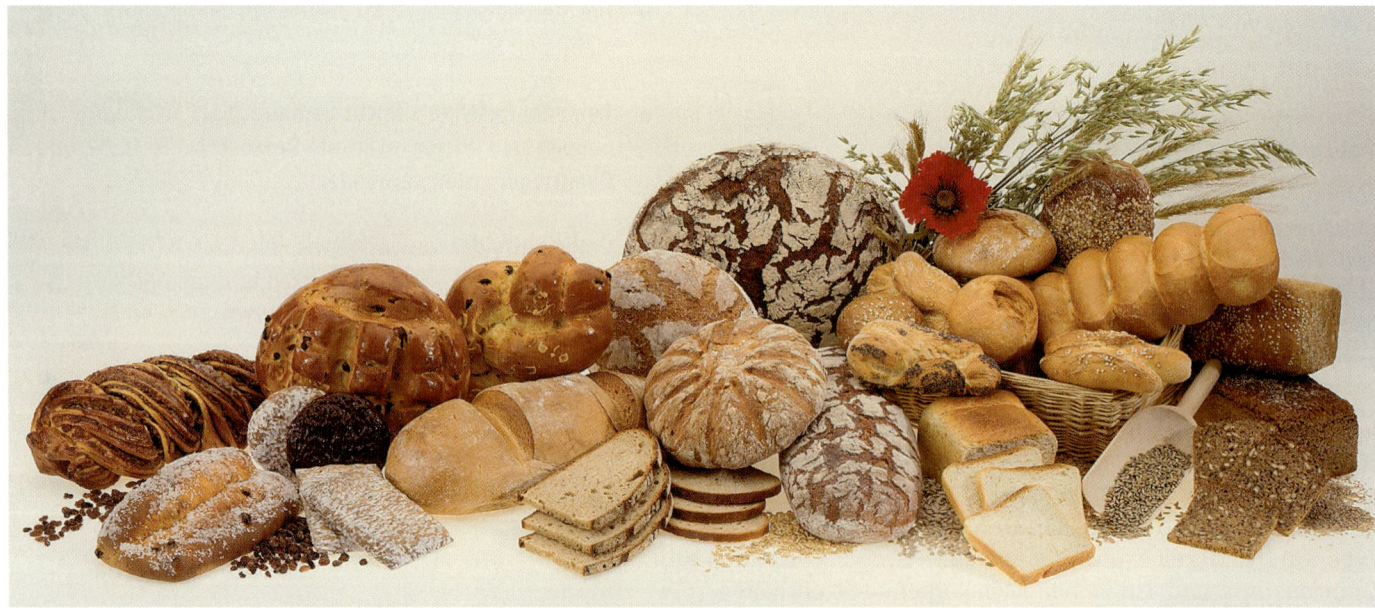

Das wichtigste Getreideerzeugnis ist das Brot. Zwei Drittel des Brot- und Gebäckkonsums entfallen auf Schwarzbrot und dunkles Gebäck, ein Drittel auf Weißbrot und helles Gebäck.

Grundstoffe für die Broterzeugung

- **Mehl:**
  Roggenmehl oder Weizenmehl, häufig auch beides gemischt.

- **Lockerungsmittel:**
  Sauerteig vorwiegend für Schwarzbrot, Hefe vorwiegend für Weißbrot.

- **Flüssigkeit:**
  Meist Wasser, seltener Milch.

- **Gewürze:**
  Salz, oft auch Kümmel, Fenchel, Anis, Koriander.

- **Weitere Zutaten:**
  Buttermilch, Jogurt, Sonnenblumenkerne, Sesam, Leinsamen usw.

Brotherstellung

① **Vorteig (Sauerteig, siehe Seite 45)**
Aus dem Lockerungsmittel, etwas Mehl und Flüssigkeit wird ein „Vorteig" bereitet, der gut aufgehen muss.

② **Brotteig**
Anschließend werden die Grundzutaten und der „Vorteig" zum Brotteig verarbeitet.

③ **Formen**
Nach einer Teigruhe wird der Teig zu Broten geformt.

④ **Backen**
Nach nochmaligem Gehenlassen und Bestreichen der Brote mit Wasser erfolgt das Backen bei einer Temperatur von 200 bis 280 °C. Dabei gerinnt im Inneren des Teiges bei Temperaturen unter 100 °C das Eiweiß, die Stärke quillt und verkleistert.

Je höher der Weizenanteil des Brotes, desto kürzer die Backzeit: Je dunkler das Brot werden soll, desto länger muss gebacken werden.

Die Lockerungsmittel bewirken Gasausdehnung und Wasserdampfentwicklung: Diese führen zum „Aufgehen" des Brotes.

An der Oberfläche bilden sich bei 200 – 250 °C durch Reaktionen zwischen dem Eiweiß und dem Zucker Röststoffe. Durch den Stärkeabbau entstehen karamellhaltige Stoffe, die braune Brotkruste.

Zusammensetzung

Nährstoff- und Energiegehalt von verschiedenen Brotsorten (in 100 g)

	Eiweiß g	Fett g	Kohlenhydrate g	Gesamt-Ballaststoffe g	kJ	(kcal)	Vitamin B$_1$ mg
Roggenmischbrot	6	1	44	6,1	893	(210)	0,2
Roggenvollkornbrot	7	1	39	8,1	818	(193)	0,2
Weizenvollkornbrot	7	1	41	7,4	855	(200)	0,2
Weißbrot	8	1	49	3,2	1009	(238)	0,1

Brot- und Gebäcksorten

In Deutschland gibt es über 300 Brotsorten. Manche Brote allerdings werden nach demselben Rezept gebacken und nur in verschiedenen Geschäften und Gegenden unterschiedlich bezeichnet. Jeder Bundesbürger verzehrt im Durchschnitt 81 kg Brot pro Person und Kopf, das sind ca. 220 g oder 4 bis 5 Scheiben Brot pro Tag.

Die Bezeichnung Brot schließt Kleingebäck wie Brötchen mit ein. Das Gewicht von Kleingebäck liegt unter 250 g. In Deutschland werden die meisten Brote aus Roggen und Weizen hergestellt, aber auch andere Getreidesorten wie Dinkel und Beimischungen aus Hafer sind üblich.

Für eine gesunde Ernährung sind besonders die Brote mit einem hohen Vollkornmehlanteil aufgrund ihres hohen Anteils an Vitaminen, Mineralstoffen und Ballaststoffen empfehlenswert.

Folgende **Hauptbrotsorten** lassen sich unterscheiden:

- **Weizenbrot**, Weißbrot: Diese Brote bestehen zu 90 % aus Weizenmehl. Weißbrot wird meistens aus Weizenmehlen der Type 405 und 550 hergestellt.

- **Weizenmischbrot** Der Anteil an Weizenmehl beträgt bei diesen Brot zwischen mindestens 50 bis ca. 90 %.

- Bei **Roggenmischbroten** liegt der Anteil an Roggenmehl zwischen 50 und 90 %.

- **Roggenbrote** enthalten mindestens 90 % Roggenmehl.

Daneben werden zahlreiche **Spezialbrote** angeboten, z. B.

- Mit besonderen Getreidearten (Dreikornbrot, Amaranthbrot)

- Mit besonderen tierischen und pflanzlichen Zutaten wie Kartoffelbrot, Kürbis(kern)brot, Zwiebelbrot, Milchbrot und -brötchen

- Mit besonderen Backverfahren wie Holzofenbrot, Knäckebrot, Pumpernickel

- Diätetische Brote, z. B. glutenfreie Brote für Allergiker, Diabetikerbrot; und brennwertreduzierte Brote. Diabetikerbrote dürfen höchstens einen Brennwert von 840 kJ (200 kcal) aufweisen.

Brot wird im Allgemeinen unverpackt, verpackt, als geschnittenes oder ganzes Brot angeboten.

Der Gesetzgeber schreibt eine besondere Kennzeichnung für verpacktes Brot vor. Auf der Verpackung müssen folgende Angaben enthalten sein:

- Verkehrsbezeichnung, z. B. auch Gattungsbezeichnung wie „Paderborner Roggenbrot"

- Füllmenge und Gewicht – außer bei Knäckebrot oder in Scheiben geschnittenem Brot

- Mindesthaltbarkeitsdatum

- Name, Firma und Anschrift des Herstellers, Verpackers oder Verkäufers

- Zutatenliste

Bei unverpackten Broten wird das Gewicht auf oder neben dem Brot (z. B. am Regal) angegeben. Brötchen werden grundsätzlich nach Anzahl ohne Gewichtsangabe verkauft.

Unter **feinen Backwaren** werden Feinbackwaren und Dauerbackwaren zusammengefasst. Zu den **Feinbackwaren** zählen beispielsweise Baumkuchen, Blätterteig und Florentiner. Für diese Produkte gelten festgelegte Qualitätsanforderungen, die durch die Leitsätze des Deutschen Lebensmittelhandbuches festgelegt sind. **Dauerbackwaren** sind bedingt durch ihre Zutaten länger haltbar. Zu ihnen zählen Kekse, Waffeln, Lebkuchen, Honigkuchen, Printen, Zwieback, Laugenbrezeln und Salzstangen.

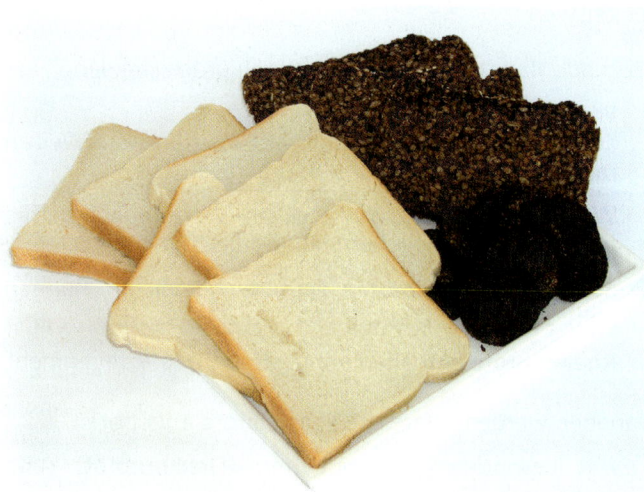

1. Kauen Sie ein Stück Weißbrot und beschreiben Sie anschließend den Abbauprozess der Stärke (Wiederholung Kohlenhydrate).
2. Erklären Sie, warum frisches Brot zu Blähungen führen kann.
3. Nennen Sie typisch deutsche Brot- und Gebäcksorten.
4. Betrachten Sie oben stehende Abbildung und treffen Sie Aussagen zur Nährstoffdichte der einzelnen abgebildeten Brotsorten.

Bedeutung für die Ernährung

- Brot ist ein wichtiges **Grundnahrungsmittel**.
- Der **Nährwert** ist vor allem von der **Art des verwendeten Mehles abhängig**.
- **Vollkornbrote** haben im **Gegensatz zu Weißbroten biologisch höherwertiges Eiweiß**, einen **niedrigeren Stärkegehalt**, einen **höheren Vitamin- und Mineralstoffgehalt**, einen **höheren Ballaststoffgehalt** und einen **höheren Sättigungswert**.

- **Weißbrot** ist **leichter verdaulich** als Schwarzbrot und Vollkornbrot und eignet sich sehr gut für die Diät bei Personen mit empfindlichen Verdauungsorganen.
- **Brot passt zu jeder Mahlzeit**.
- Brot ist in Verbindung mit Milch, Käse, Butter oder Obst eine gesunde und wertvolle **Zwischenmahlzeit**.
- **Gelagertes Brot** ist leichter verdaulich und ausgiebiger als frisches Brot, weil man es gründlich kauen muss.
- **Geschnittenes, verpacktes Brot** darf **chemisch konserviert** werden.

- Brot wird am besten in einem **auswaschbaren, belüfteten Behälter aufbewahrt**. Dieser sollte einmal wöchentlich ausgewaschen werden. Die Schnittfläche des Brotes kann mit einer Folie überzogen werden, um ein Austrocknen zu vermeiden.
- **Schimmeliges Brot ist ungenießbar**. Schimmel bildet sich bei Brot besonders leicht, wenn es nicht luftig, sondern feucht und warm gelagert wird.
- Brot kann **eingefroren** werden. Zu beachten ist, dass das Brot beim Einfrieren frisch sein muss.
- **Knäckebrot** muss **trocken** und von anderem Brot getrennt **aufbewahrt werden**, es wird sonst zäh.

Das **Altbackenwerden** des Brotes beruht darauf, dass die Kruste aus der Luft und aus dem Brotinneren Feuchtigkeit aufnimmt, sie wird dadurch zäh und runzelig. Im Inneren des Brotes – der Krume – gibt die Stärke Wasser ab, sie entquillt, wird fest und senkt die Elastizität der Krume.

Brot und Gebäck, das noch nicht zu altbacken ist und das Wasser nicht nach außen abgegeben hat, kann durch kurzfristiges Erhitzen wieder frisch und knusprig werden (die Stärke kann wieder aufquellen und kurzzeitig fast wieder den vorhergehenden Frischzustand herstellen). Altgewordene Brotreste kann man zu warmen Gerichten verarbeiten.

Brot nicht im Kühlschrank aufbewahren, dort wird es schneller altbacken.

Brötchen kann man durch Einfrieren über längere Zeit frisch erhalten.

- Brot ist ein **Grundnahrungsmittel** und sollte jedenfalls bei einer **kalten Mahlzeit nicht fehlen**.
- Aus Brot können **auch schmackhafte, warme Gerichte** hergestellt werden, z. B. Toasts, überbackene Brote, Brotsuppe, Auflauf.
- Brot eignet sich sehr gut als **Proviant**.

Teigwaren

Unter Teigwaren versteht man kochfertige Erzeugnisse, die aus Mahlprodukten (Grieß, Dunst, Mehl) von Getreide, mit oder ohne Verwendung von Ei, ohne Trieb-, Gär- oder Backprozess sowie durch Formen und Trocknen bei gewöhnlicher Temperatur oder bei mäßiger Wärme hergestellt werden. Während in Europa vor allem Hartweizen und Weizen zu Teigwaren verarbeitet werden, werden in bestimmten Regionen auch Mais, Hirse, Roggen, Gerste, Buchweizen, in Süd- und Ostasien vielfach Reis, als Rohstoffe verwendet.

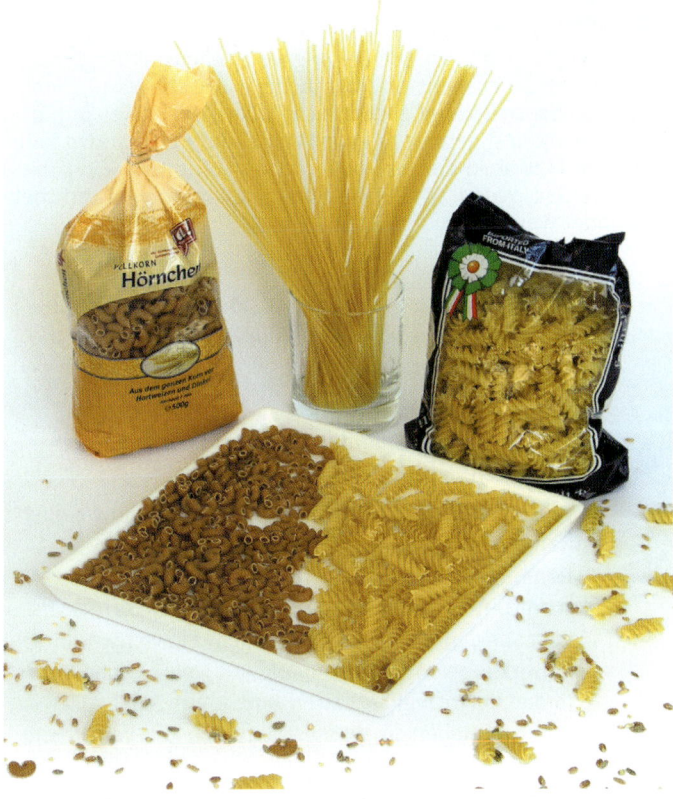

Bevorzugter Rohstoff ist der Durumweizen (Hartweizen). Im Vergleich zum Brotweizen ist dieser koch- und bissfester und ergibt aufgrund des höheren Carotin-Gehaltes intensiver gelb gefärbte Produkte. Die Zugabe von Hühnerei verbessert die Kochfestigkeit und Farbe der Teigwaren.

- Teigwaren immer im Verhältnis 1 : 10 (Teigwaren : Wasser) kochen.
- Teigwaren nach dem Kochen kurz abschrecken, um die Stärke abzuschwemmen.

Bedeutung für die Ernährung

Teigwaren sind eine gute Quelle für Kohlenhydrate und pflanzliche Proteine.

Bestandteil	%
Wasser	11,1
Eiweiß	14,5
Fett	2,9
Kohlenhydrate	70,0
Ballaststoffe	0,5
Mineralstoffe	1,0

Der Brennwert beträgt 1550 kJ/100 g. Teigwaren nehmen beim Kochen das 2- bis 3fache ihres Trockengewichtes an Wasser auf.

Teigwarenarten

Man unterscheidet **Eierteigwaren** und **eifreie Teigwaren**. Ferner wird auch nach der Art des verwendeten Rohstoffes und des daraus hergestellten Mahlproduktes, weiteren Zutaten sowie nach der äußeren Form unterschieden.

Zum Beispiel: Weizengrießteigwaren, Roggenteigwaren, Vollkornteigwaren, Dinkelteigwaren, Gemüse- und Kräuter-Teigwaren, Fadennudeln, Spaghetti, Makkaroni, Fleckerln, Hörnchen, Rigatoni, Tagliatelle, Fettuccine, Fusilli u.a.

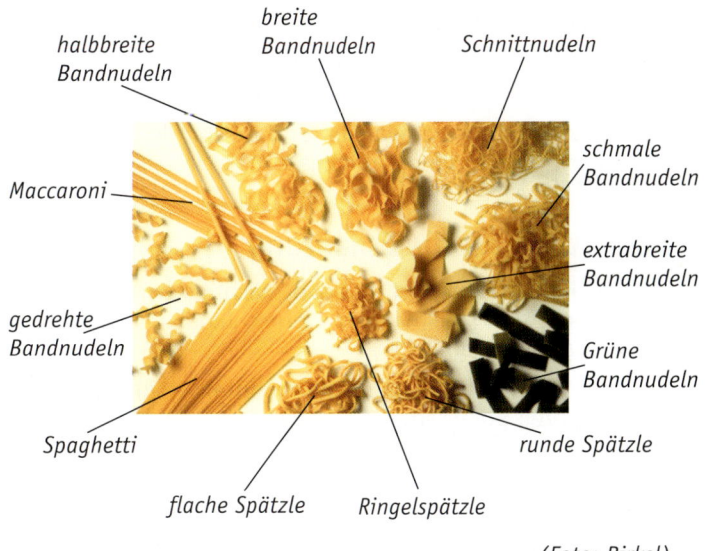

halbbreite Bandnudeln · breite Bandnudeln · Schnittnudeln · Maccaroni · schmale Bandnudeln · extrabreite Bandnudeln · gedrehte Bandnudeln · Grüne Bandnudeln · Spaghetti · flache Spätzle · Ringelspätzle · runde Spätzle

(Foto: Birkel)

Kartoffel

Kartoffeln sind die unterirdischen genießbaren Sprossknollen (Nährstoffspeicher) eines Nachtschattengewächses der aus Südamerika stammenden Kartoffelpflanze.

Erstmalig im 16. Jahrhundert angebaut, wurde ihr Wert als Grundnahrungsmittel erst in der 2. Hälfte des 18. Jahrhunderts in Europa allgemein erkannt. Seither gibt es in Europa keine nennenswerten Hungersnöte.

Die Pflanze ist anspruchslos und gedeiht auf fast jedem Boden, sie wächst auch dort, wo Getreide nicht mehr gedeiht.

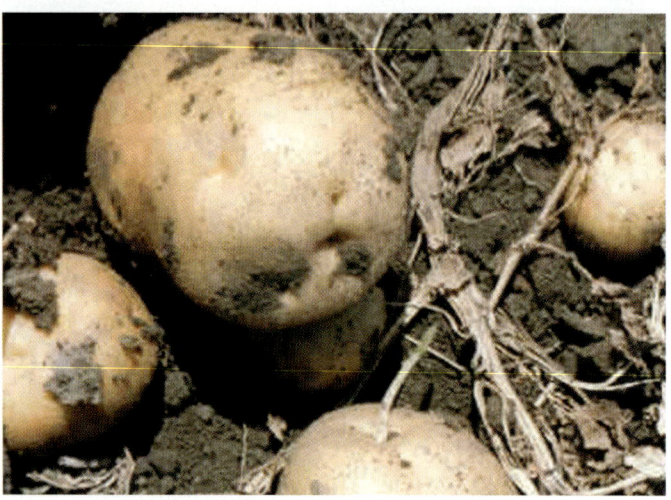

Zusammensetzung

78 % **Wasser**
 2 % biologisch hochwertiges **Eiweiß**
    Fett in Spuren
16 % **Kohlenhydrate:** vorwiegend Stärke
 2 % **Ballaststoffe,** davon etwa die Hälfte Cellulose
 1 % **Mineralstoffe:** besonders Kalium, Calcium, Phosphor und Eisen
Vitamine: reichlich B_1 und B_2 und C, Carotin in Spuren

Der Nährwert kann schwanken und ist von der Sorte, dem Boden und der Düngung abhängig.

Bedeutung für die Ernährung

- Die Kartoffel gehört zu den wichtigsten **Grundnahrungsmitteln**. Sie wird in Deutschland in ausreichendem Maß angebaut.

- Der **Mineralstoff- und Vitaminanteil** – insbesondere der Anteil an Vitamin C – macht sie vor allem in den Wintermonaten zu einem unentbehrlichen Nahrungsmittel.

- Sie hat durch ihren Stärkegehalt einen hohen **Sättigungswert** und ist, wenn sie mit wenig Fett zubereitet wird, **leicht verdaulich.** Sie kann deshalb auch in der Kinder- und Krankenkost Verwendung finden.

- Die Kartoffel ist eine **gute Ergänzung zu Fisch, Fleisch, Gemüse** und **Eiern.**

 Die Samenfrüchte, die grünen Pflanzenteile und auch die grünen Teile von Knollen enthalten den hitzebeständigen Giftstoff **Solanin.**

Was ist Acrylamid?

Im Frühjahr 2002 wurde durch schwedische Studien bekannt, dass hocherhitzte, frittierte oder gebratene, stärkehaltige Lebensmittel Acrylamid enthalten können. Im Tierversuch fördert Acrylamid, allerdings bei stark erhöhten Dosen, die Bildung von Krebs. Der Stoff gilt zudem als erbgutschädigend und soll zu genetischen Veränderungen führen. In Untersuchungen wurde gezeigt, dass Acrylamid aus der Aminosäure Asparagin in Anwesenheit von Zuckern (Glucose, Fructose) unter Hitzeeinwirkung (Frittieren, Backen, Braten, Toasten) gebildet werden kann.

Bei der küchenmäßigen Bearbeitung von Lebensmitteln wird im Hinblick auf die Minimierung des Acrylamid-Gehaltes u. a. empfohlen, Lebensmittel möglichst nicht über 190 °C zu erhitzen bzw. frittierte und gebratene Lebensmittel nicht zu stark zu bräunen. Der Acrylamid-Gehalt etwa von Bratkartoffeln kann minimiert werden, wenn zur Zubereitung zuvor gekochte Kartoffeln verwendet werden.

- Kartoffeln eignen sich nicht nur als **Beilagen** zu Fleisch-, Fisch- und Gemüsegerichten, sondern auch zahlreiche **selbstständige Gerichte** lassen sich aus Kartoffeln herstellen.

- Um bei der **Zubereitung der Kartoffel** viele Inhaltsstoffe zu erhalten, gilt es zu beachten:
  - In der **Schale gekochte Kartoffeln** verlieren weniger Nährstoffe.
  - **Rohe, geschälte Kartoffeln** nur kurz und unzerschnitten in kaltem Wasser waschen. Kartoffeln erst kurz vor dem Kochen zerschneiden. Sie werden durch Einwirkung von Luftsauerstoff und von Enzymen, die in den Kartoffeln enthalten sind, braun.
  - Durch **Einlegen in Wasser** lässt sich die Verfärbung vermeiden. Wegen der hiebei auftretenden Nährstoffverluste nur für **kurze Zeit** und unzerkleinert ins Wasser legen.
  - **Kartoffeln dünsten oder dämpfen**, sie behalten dabei besser die Form und laugen weniger aus.
  - **Langes Warmhalten vermeiden**, möglichst sofort nach dem Kochen verzehren.

- **Lagerung:** Trocken, dunkel, kühl (ca. 4 °C). Bei zu warmer Lagerung beginnen die Kartoffeln zu keimen und das bringt Verluste, denn die wertvollen Inhaltsstoffe gehen in den Keim über.

- **Bei Licht** und beim Keimen bildet sich in der Schale und in den Keimen das giftige **Solanin.** Alle grünen Teile der Kartoffelpflanze enthalten Solanin. Grün verfärbte Teile der Knolle sind daher zu entfernen und Kartoffeln mit ausgeprägten Keimen nicht mehr zu verwenden.

- **Bei Frost** wird die Stärke der Kartoffel in Zucker umgewandelt (unangenehm süßlicher Geschmack).

Handelssorten

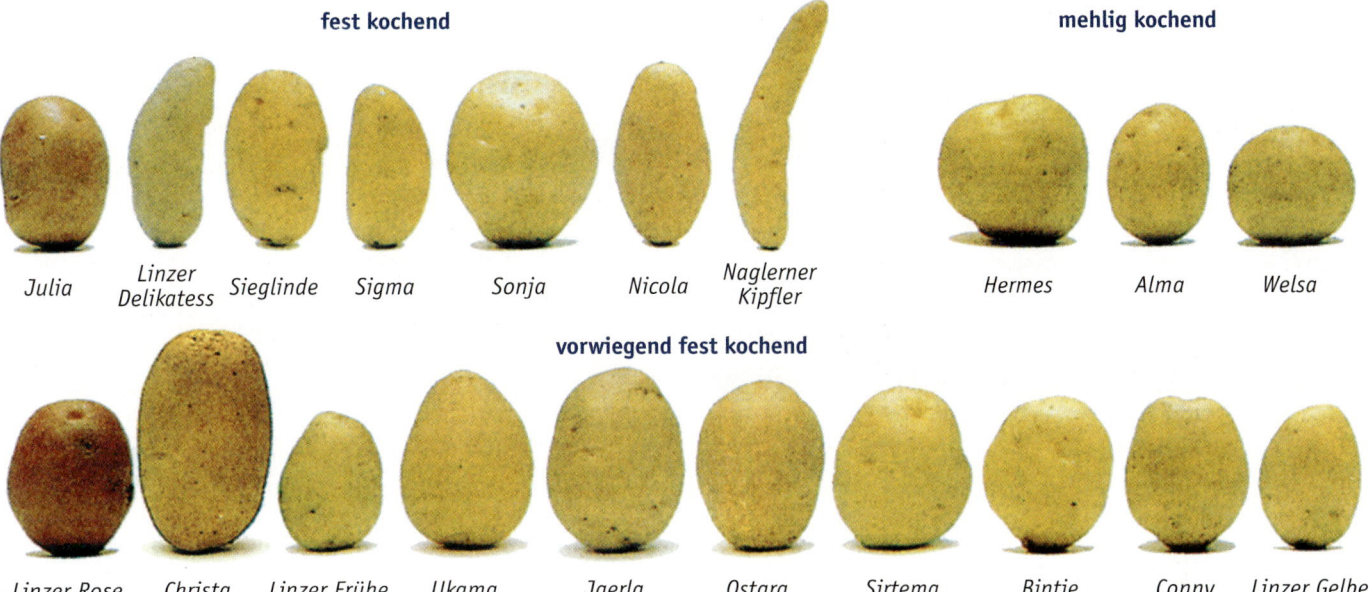

fest kochend

Julia | Linzer Delikatess | Sieglinde | Sigma | Sonja | Nicola | Naglerner Kipfler

mehlig kochend

Hermes | Alma | Welsa

vorwiegend fest kochend

Linzer Rose | Christa | Linzer Frühe | Ukama | Jaerla | Ostara | Sirtema | Bintje | Conny | Linzer Gelbe

In Deutschland werden Kartoffeln nach der Handelsklassenverordnung in **Speise- und Speisefrühkartoffeln** unterteilt. Als Speisefrühkartoffeln gelten Speisekartoffeln, die direkt nach der Ernte in der Zeit vom 1. Januar bis zum 1. August geerntet und in den Handel gebracht werden. Speisefrühkartoffeln sind meistens nicht lagerfähig. Lagerungsfähige Kartoffeln sind meistens Speisekartoffeln, die nach dem 1. August geerntet wurden. Lagerfähige Kartoffeln weisen eine schalenfeste unbeschädigte Schale auf.

Man unterscheidet nach den **Kocheigenschaften:**

Fest kochende Kartoffeln - sie platzen beim Kochen nicht auf. Ihre Schale ist glatt, das Fleisch von fester, feinkörniger und feuchter Konsistenz. Da diese Kartoffeln besonders schnittfest sind, eignen sie sich hervorragend für Salate und als Brat- und Petersilienkartoffeln. Bekannte Sorten dieser Typen sind zum Beispiel: Cilena, Linda, Sieglinde, Princess, Hansa, Nicola.

Vorwiegend fest kochende Kartoffeln platzen beim Kochen leichter auf, das Fleisch ist mäßig feucht, feinkörniger und weicher. Sie eignen sich besonders für Salz- und Pellkartoffeln. Bekannte Sorten dieses Kochtyps sind: Berber, Agria, Solara, Secura.

1. Überlegen Sie, wofür mehlig kochende und fest kochende Kartoffeln verwendet werden können.

2. Erklären Sie, warum Kartoffeln kühl und dunkel aufbewahrt werden sollten.

3. Wie können Sie sich vor dem natürlichen Pflanzengift Solanin schützen?

Mehlig kochende Kartoffeln platzen beim Kochen leicht auf, das Fleisch ist trocken, grobkörniger und sie kochen locker. Ihr Geschmack ist meist kräftig und sie sind daher besonders geeignet für Eintöpfe, Kartoffelpüree, Kartoffelpuffer. Die Sorten Irmgard, Aula, Freya, Alma sind bekannt.

Der Beliebtheitsgrad der einzelnen Sorten unterscheidet sich regional stark. Daneben werden auf den Wochenmärkten wieder vermehrt regional typische alte Sorten angeboten, die oft sehr schmackhaft sind. Dazu zählen auch Kartoffeln mit „rotem" Fruchtfleisch.

Kartoffeln müssen grundsätzlich kühl, frostfrei und dunkel gelagert werden. Sind Kartoffeln zu lange dem Licht ausgesetzt, bildet sich das Pflanzengift Solanin. Dieses ist auch für den Laien an der grünlichen Verfärbung des Fruchtfleisches erkennbar. Betroffene Stellen in der Kartoffel sollten niemals mitverzehrt, sondern immer großzügig entfernt

Kartoffelerzeugnisse

Von Bedeutung sind:

- **tiefgefrorene Kartoffelerzeugnisse** (Pommes frites, Kroketten)
- **Kartoffelhalbfabrikate** (Kartoffelpüreepulver, Kartoffelflocken, Krokettenmehl, Kartoffelknödelmehl)
- **Knabberartikel** (Kartoffelchips)

Der Energiegehalt der Kartoffel ist relativ gering, der Energiegehalt der Kartoffelerzeugnisse, die in Fett gebacken werden, ist sehr hoch. Diese Kartoffelerzeugnisse führen durch ihren versteckten Fettgehalt zu hohem Fettkonsum.

Kartoffelähnliche Knollen

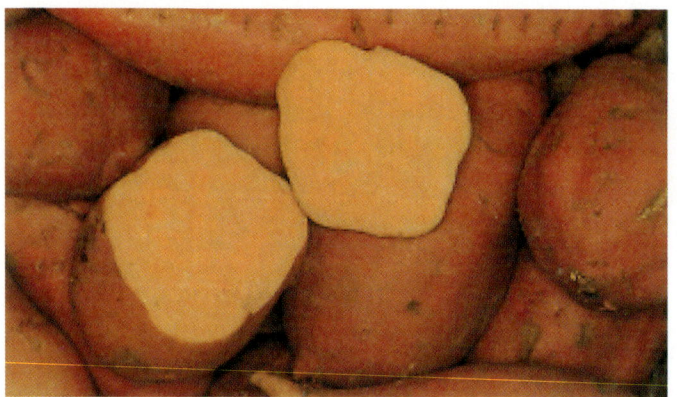

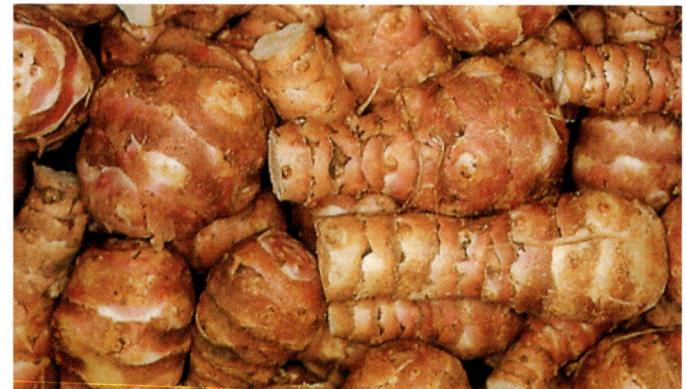

Süßkartoffel, „Batate"

Sie ist die Wurzelknolle einer tropisch und subtropisch verbreiteten, windenartigen Nahrungsmittelpflanze. Sie kann bis zu 1 kg schwer werden. Die Süßkartoffel ist stärkereich, enthält aber auch Reste von Zucker, daher der süßliche Geschmack.

Topinambur, Erdbirne

Sie ist die Stärkeknolle einer Sonnenblumenart. Sie enthält neben Stärke das aus Fruchtzuckerbausteinen bestehende Inulin. Topinambur kann als Diätgemüse und Diätsalat verwendet werden.

Stärke

Stärke kann prinzipiell aus allen stärkehaltigen Rohstoffen durch ein schonendes Nassvermahlen, Auswaschen und anschließendes Reinigen gewonnen werden. In Deutschland wird Stärke vorwiegend aus Mais, Kartoffeln und Weizen hergestellt.

In reinem Zustand ist Stärke ein weißes, geruchloses und geschmacksneutrales Produkt.

- **Maisstärke** kommt als Speisestärke und zu Puddingpulver verarbeitet in den Handel. Sie wird von der Lebensmittelindustrie bevorzugt für die Bindung von Suppen und Soßen verwendet. Bei Puddingpulver, das nur kalt angerührt zu werden braucht, wurde die Stärke vorher aufgeschlossen, sodass sie in kalter Flüssigkeit sofort aufquillt.

- Stärke aus Weizen ist von geringerer Bedeutung.

- **Kartoffelstärke** ist ein bläulich-weißes Pulver und die billigste Stärkesorte. Sie spielt in der Küche als Bindemittel für Soßen, Suppen und Teige eine Rolle.

Bedeutung für die Ernährung

Die Stärkearten sind einseitige Energiespender. Das zur Kohlenhydratverdauung notwendige Vitamin B_1 fehlt oder ist höchstens in Spuren vorhanden.

Hervorzuheben sind ihre große Bindekraft und ihre leichte Verdaulichkeit.

- Stärke oder Mehl **in kaltem Wasser anrühren**, dann unter ständigem Rühren in die kochende Flüssigkeit einlaufen lassen.

- Stärke verteilt sich in kaltem Wasser, da sie schwerer ist, setzt sie sich nach kurzer Zeit auf dem Boden ab. Stärke quillt in warmem Wasser.

- Stärke quillt beim Erkalten nach.

- Durch trockenes Erhitzen (Linden) wird Stärke zu Dextrinen abgebaut, die schwach süß schmecken und eine geringere Bindefähigkeit haben.

 Der Stärkeaufschluss bricht das Stärkekorn auf und überführt die Stärke in eine gut wasserlösliche Form.

1. Beschreiben Sie kurz den Vorgang der Stärkegewinnung.
2. Erklären Sie, warum Stärke mit kaltem Wasser angerührt werden soll.

Teiglockerungsmittel

Durch den Zusatz von Teiglockerungsmitteln oder durch mechanische Teiglockerung erreicht man eine Lockerung des Teiges. Das Gebäck wird dadurch leichter verdaulich. Voraussetzung für das Gelingen des Backgutes sind ein backfähiges Mehl (kleberreich) und die entsprechende Backtemperatur.

Arten

Organische Lockerungsmittel

- Sauerteig
- Backhefe

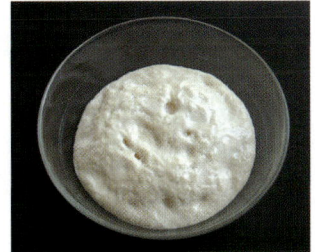

Zur Teiglockerung wird Hefe verwendet.

Mechanische Lockerungsmittel

- Luft
- Wasserdampf

Anorganische Lockerungsmittel

- Backpulver
- Speisesoda
- Hirschhornsalz
- Pottasche

Back-waren	Lockerungs-mittel	Wirkungsweise
Biskuitmasse Baisermasse	Ei/Luft	Luft dehnt sich aus.
Mürbeteig Blätterteig	Fett/Wasser	Beim Erhitzen verdampft Wasser, Lockerung durch Wasserdampf.
Hefeteig	Hefen – alkoholische Gärung	Hefen bilden aus Zuckern Alkohol und Kohlenstoffdioxid.
Sauerteig	Milchsäure-bakterien Milchsäure-gärung	Milchsäurebakterien bilden aus Zuckern Milchsäure und Kohlenstoffdioxid.
Rührteig	Backpulver	Durch Feuchtigkeit und Wärme wird Kohlenstoffdioxid freigesetzt.
Lebkuchen-teig	Hirschhorn-salz, Pottasche	Durch Feuchtigkeit, Wärme und Säuren wird Kohlenstoffdioxid freigesetzt.

1. Erklären Sie die Aufgaben von Teiglockerungs-mitteln.
2. Beschreiben Sie die Wirkung von Backhefen.

- Durch Rühren, Schlagen, Kneten und durch das Unterheben von Eischnee wird dem Teig **Luft** zugeführt, die sich beim Backen ausdehnt und so eine Lockerung bewirkt. Solche Teige müssen sofort gebacken werden, damit die Lockerungswirkung nicht verloren geht.

- Bei **Blätter-** und **Plunderteigen** entsteht beim Backen **Wasserdampf**, der schwer aus dem Gebäck entweichen kann, da das Ziehfett im Teig wie eine Sperre wirkt. Dadurch dehnt sich der Innenraum. Die Gasblasen entweichen dann an den Seiten.

- **Backhefen** sind Pilze, die sich durch Sprossung bei entsprechenden Bedingungen (Temperatur: optimal 30 °C; Nährboden: Mehl, Zucker, Feuchtigkeit) vermehren. Dabei entsteht CO_2, das die Teiglockerung bewirkt. Fett darf nie direkt auf die Hefen gegeben werden, denn das Fett würde die Hefen einhüllen und so das Wachstum hemmen.

- **Sauerteig** ist ein durch Mikroorganismen gesäuerter Teig. Milch- und Essigsäurebakterien bilden Säure und das zur Lockerung des Teiges notwendige Gas. Sauerteig wird in erster Linie zur Lockerung in der **Brotherstellung** verwendet.

- **Backpulver** lockert durch Kohlenstoffdioxidentwicklung, die durch einen chemischen Vorgang ausgelöst wird. Backpulver erst zum Schluss mit Mehl vermischt dem Teig zusetzen; Teig sofort backen!

  Backpulver trocken aufbewahren!

- **Speisesoda**, **Natron** – Verwendung wie Backpulver.

  Zu beachten ist, dass **Backpulver** und **Speisesoda** nur für **fettarme Teige** verwendet werden dürfen.

- **Pottasche** und **Hirschhornsalz** werden vorwiegend für Lebkuchenteige verwendet. Die auflockernde Wirkung der Pottasche braucht Zeit, daher müssen solche Teige mehrere Stunden ruhen.

  Natürliche Gärungssäuren im Teig bewirken bei Pottasche die Gasentwicklung. Hirschhornsalz zerfällt unter Hitzeeinwirkung in Ammoniak, Kohlendioxid und Wasser.

  Hirschhornsalz wird daher nur zur Herstellung von Flachgebäcken verwendet (Ammoniak wird weitgehend aus dem Gebäck vertrieben.)

Speisefette und Speiseöle

Speisefette und Speiseöle pflanzlicher Herkunft werden aus fetthaltigen Samen und Früchten, jene tierischer Herkunft aus dem Unterhautfettgewebe, dem Depotfett und aus dem Organfett gewonnen (Ausnahme: Butter). Speisefette und -öle sind ausschließlich natürlicher Herkunft und werden durch Pressen, Extrahieren oder Ausschmelzen gewonnen. Speiseöle sind bei 20 °C flüssig, Speisefette fest oder halbfest.

Einteilung der Fette

- Fette lassen sich in **pflanzliche Öle** wie Raps-, Lein-, Sonnenblumen-, Olivenöl-, verschiedene Nussöle, Öle aus Getreide wie Weizen- und Maiskeimöl einteilen.

- **Tierische Fette und Öle**: dazu zählen Schweineschmalz, Geflügelschmalz, Rinder-, Hammeltalg, und Seetieröle (Fisch- und Walöle).

- **Speisefettmischungen** sind Mischungen aus Speisefetten und -ölen für spezielle küchentechnische Verwendungszwecke wie Backen, Braten, Frittieren.

Eine weitere Unterteilung erfolgt nach **Einteilung in die Fettqualität**.

Fett besteht chemisch betrachtet aus einem Teil Glycerin und 3 Teilen Fettsäuren. Dabei unterscheidet man, ob die Fettsäureketten Doppelbindungen aufweisen oder nicht. Fette mit Doppelbindungen werden als **ungesättigte Fettsäuren** bezeichnet, Fett ohne Doppelbindungen als **gesättigte Fettsäuren**.

Als ernährungsphysiologisch besonders wertvoll gelten Fette mit (mehrfach) ungesättigten Fettsäuren, weil diese Fette von unserem Körper nicht selbst aufgebaut werden können. Diese essenziellen Fette müssen daher mit der Nahrung aufgenommen werden.

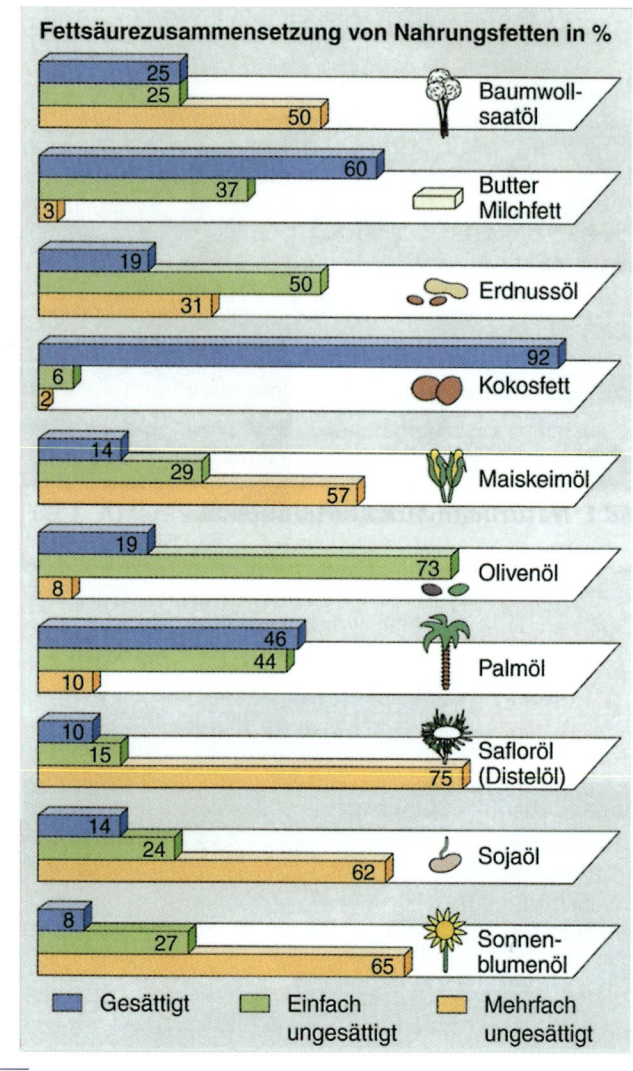

Fettsäurezusammensetzung von Nahrungsfetten in %

Baumwoll-saatöl: Gesättigt 25, Einfach ungesättigt 25, Mehrfach ungesättigt 50
Butter Milchfett: Gesättigt 60, Einfach ungesättigt 37, Mehrfach ungesättigt 3
Erdnussöl: Gesättigt 19, Einfach ungesättigt 50, Mehrfach ungesättigt 31
Kokosfett: Gesättigt 92, Einfach ungesättigt 6, Mehrfach ungesättigt 2
Maiskeimöl: Gesättigt 14, Einfach ungesättigt 29, Mehrfach ungesättigt 57
Olivenöl: Gesättigt 19, Einfach ungesättigt 73, Mehrfach ungesättigt 8
Palmöl: Gesättigt 46, Einfach ungesättigt 44, Mehrfach ungesättigt 10
Safloröl (Distelöl): Gesättigt 10, Einfach ungesättigt 15, Mehrfach ungesättigt 75
Sojaöl: Gesättigt 14, Einfach ungesättigt 24, Mehrfach ungesättigt 62
Sonnenblumenöl: Gesättigt 8, Einfach ungesättigt 27, Mehrfach ungesättigt 65

■ Gesättigt   □ Einfach ungesättigt   □ Mehrfach ungesättigt

Pflanzliche Fette und Öle

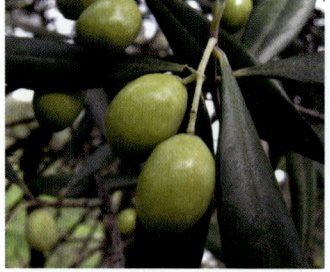
Oliven

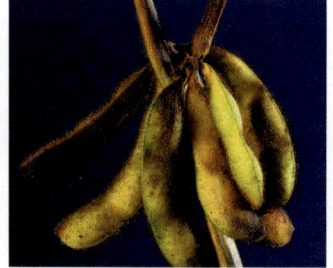
Sojaschote

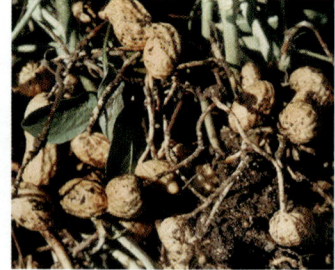
Erdnüsse

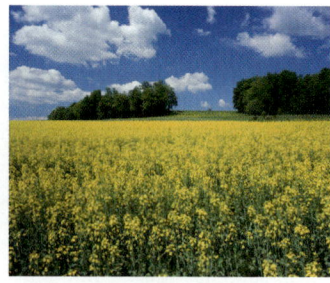
Raps

Arten

Keimöl
Keimöl wird reinsortig aus den isolierten Keimlingen von Weizen oder Mais hergestellt. Es ist von gelber bis goldgelber Farbe und wird als Speiseöl verwendet.

Sonnenblumenöl
Aus den Samenkernen der Sonnenblume gewinnt man das hellgelbe Sonnenblumenöl.

Kürbiskernöl
Aus geschälten Kürbiskernen wird ein gelbes Öl gewonnen. Durch Rösten vor dem warmen Pressen wird das nussartig schmeckende, dunkel gefärbte, rotbraun erscheinende Kürbiskernöl gewonnen.

Olivenöl

Es wird aus dem ölhaltigen Fruchtfleisch der Oliven des Ölbaumes gewonnen. Das beste Öl wird nach dem Zerkleinern und Anpasten der Früchte durch kaltes Pressen oder auch ohne Pressen gewonnen und als Jungfernöl, Virgine, bezeichnet. Olivenöl hat eine gelbe bis grünliche Farbe.

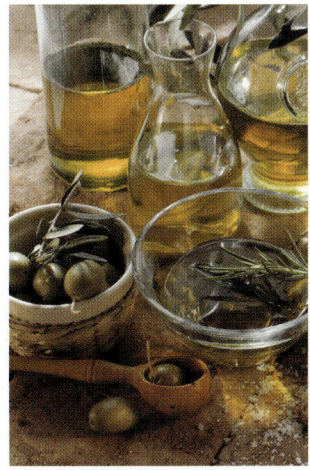

Weitere Pflanzenöle gewinnt man aus **Sojabohnen, Raps-** und **Leinsaat** und aus **Disteln** (Saflor).

„Salatöl", „Speiseöl" oder „Tafelöl" sind Bezeichnungen für Mischungen verschiedener Öle.

Kokosfett

Aus dem getrockneten Fruchtfleisch der Kokosnuss (Kopra) stellt man Kokosfett her. Es ist nach Raffination ein hartes, neutral schmeckendes und geruchloses, weißes Fett, das lange haltbar ist und als Koch- und Backfett, in der Süßwarenindustrie und Margarineerzeugung als Hartfett verwendet wird.

Was passiert bei der Fetthärtung?

Aus Ölen werden feste oder streichfähige Fette erzeugt. Dabei werden ungesättigte Fettsäuren zu einem mehr oder weniger großen Anteil durch die Anlagerung von Wasserstoff (= Hydrierung) an die Doppelbindung der Fettsäuren in gesättigte Fettsäuren umgewandelt. Gehärtete Fette werden für Speisefettmischungen und Streichfetterzeugnisse verwendet.

Gewinnung

- **Vorbehandlung der Rohstoffe (Ölsaaten, Ölfrüchte)**

  Reinigen, bei Bedarf schälen und zerkleinern (Aufbruch der Zellstrukturen)

  Konditionierung

  Der Wassergehalt wird für die Pressung und die Extraktion optimiert.

- **Pressen**

  Dabei ist immer mehr oder weniger Wärme notwendig (auch beim Pressvorgang entsteht durch Reibung Wärme!), um eine möglichst große Ölausbeute zu erreichen. Die Erwärmung der zerkleinerten Saat macht das Öl dünnflüssiger.
  Abhängig von der bei der Pressung angewandten Temperatur unterscheidet man:
  - **Kaltpressung**, nicht auf alle Ölsaaten und -früchte anwendbar. Das Öl enthält alle Geschmacks- und Geruchsstoffe der fettreichen Pflanzenteile. Hauptsächlich wird sie bei Olivenöl verwendet.
  - **Warmpressung**, unter Erwärmen und mit Druck.

- **Extraktion**

  Aus den vorbereiteten Samen und Presskuchen, die noch geringe Mengen an Öl enthalten, wird durch Lösungsmittel der Öl- und Fettanteil herausgelöst. Danach wird das Lösungsmittel in Verdampfern wieder abgetrennt.

- **Raffination**

  Ziel der Raffination (Reinigung) ist es, ein neutrales und damit haltbares Fett bzw. Öl zu erhalten. Dieses kann unmittelbar verwendet werden oder dient als Grundstoff für die Herstellung von Streichfetten (Margarine).

Tierische Fette und Öle

Schweineschmalz

Der ausgelassene Schweinespeck ergibt das Schweineschmalz. Es ist ein bei Zimmertemperatur weiches, rein weißes Fett, das sehr gut haltbar, aber schwerer verdaulich ist. Es besteht aus fast reinem Fett, bräunt und spritzt deshalb nicht.

Geflügelfett

Geflügelfett von Gänsen, Enten, Truthühnern wird durch den Garvorgang aus dem Fettgewebe ausgeschmolzen.

Talg

Ist das ausgelassene Fett von Rindern und Schafen (Hammel). Talg ist bei Zimmertemperatur fest und spröde. Talg wird im Haushalt unmittelbar kaum verwendet, kommt aber vermischt mit anderen Fetten in den Handel.

Seetieröle

Öle aus dem Fettgewebe oder den Lebern großer Meeressäugetiere (Wale, Robben etc.) oder aus Fischen werden auch als Trane bezeichnet. Sie sind bei Zimmertemperatur flüssig. Waltran wird aus den dicken Speckschichten der Wale (Säugetiere) gewonnen, ist aber wegen der Fangbeschränkungen stark rückläufig. Lebertran stammt aus den Lebern von Dorsch, Heilbutt und anderen Fischen und ist reich an Vitamin A und D.

Gewinnung

Tierische Fette und Öle werden durch Ausschmelzen aus dem Fettgewebe gewonnen.

Streichfette und andere Fetterzeugnisse

Streichfette (Margarineerzeugnisse)

Streichfette sind Erzeugnisse einer Emulsion von Wasser in Öl mit einem Fettgehalt von 10 – 90 % (Margarine, Halbfettmargarine, Mischfette, Dreiviertelmischfette u. a.).

Herstellung von Streichfetten

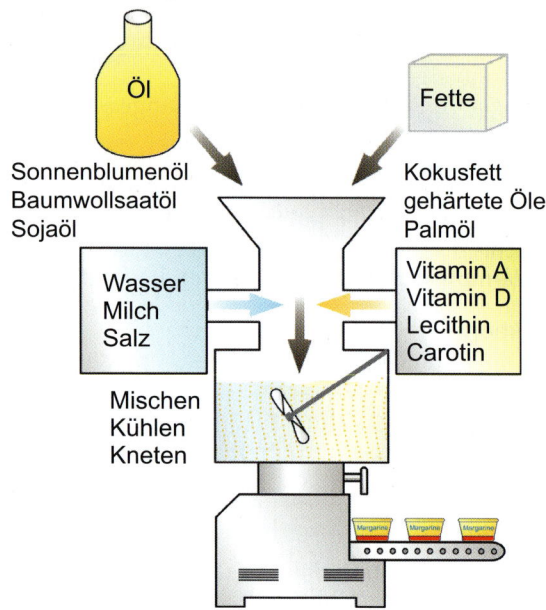

① Ansetzen der Fettmischung und Zutaten.

② Herstellen der Emulsion; beide Phasen werden **gemischt, emulgiert** und anschließend **bei kalten Temperaturen geknetet und gerührt**, wodurch die gewünschte Konsistenz erreicht wird.

③ Nach dem Abpacken und kurzzeitigen Reifen erhält das Erzeugnis seine endgültige Konsistenz.

Zur Streichfetterzeugung werden in Europa vorwiegend Soja-, Sonnenblumen-, Palm- und Rapsöl sowie gehärtete pflanzliche Öle und gehärtete Fischöle sowie pflanzliche Fette (Kokos- und Palmkernfett) verwendet.

Streichfetten dürfen in Deutschland neben Emulgatoren, Stärkesirup, Aromastoffen und Farbstoffen die Vitamine A, D und E und der Konservierungsstoff Sorbinsäure sowie Milcheiweiß und Milchzucker hinzugefügt werden. Der Gehalt an gesundheitlich wertvollen mehrfach gesättigten Fettsäuren ist je nach Sorte unteIschiedlich. Gute Delikatess-Margarinen enthalten zwischen 20 und 33 %, billige Margarinen dagegen nur 6 bis 25 % dieser wertvollen Fettsäuren. Margarinen aus Pflanzenfetten enthalten kein Cholesterin.

Bei den Erzeugnissen können **verschiedene Qualitäten** in der Bezeichnung ausgedrückt werden. Hinweis auf die alleinige Herkunft aus Pflanzen, z. B. **Pflanzenmargarine** bzw. aus einer Pflanzenart (**Sonnenblumenmargarine**).

Diätmargarinen enthalten nur pflanzliche Öle mit einem Gesamtfettanteil mit ungesättigten Fettsäuren von 50 %. Bei „streng natriumarmen" („streng kochsalzarm") Margarinen liegt der Kochsalzanteil bei höchstens 40 mg pro 100 g Margarine.

Halbfettmargarinen haben höchstens einen Fettgehalt von 39 – 41 %, dadurch sind sie kalorienärmer als andere Margarinen.

Als **Dreiviertelmargarinen** werden Margarinen mit einem Fettgehalt von 60 – 62 % verstanden.

Aus Pflanzenfett und Pflanzenöl wird Margarine:

① Die Zutaten werden vorbereitet:

Flüssiges Fett und Pflanzenöl, angesäuerte Magermilch, Eidotter und etwas Salz.

② Im Schneekessel werden alle Zutaten miteinander vermischt.

③ Die Masse wird so lange gekühlt und gleichzeitig gerührt und geknetet, bis sie glatt und geschmeidig ist. Das ist die Margarine.

Mischfette

Mischfette werden aus tierischen und pflanzlichen Fetten hergestellt, der Gesamtfettgehalt liegt zwischen 10 und 80%. Häufig sind diesen Fetten Zusatzstoffe beigesetzt.

In Deutschland gibt es einheitliche Verkehrsbezeichnungen:

Mischfettschmalz: mindestens 99 % Fettgehalt, geeignet zum Frittieren und Braten

Mischfett: mindestens 80 %

Dreiviertelmischfett: 60 – 62 % Fettgehalt

Halbmischfett: 39 – 41 % Fettgehalt

Mischstreichfett X %: der Fettgehalt liegt unter oder zwischen den Werten für Mischfett, Dreiviertel- und Halbmischfett.

1. Welche Fette und Öle werden in Deutschland, Frankreich, Österreich oder Italien großteils zur Nahrungszubereitung verwendet?

2. Zählen Sie Fette und Öle auf, die zum Frittieren von Speisen gut geeignet sind.

Butter

Herstellung von Butter

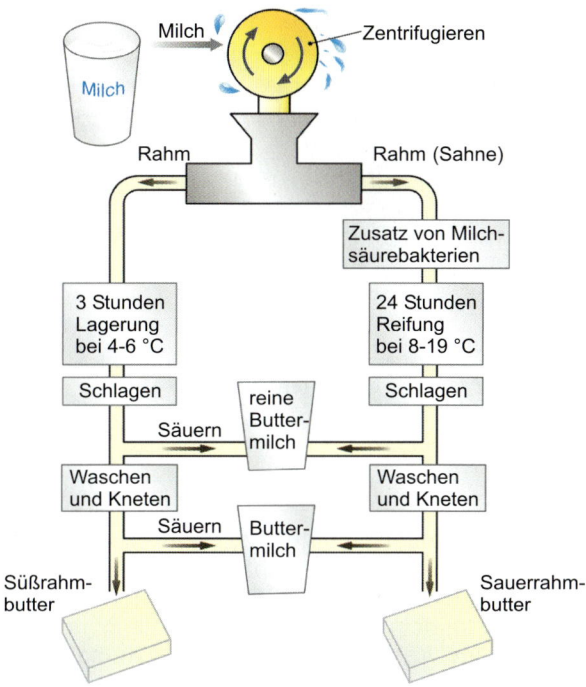

Aus etwa 25 Litern Vollmilch erhält man 1 kg Butter.

① **Fett-Trennung**

In einer Zentrifuge wird der Rahm oder die Sahne von der Milch abgetrennt.
Der leichte Rahm sammelt sich im Inneren, Buttermilch bleibt als weiteres Produkt zurück.

② **Pasteurisation des Rahms**

③ **Reifung des Rahms**

Will man Sauerrahmbutter herstellen, versetzt man den Rahm mit Reinkulturen von Milchsäurebakterien. Jetzt erfolgt unter ständigem Rühren die Reifung bei 8 – 19 °C und ca. 24 Stunden.

Für die Herstellung von Süßrahmbutter wird Rahm nur kurzfristig ca. 3 Stunden bei 4 – 6 °C gelagert.

④ **Verbutterung (Butterfertigung)**

In einem Butterfertiger erfolgt die eigentliche Butterherstellung. Der süße oder der vorgereifte saure Rahm wird geschlagen. Dadurch ballen sich die Fetttröpfchen zusammen und es kommt zur Trennung von Fett (Butter) und Flüssigkeit (Buttermilch).

⑤ **Veredelung der Butter**

Die entstandene Butter wird geknetet und anschließend verpackt.

Handelssorten

Butter kommt in **zwei Handelsklassen** in den Handel: Deutsche Markenbutter und Deutsche Molkereibutter.

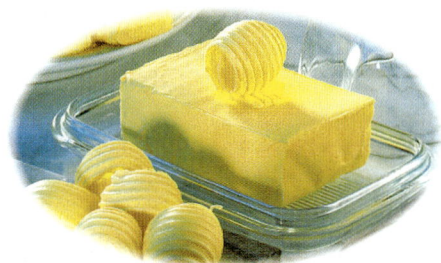

In der deutschen Butterverordnung werden die zwei Handelsklassen nach den sensorischen Eigenschaften (Aussehen, Geruch, Geschmack und Gefüge), Wasserverteilung und Streichfähigkeit unterschieden. Jede dieser Qualitätseigenschaften bewerten Experten mit bis zu 5 Punkten.

Deutsche Markenbutter wird aus Sahne von amtlich berechtigten Molkereien hergestellt. Jede Qualitätseigenschaft muss mit mindestens 4 Punkten bewertet sein.

Deutsche Molkereibutter wird ebenfalls aus Sahne oder Molkensahne gewonnen, dabei sollte jede Qualitätseigenschaft mit mindestens 3 Punkten bewertet sein.

Butter aus anderen EU-Staaten darf in Deutschland als Markenbutter verkauft werden, wenn sie den Anforderungen der deutschen Butterverordnung entspricht.

Auf der Verpackung der Butter werden Verkehrsbezeichnung, Handelsklasse, Gesamtfettanteil, Füllmenge, Mindesthaltbarkeitsdatum, Genusstauglichkeitskennzeichen mit der Veterinärkontrollnummer, Name und Adresse des Herstellers bzw. Verpackers und die Zutaten angegeben.

Aussehen, Geschmack und Streichfähigkeit unterliegen jahreszeitlichen Schwankungen. Das Mischen von Sommer- und Winterbutter sowie der Zusatz des Farbstoffes Beta-Karotin ist erlaubt.

Im Handel wird fettreduzierte Butter mit Fettgehalten zwischen 40 % (Halbfettbutter) und 62 % (Dreiviertelfettbutter) angeboten. Sie ist für die Reduktionskost geeignet.

Butterschmalz

Durch Ausschmelzen der Butter werden Wasser und Eiweißstoffe entfernt. Butterschmalz ist dadurch haltbarer als Butter. Es spritzt und bräunt nicht. Butterschmalz ist kräftig gelb.

 Butter aus gesäuertem Rahm heißt **Sauerrahmbutter.**

Mild gesäuerte Butter weist einen geringeren Säuregehalt als Sauerrahmbutter auf.

Butter aus ungesäuertem Rahm heißt **Süßrahmbutter.**

Zusammensetzung und Bedeutung der Fette und Öle für die Ernährung

Fette und Öle sind aus Glycerin und Fettsäuren zusammengesetzt.

Man unterscheidet:

- **Gesättigte Fettsäuren**

  Z. B. Buttersäure, Palmitinsäure, Stearinsäure, Laurinsäure.

  In großer Menge in Butter, Talg, Schmalz, Kokosfett, Palmkernfett.

- **Einfach ungesättigte Fettsäuren**

  Z. B. Ölsäure

  Ca. 70 % in Olivenöl, zu je 50 % im Schweineschmalz und im Erdnussöl.

- **Mehrfach ungesättigte Fettsäuren**

  Zu diesen zählen die essenziellen Fettsäuren Linol- und Linolensäure.

  Der Körper kann diese Fettsäuren nicht selbst bilden und sie müssen daher mit der Nahrung zugeführt werden. Reich an mehrfach ungesättigten Fettsäuren sind vor allem die Pflanzenöle, wie z. B. Sojaöl, Sonnenblumenöl, Erdnussöl, Getreidekeimöl, Distelöl und Leinöl.

Woher kommt das tägliche Fett?

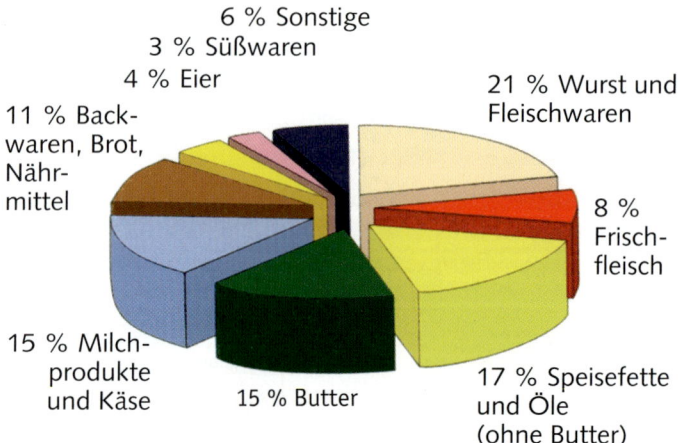

Angaben in Prozent des Gesamtfettverzehrs

- Der **Fettverbrauch sollte insgesamt gering gehalten** werden, um Gesundheitsschäden zu vermeiden. Dabei ist besonders das „unsichtbare" Fett in fetthaltigen Nahrungsmitteln zu berücksichtigen, z. B. in **Würsten, Schokolade, Käse, Pommes frites, Mayonnaise.**

- Die **Verdaulichkeit der Fette** ist unterschiedlich. Butter, Öle und gute Margarinesorten sind am leichtesten verdaulich.

- **Zu lang** oder **zu hoch erhitztes Fett ist gesundheitsschädlich.**

- **Öle** enthalten **Vitamin E** und **Carotin** (Provitamin A).

- Milchfett unterscheidet sich von allen anderen Fetten und Ölen durch seinen **hohen Gehalt an kurzkettigen Fettsäuren.** Sie sind besonders leicht verdaulich.

- In 100 g Butter sind ca. 220 mg **Cholesterin** enthalten.

- Butter stellt eine **Emulsion von Wasser in Fett** dar.

- Aufgrund des hohen Gehaltes an kurzkettigen Fettsäuren hat Butter **einen niedrigen Schmelzpunkt.** Diese beiden Eigenschaften verleihen der Butter eine **gute Verträglichkeit.**

- Sowohl die **Farbe**, die durch den Gehalt an Carotin hervorgerufen wird, als auch der **Vitamingehalt der Butter hängen von der Fütterung der Tiere** ab: Sommerbutter (Grünfutter) ist gelber und vitaminreicher als Winterbutter (Silagefutter/Heu).

Fettsäurenzusammensetzung verschiedener Fette und Öle in Prozent

Fett oder Öl	ge-sättigt	1fach unge-sättigt (Öl-säure)	2fach unge-sättigt (Linol-säure)	3fach unge-sättigt (Linolen-säure)
Butter	64	33	3	
Distelöl	10	13	76	
Erdnussöl	18	58	24	
Hanföl	9	40	44	7
Kokosfett	91	7	2	
Kürbiskernöl	19	28	53	
Maiskeimöl	13	34	53	
Mohnöl	10	28	62	
Olivenöl	15	76	9	
Rapsöl	6	65	20	9
Schweineschmalz	41	49	10	
Sojaöl	15	21	64	
Sonnenblumenöl	10	30	60	
Traubenkernöl	10	19	71	
Weizenkeimöl	16	22	62	

 Als Streichfett (Butter oder Margarine) sollten pro Tag nur maximal 20 g verwendet werden.

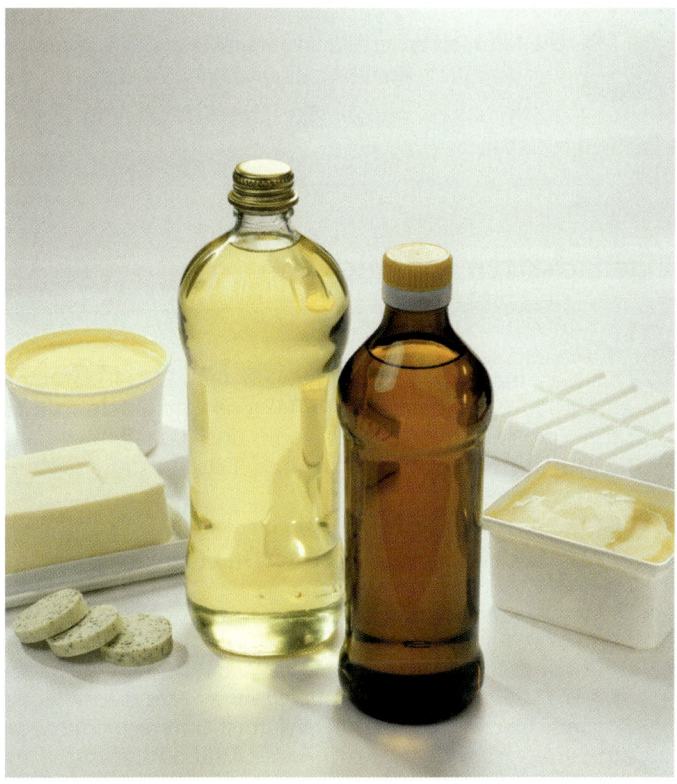

*Butterschmalz, Butter, Olivenöl, Sonnenblumenöl, Pflanzenfett
Margarine*

 1. Zählen Sie einige tierische und pflanzliche Fette
auf.

2. Erklären Sie den Vorgang der Ölgewinnung.

3. Welcher Vorgang ermöglicht das höhere Erhitzen von
   Ölen?

4. Erklären Sie die Produktion von Butterschmalz.

5. Wodurch unterscheiden sich Fette und Öle ernährungsphysiologisch?

■ **Fette** sind in der Küche zur **Herstellung fast aller Gerichte** nötig, vor allem zum Braten, Dünsten und
Backen. Durch Andünsten und Anbraten in Fett entwickeln sich besondere **Geschmacksstoffe**.

■ Für starkes Erhitzen wasser- und eiweißfreie Fette, z. B.
Butterschmalz oder geeignete Öle verwenden, sie sprit-
zen nicht und bräunen nicht so schnell.

■ Zu starkes Erhitzen zersetzt Fett, es riecht scharf und
angebrannt.

■ Fett grundsätzlich sparsam verwenden, um den gesamten Fettverbrauch niedrig zu halten, z. B. durch Verwendung kunststoffbeschichteter Pfannen, des Römertop-
fes, von Aluminium- oder Bratfolien.

■ Beim Garen im Fettbad (Frittieren) Temperaturen von
180 – 200 °C nicht überschreiten; Frittierfett nicht öfter
als 2 – 3-mal verwenden, dann vollständig aus dem Frit-
tiergefäß entfernen.

Die Unbrauchbarkeit des Fettes zeigt sich am schlechten
Geruch und an der Verfärbung. **Zu oft erhitztes oder
überhitztes Fett ist gesundheitsschädlich.**

■ Lebensmittel zum Garen in **heißes Fett geben.** In kaltem Fett zugestellte Nahrungsmittel saugen Fett auf.

■ **Fettlösliche Vitamine** können nur bei **gleichzeitigem
Konsum von Fett** vom Körper aufgenommen werden:
Karotten z. B. immer mit etwas Fett zubereiten.

■ **Butter** ist bei der Herstellung feiner Backwaren unentbehrlich und dient auch zum **Verfeinern** bereits gegarter
Gemüse, gebundener Suppen und Soßen.

■ **Fette dunkel, kühl und verschlossen aufbewahren**, sie
werden sonst **ranzig**, besonders schnell ranzig werden
wasserreiche Fette.

Verwendungsmöglichkeiten von ausgewählten verschiedenen Ölen bei der Nahrungszubereitung

Speiseöle	zum Braten	für Salat	Besonderheiten
Distelöl	nein	ja	geschmacksneutral, vielseitig
Nussöle (Wal-nuss-, Erdnussöl	ja	ja/bedingt	hoch erhitzbar, geschmacksintensiv
Kürbiskernöl	nein	ja	geschmacksintensiv, ernährungsphysiolo-gisch sehr wertvoll
Weizenkeimöl	nein	ja	hoher Gehalt an mehrfach ungesät-tigten Fettsäuren
Olivenöl	ja	ja	Mittelmeerküche, geschmacksintensiv
Rapsöl	ja	ja	heimischer Anbau Universalöl
Sonnenblumenöl	teilweise	ja	

Eiweißreiche Nahrungsmittel

Milch

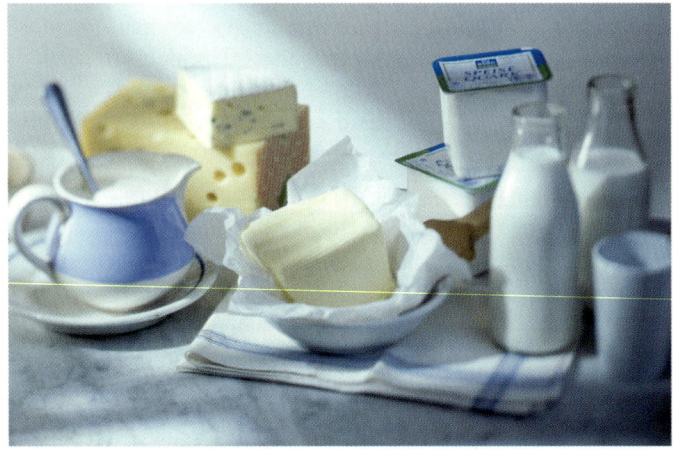

Milch wird in den Milchdrüsen der Säugetiere gebildet. Nach der Geburt ist Milch für alle Säugetiere das wichtigste Lebens- oder Futtermittel. Für die Ernährung des Menschen ist die Milch von Kühen, Ziegen, Schafen, in anderen Ländern auch von Stuten, Eseln, Büffeln, Kamelen und Rentieren von Bedeutung.

Milch ist das durchmischte, unveränderte Gesamtgemelk eines oder mehrerer Milchtiere. Ohne Artenbezeichnung (z. B. Schafmilch, Ziegenmilch) wird darunter Kuhmilch verstanden. Milch wird in Deutschland ohne Zusätze, jedoch mit eingestelltem Fettgehalt (3,5 %) und homogenisiert, in den Handel gebracht und durch Pasteurisation haltbar gemacht.

Milch ist hinsichtlich der in ihr enthaltenen Nährstoffe und deren Relation zueinander ein ausgewogenes Nahrungsmittel. Milch wird als Grund- und Schutznahrungsmittel (Muttermilch) angesehen.

Zusammensetzung und Bedeutung für die Ernährung

Milch ist eines der wertvollsten Nahrungsmittel für alle Altersstufen. Sie enthält durchschnittlich:

- **3,3 % biologisch hochwertiges Eiweiß** (Caseine, Globuline, Albumine)

- **bis 4,5 % Fett** (standardisiert 3,5 %)

- **4,7 % Kohlenhydrate** (Milchzucker)

- **0,7 % Mineralstoffe** (Calcium, Phosphor, Natrium, Kalium, Magnesium, jedoch wenig Eisen)
  Der Gehalt an Calcium und Phosphor, beides notwendig u. a. für den Aufbau und den Erhalt von Knochen und Zähnen, ist besonders hoch.

- **Vitamine: A, B_1, B_2, B_6, B_{12}, D, wenig C.**
  Fettarme Milch enthält z. B. im Vergleich zu Vollmilch nur mehr ca. die Hälfte der fettlöslichen Vitamine.

> ❗ Die **Nährstoffe** der Milch können **bis zu 93 % direkt** aus dem Darm **ins Blut** aufgenommen werden.
>
> Milch ist ein **preiswerter Eiweißträger** und vielseitig einsetzbar.

Eigenschaften der Milch

- **Eiweiß**
  Der Caseinanteil des Milcheiweiß (ca. 80 %) gerinnt durch Säure, z. B. durch von Bakterien gebildete Milchsäure (die Milch wird sauer), oder durch das Enzym Lab (keine Geschmacksveränderung). Das ist die Vorstufe zur Käsebereitung.
  Der restliche Milcheiweißanteil (Albumine, Globuline; ca. 20 %) gerinnt durch Hitze (Hautbildung und Anbrennen).

- **Fett**
  rahmt auf (Fett ist leichter als Wasser); durch langes Stehen steigen die Fettkügelchen an die Oberfläche (Rahm). Der Fettgehalt der Milch ist unterschiedlich; er schwankt je nach Tierart, Rasse und Fütterung. Das Milchfett ist in fein verteilter Form in der Milch enthalten (emulgiert).

- **Kohlenhydrate**
  Milchzucker wird durch die Einwirkung von Bakterien zu Milchsäure abgebaut.

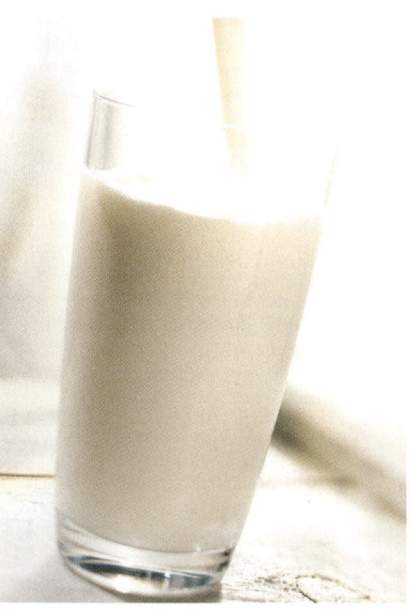

- Durch den hohen **Wasser-** und **Nährstoffgehalt** ist die Milch ein leicht verderbliches Nahrungsmittel.

> ❗ Vollmilch enthält
> - **biologisch hochwertiges Eiweiß,**
> - **leicht verdauliches, emulgiertes Fett,**
> - reichlich **Calcium, Magnesium, Phosphat,** wenig **Eisen,**
> - reichlich **Vitamin A, D, B_1** und **B_2,** wenig **C.**
>
> Milch ist **leicht verderblich** und nimmt rasch fremde Gerüche an.

Molkereimäßige Behandlung der Milch

Aufgrund ihrer Bestandteile ist Milch ein vorzüglicher Nährboden für zahlreiche Mikroorganismen, v. a. Bakterien, deshalb wird die Milch überwiegend molkereimäßig behandelt.

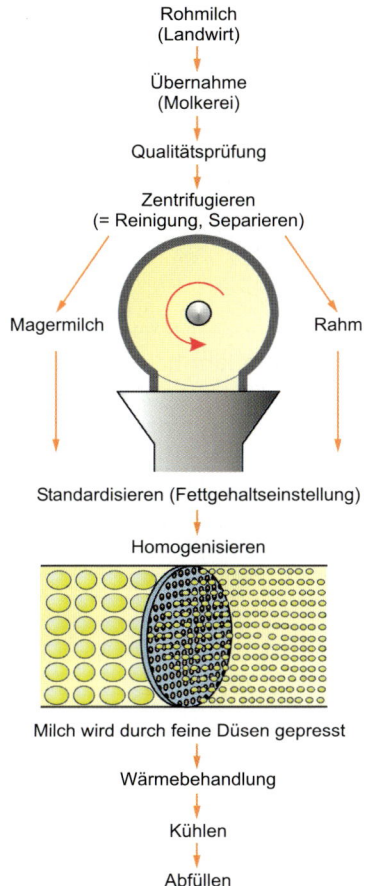

Rohmilch
(Landwirt)
↓
Übernahme
(Molkerei)
↓
Qualitätsprüfung
↓
Zentrifugieren
(= Reinigung, Separieren)

Magermilch ← → Rahm

Standardisieren (Fettgehaltseinstellung)
↓
Homogenisieren

Milch wird durch feine Düsen gepresst
↓
Wärmebehandlung
↓
Kühlen
↓
Abfüllen

① **Zentrifugieren**
Dabei wird die Milch gereinigt und entrahmt, d. h. in Magermilch und Rahm getrennt und danach auf den entsprechenden Fettgehalt gebracht.

② **Homogenisieren**
Milch wird dabei unter hohem Druck durch feine Düsen gepresst, wodurch sich sehr kleine Milchfettkügelchen bilden und sich das Milchfett nicht so leicht an der Oberfläche absetzt (Aufrahmen).

③ **Wärmebehandlung**
Die für die Haltbarmachung von Milch bedeutendsten Erhitzungsverfahren sind:

– **Pasteurisieren**
(Kurzzeiterhitzung, mindestens 15 Sekunden bei 71,7 °C). Dabei wird der Keimgehalt der Milch stark vermindert und die Milch wird haltbarer.
Haltbarkeit: 3 bis 5 Tage bei ca. 6 °C.

– **Dauerpasteurisation:** 30 – 32 Minuten bei 62 – 65 °C

– **Hocherhitzung:** einige Sekunden bei mindestens 85 °C

– **Ultrahocherhitzen**
(mindestens eine Sekunde auf 135 °C).
Die Milch ist keimfrei = **H-Milch, Haltbarmilch**.
Haltbarkeit: Bei Zimmertemperatur 3 – 6 Monate.

Was ist „frische" Milch?

Die Bezeichnung „frisch" bei Konsummilch ist in Deutschland nur zulässig, wenn zwischen der Gewinnung der Rohmilch und der Pasteurisierung nicht mehr als 48 Stunden liegen.

Als frische Milch werden in Deutschland neben der molkereimäßig behandelten Milch zwei weitere Sorten angeboten:

Rohmilch kann direkt vom Erzeuger bezogen werden. Sie ist weder wärmebehandelt noch homogenisiert und auch der Fettgehalt wurde nicht eingestellt. Diese Milch wurde lediglich gefiltert und gekühlt. Rohmilch muss innerhalb eines Tages nach dem Melken verkauft werden.

Auch **Vorzugsmilch** ist eine Rohmilch, die nicht wärmebehandelt wurde und mit ihrem natürlichen Fettgehalt in den Handel gebracht wird. Landwirtschaftliche Betriebe, die Vorzugmilch vertreiben, werden amtlich besonders überwacht.

Für alle Rohmilchen gilt, dass sie nicht in der Gemeinschaftsverpflegung verwendet werden dürfen. Unter ungünstigen Bedingungen kann Rohmilch krankheitserregende Mikroorganismen enthalten, daher sollten Menschen mit einem geschwächten Immunsystem, z. B. alte Menschen, Kleinkinder, Säuglinge und Kranke nur abgekochte Rohmilch zu sich nehmen.

Was ist Bio-Milch?

Bio-Milch bedeutet, dass die Milch in anerkannten Biobetrieben erzeugt wurde, die nach den EU-Öko-Verordnungen für tierische Lebensmittel die Milch erzeugen und die Tiere nach den Regeln des Öko-Landbaues halten. Bisher konnten keine signifikanten Qualitätsunterschiede (wie z. B. Nährwert, Schadstoffgehalt, Geschmack, Geruch) zwischen Milch aus ökologischer und konventioneller Landwirtschaft nachgewiesen werden.

- Scharf und bitter schmeckende Lebensmittel in Milch einlegen – Geschmack wird gemildert.
- Milch nimmt leicht Fremdgerüche an.
- Geöffnete Packungen von H-Milch und Sterilmilch sollen im Kühlschrank nicht länger als 3 bis 5 Tage aufbewahrt werden.

1. Nennen Sie die in der Milch vorkommenden Nähr- und Wirkstoffe.
2. Beschreiben Sie die molkereimäßige Behandlung der Milch.
3. Nennen Sie nichtfermentierte und fermentierte Milcharten und Milchprodukte.

Handelssorten der Milch und Milchprodukte

Produkte	Fettgehalt	Eigenschaften
Vollmilch	3,5 %, sog. Land-milch auch 3,8 %	pasteurisiert, meistens homogenisiert, Mindesthaltbarkeitsdatum ist angegeben
Teilentrahmte Milch (fettarme Milch)	1,5 % – 1,8 %	für Reduktionsdiät
Entrahmte Milch oder Magermilch	Maximal 0,5 %	für Reduktionsdiät, fast geschmacksneutral
ultrahocherhitzte Milch oder H-Milch	Fettgehalt je nach Sorte 3,5, 1,8 bzw. 1,5 %	geeignet für Bevorratung, ungeöffnet bis zu 6 Wochen haltbar
sterilisierte Milch	3,5 %, 1,8 %, 1,5 %	ungeöffnet bis zu einem Jahr haltbar, nicht für Säuglings- und Kleinkindernahrung geeignet
Sahneprodukte		
Schlagsahne (auch als H-Sahne erhältlich)	Fettgehalt mindes-tens 30 %	je höher der Fettgehalt desto schlagfähiger ist die Sahne, häufig Zusatz von Stabilisator Carragen (E407)
Kaffee- oder Teesahne	Mindestens 10 %, teilweise auch 35 %	
Mischmilcherzeugnisse		
Kakao-, Schokoladen-, Erdbeer-, Vanillemilch	1,5 %, 3,5 %, 1,8 %	Zusatz von Zucker, je nach Sorte Frucht, Kakao, Vanille
fermentierte Milcherzeugnisse, gesäuerte und Milchmischerzeugnisse		
Dickmilch, Sauermilch, Trinksauermilch	3,5 %	werden auch als fettarme Varianten mit 1,5 und 1,8 % Fett-gehalt angeboten, z.T. Zusatz von Marmelade und Frucht
Sahnedickmilch, Saure Sahne, Sauer-rahm	Mindestens 10 %	
Schmand	20 – 24 %	für die feine Küche zum Verfeinern
Créme fraîche	mindestens 30 %	gesäuert mit Hilfe von Milchsäurebakterien
Molke	Fett nur in Spuren	fällt bei Käse- und Quarkherstellung an, pur und mit Zu-satz von Frucht und Zucker
Jogurt	Mager bis 3,5 %, Sahnejogurt 10 %	Säuerung durch Jogurt- und spezielle Milchsäurebakteri-en, Zusatz von Frucht, Kokosflocken, Zucker
Diabetikerjogurt		hergestellt mit Zuckeraustauschstoffen
Kefir	Mager bis 10 %	Säuerung durch spezielle Kefirknöllchen, enthält Kohlen-säure und geringe Mengen an Alkohol
Probiotische Sauermilchprodukte	Mager bis 10 %	Zusatz von probiotischen Milchsäurebakterien

Käse

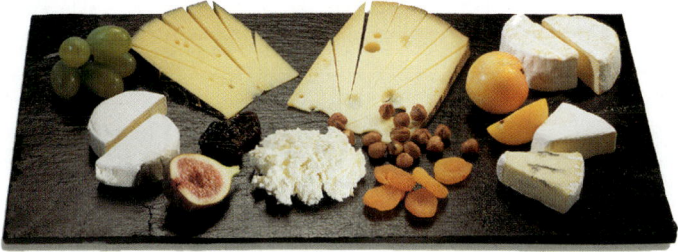

wärmebehandelte Milch; bestimmter Fettgehalt der Milch: Der Fettgehalt muss, um einen bestimmten Fettgehalt beim Endprodukt zu erreichen, durch Rahmzugabe oder -wegnahme „eingestellt" werden).

> **!** Käse sind die frischen oder in verschiedenen Graden der Reife befindlichen, durch Lab oder Säuerung dickgelegten, mehr oder weniger fetthaltigen Erzeugnisse der Milch.

Herstellung

Käse wird aus verschiedenen Milchsorten erzeugt. Es gibt: Kuhmilch-, Schafmilch- und Ziegenmilchkäse und in Italien auch Büffelmilchkäse (Mozzarella).

Käse wird aus angesäuerter (Sauermilchkäse) oder mit Labenzym (Labkäse) versetzter, dickgelegter Milch hergestellt.

Ein Versuch für Zuhause:

Versetzen Sie etwas Milch mit einigen Tropfen Zitronensaft oder Essig. Beobachten Sie nach einiger Zeit die Veränderung.

Ergebnis: Die Milch gerinnt – sie flockt sehr fein aus – Geruch und Geschmack sind sauer. Würde anstelle des Zitronensaftes Labenzym verwendet werden, blieben Geruch und Geschmack neutral.

① Milch als Ausgangsstoff

Die zur Käseherstellung benötigte Milch muss „käsereitauglich" sein (labfähig und säuerungsfähig). Die Milch muss die zur Herstellung der beabsichtigten Käsesorte notwendigen Eigenschaften aufweisen (rohe oder

② Trennung der festen von den flüssigen Teilen

Die festen Stoffe können abgetrennt werden mit Hilfe von

- Lab ⇒ feste Teile = Käsebruch ⇒ Labkäse oder Süßmilchkäse
- Milchsäurebakterien ⇒ feste Teile = Frischkäse (z. B. Quark) oder weitergereift ⇒ Sauermilchkäse
- oder einer Mischung von beiden

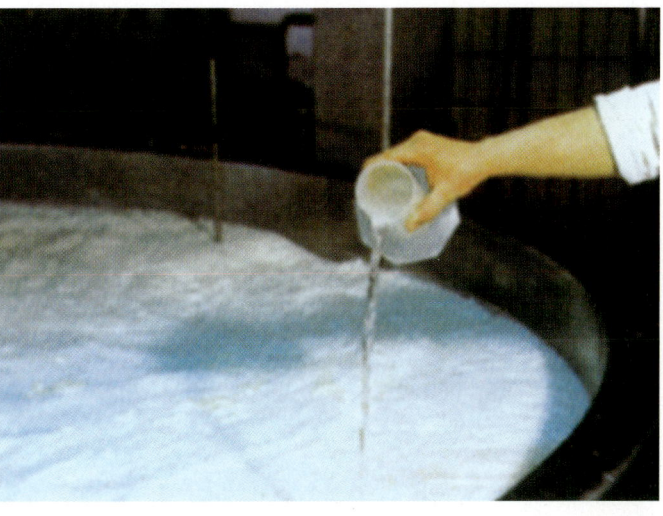

③ **Bearbeitung der Feststoffe (Bruchbearbeitung)**

Die Gallerte wird dann je nach Käsesorte grob- oder feinkörnig „zerschnitten".

Je kleiner der Bruch, desto fester ist der spätere Käse. Je größer die Käsekörner sind, desto weicher ist der Käse und desto mehr Löcher hat er. Soll der Käse nach der Fertigstellung bzw. Reifung einen Oberflächen- oder Innenschimmel aufweisen, werden ihm bei Bearbeitung des Bruchs oder schon bei Labzugabe Edelpilzkulturen beigegeben.

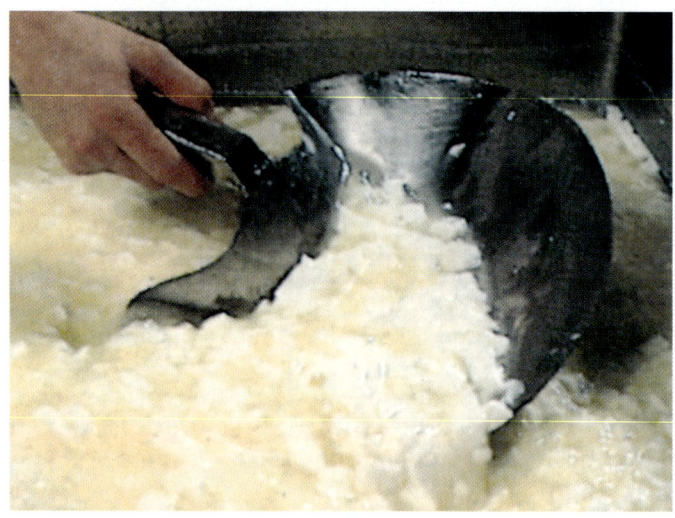

④ **Brennen und Rühren des Käsebruchs**

Der Käsebruch wird unter ständigem Rühren so lange erwärmt, bis er die gewünschte Festigkeit erreicht hat. Die Molke (der flüssige Bestandteil, das Käsewasser) fließt dabei ab.

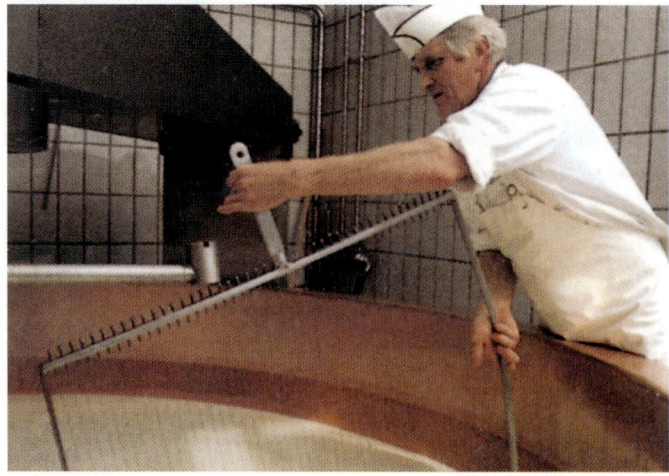

⑤ **Formen und Pressen**

Die rohe Käsemasse (Bruch) wird in Formen gepresst. Je härter der Käse werden soll, desto stärker und öfter wird gepresst, damit ein hoher Anteil an „Trockenmasse" entsteht. Durch das Pressen fließt weiter Molke ab.

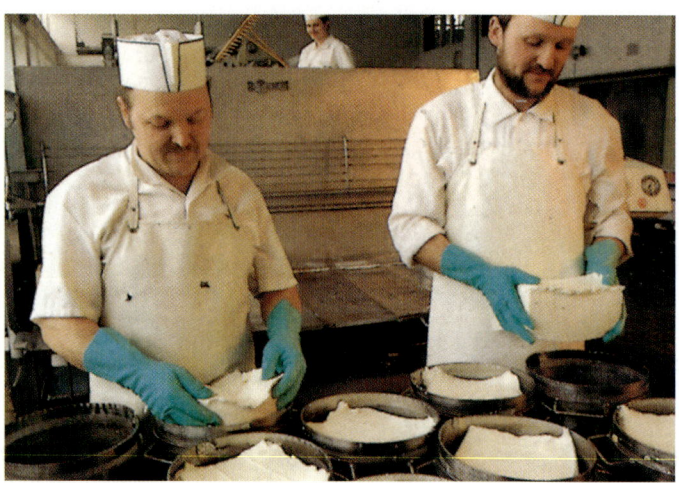

⑥ **Käsebehandlung im Salzbad**

Die geformten Laibe und andere Formen werden nun in eine Salzlösung eingelegt. Der Käse wird dadurch haltbarer, bekommt einen kräftigen Geschmack und zeigt den ersten Ansatz zur Rindenbildung.

⑦ **Käsereifung im Gär- oder Reifekeller**

Während der Gärung verwandelt sich der Milchzucker in Milchsäure. Bei dieser Gärung entstehen Gase. Sie bewirken die Lochung im Käse.

Schmelzkäseherstellung

Fein vermahlene Käsemasse wird unter Erwärmung und mit Hilfe von Schmelzsalzen verflüssigt und in heißem Zustand in Folien abgefüllt.

Arten

Handelsüblicher Käse kann außer nach dem Rohstoff (Kuhmilch, Ziegenmilch usw.) und der Herstellungsart (Labkäse, Sauermilchkäse) auch nach Fettgehalt und Beschaffenheit eingeteilt werden.

Käsearten nach dem Fettgehalt

Die einzelnen Käsesorten werden in verschiedenen Fettgehaltsstufen erzeugt. Der Fettgehalt wird in Prozenten der Trockenmasse angegeben: Fett i. Tr. = Fett in der Trockenmasse. Bei verpackten Käsen wird der Fettgehalt in der Trockenmasse, vielfach auch zusätzlich der absolute Fettgehalt angegeben.

Man unterscheidet folgende **Fettgehaltsstufen**:

Doppelrahmstufe	60 – 85 % Fett i. Tr.
Rahmstufe	50 – 59 % Fett i. Tr.
Vollfettstufe	45 – 49 % Fett i. Tr.
Fettstufe	40 – 44 % Fett i. Tr.
Dreiviertelfettstufe	30 – 39 % Fett i. Tr.
Halbfettstufe	20 – 29 % Fett i. Tr.
Viertelfettstufe	10 – 19 % Fett i. Tr.
Magerstufe	weniger als 10 % Fett i. Tr.

Per Gesetz ist in Deutschland die Angabe „Fett i. Tr." (Fettgehalt in der Trockenmasse) vorgeschrieben, weil Käse während der Lagerung Wasser verdunstet. Dadurch erhöht sich der Trockenmassegehalt und somit auch der Fettgehalt. Der absolute Fettanteil im Käse entspricht etwa der Hälfte des Fettgehaltes in der Trockenmasse.

Als weiteres Unterscheidungskriterium zählt der Wassergehalt in der fettfreien Käsemasse. In Deutschland werden 6 Käsegruppen unterschieden:

Wassergehalt in der fettfreien Käsemasse (Angaben in Klammern):

- **Hartkäse** (bis 56 % Wassergehalt)

- **Schnittkäse** (mehr als 54 und bis zu 63 %)

- **halbfester Schnittkäse** (mehr als 61 und bis 69 %)

- **Sauermilchkäse** (mehr als 60 und bis zu 73 %)

- **Weichkäse** (mehr als 67 %)

- **Frischkäse** (mehr als 73 %)

Käsearten nach der Beschaffenheit

- **Frischkäse**
  aus gesäuerter Milch sind der Quark (5 – 40 % Fett i. Tr.), der körnige Cottage- oder Hüttenkäse (meist 10 % oder 20 % Fett i. Tr.), der streichfähige Gervais sowie Schichtkäse 10 – 40 % Fett i. Tr. und Frischkäse zwischen 50 – 60 % Fett i. Tr.

 Mit **100 g Quark** kann **ein Viertel des täglichen Eiweißbedarfes** gedeckt werden.

Quark mit 40 % Fett i. Tr. ist noch kein fettreiches Nahrungsmittel.

- **Gereifte Weichkäse oder Sauermilchkäse**
  aus Sauermilch sind Mainzer, Hand-, Bauernhand-, Korb-, Spitz-, Stangenkäse, Harzerkäse (in mehreren Fettgehaltsstufen).

 Die meisten Käsesorten sind Labkäse.

- **Hartkäse**
  sind der Emmentaler, Bergkäse (aus Rohmilch) und der Parmesan (vollfett).

- **Schnittkäse**
  Feste Schnittkäse sind Edamer, Gouda in verschiedenen Fettstufen, Westermarscher, Tilsiter (in mehreren Fettgehaltsstufen), **halbfeste** Schnittkäse sind Edelpilzkäse, Butterkäse, Weißlacker, Gorgonzola.

- **Weichkäse**
  Dazu gehören der Munster, Camembert (Weißschimmelkäse) sowie Romadur, Limburger und Schlosskäse (Weichkäse mit Bakterienkulturen, in mehreren Fettgehaltsstufen).

Zusammensetzung und Bedeutung für die Ernährung

- Käse enthält vor allem das **Eiweiß** (Casein) der Milch in konzentrierter Form und ist deshalb ein sehr **wertvolles Nahrungsmittel**.
- Käse enthält **Calcium** und **Phosphor**,
- an **Vitaminen** hauptsächlich bei **fetten Käsen die Vitamine A** und **D**, E und K.
- Durch seinen würzigen Geschmack ist Käse appetitanregend.
- Weichkäse ist leichter verdaulich als Hartkäse.
- Frischkäse findet in der Kranken- und Kinderkost Verwendung und kann sich positiv auf die Darmtätigkeit auswirken.

- Käse ist wie Milch ein Lieferant von **hochwertigem Eiweiß**.
- Die fettärmeren Käsesorten sind für die Ernährung günstiger.
- **Frischkäse** und **Weichkäse** sind **leicht verdaulich**.
- **Labkäse** besitzen einen **höheren Calciumgehalt** (Calcium verbleibt im Käse).
- **Sauermilchkäse** besitzt einen **niedrigeren Calciumgehalt** (Calcium verbleibt teilweise in der Molke).

- Käse wird nicht nur in der kalten Küche verwendet, sondern auch warme Gerichte können mit Käse hergestellt werden (z. B. Gratinieren, Verfeinern).
- Käse stets **kühl aufbewahren**, Frischkäse, Weichkäse und halbfeste Schnittkäse am besten im Kühlschrank.
- Käse durch Verpacken in Frischhaltefolie vor dem Austrocknen schützen.
- **Haltbarkeit von Käse:** Hartkäse im Stück ist etwa zwei Wochen, Schnittkäse im Stück etwa eine Woche haltbar. Bei Weichkäsen hängt die Haltbarkeit vom Reifegrad ab. Frischkäse kann gekühlt einige Tage aufbewahrt werden.

1. Erklären Sie, woraus Käse erzeugt werden kann.

3. Erklären Sie die Begriffe Fett absolut und Fett in der Trockenmasse.

4. Definieren Sie Quark und Frischkäse und erklären Sie die Unterschiede

Eier

Für unsere Ernährung kommt vor allem das Hühnerei in Betracht. Wachtel-, Straußen-, Enten-, Gänse- und Truthahneier haben nur geringe Bedeutung.

Bau und Zusammensetzung

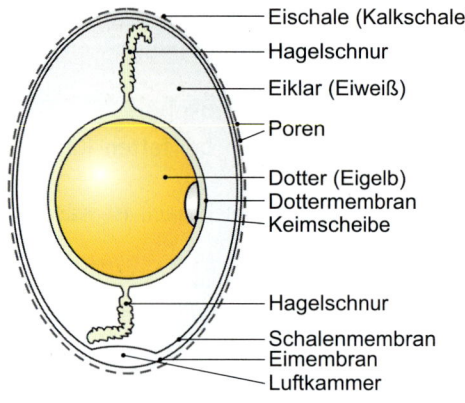

- Eischale (Kalkschale)
- Hagelschnur
- Eiklar (Eiweiß)
- Poren
- Dotter (Eigelb)
- Dottermembran
- Keimscheibe
- Hagelschnur
- Schalenmembran
- Eimembran
- Luftkammer

Ein Versuch für Zuhause:

Schlagen Sie auf einem Teller ein Hühnerei auf und benennen Sie die Bestandteile.

- **Poröse Kalkschale**

  11 % des Gesamtgewichtes, von einer rasch trocknenden Schleimschicht überzogen, die vor raschem Verderben schützt, jedoch können durch sie Verunreinigungen ins Eiinnere gelangen.

- **Schalenhaut (Eihaut)**

  Am stumpfen Ende durch die Luftkammer von der Schale abgehoben.

- **Eigelb (Dotter)**

  32 % des Gesamtgewichtes, von einer feinen Dotterhaut umgeben, in der Mitte gehalten durch zwei elastische Schnüre, die Hagelschnüre. Deutlich erkennbar ist die Keimscheibe.

- **Eiklar (Eiweiß)**

  57 % des Gesamtgewichtes. Im frischen Ei sind deutlich zwei gallertartige Schichten sichtbar, die im älteren Ei wässrig werden.

- **Luftkammer**

  Die Größe der Luftkammer lässt eine sichere Bestimmung des Alters von Eiern zu. Während der Lagerung wird die Luftkammer größer, da einerseits allmählich Luft durch die Eischale eindringt und andererseits Wasser durch die Eischale nach außen verdunstet.

Bedeutung für die Ernährung

Das Hühnerei enthält etwa

- 13 % biologisch hochwertiges **Eiweiß** (Albumine, Globuline, Vitelline)
- 11 % **Fett**, Lecithin und Cholesterin (emulgiert im Eidotter); im Eiklar nur in Spuren
- 1 % **Kohlenhydrate**
- 1 % **Mineralstoffe** (Calcium, Eisen, Schwefel, Phosphor)
- **Vitamine**:
  im Eidotter besonders A, D, B_1, B_2; im Eiklar B_2
- 72 % **Wasser**

Die **Eiweißstoffe** des Hühnereies sind **ernährungsphysiologisch sehr hochwertig**. Eiklar enthält hauptsächlich Albumine und etwas Globuline. Eidotter enthält reichlich Fett, Cholesterin und Lecithin. Außerdem ist er reich an Vitaminen und Mineralstoffen.

Rohe und **hart gekochte Eier** sind **schwerer verdaulich als weich gekochte**.

- Besonders im Eidotter sind hochwertiges Eiweiß, Mineralstoffe und Vitamine enthalten. Der **Eidotter** ist **cholesterinreich**.
- Der Vitamingehalt (A und D) und die Farbe des Eidotters sind von der Fütterung abhängig.
- Der Eidotter ist nährstoffreicher als das Eiklar.
- Durch den hohen Wassergehalt ist das Ei **leicht verderblich**.

Handelssorten

Eier kommen in Deutschland nach Qualität und Gewicht eingeteilt und gekennzeichnet in den Handel (Ausnahme: vom Erzeuger direkt vermarktete Eier).

Die Gewichtsklassen

- **XL** sehr groß: 73 g und darüber
- **L** groß: 63 g bis unter 73 g
- **M** mittel: 53 g bis unter 63 g
- **S** klein: unter 53 g

Die Angabe auf der Verpackung muss entweder die Buchstaben oder die Wortbezeichnung oder beides beinhalten.

Die Qualitätsklassen

Im Handel finden sich für den Verbrauch im Haushalt Eier, die als Klasse A bzw. mit besonderem Frischehinweis als Klasse A Extra verpackt und gekennzeichnet sind. Eier der Klasse B und Industrieeier sind für die Verarbeitung in der Lebensmittelindustrie bestimmt.
Eier der Klasse A dürfen nicht in Räumen oder Anlagen mit einer künstlich unter 5 °C gehaltenen Temperatur gekühlt werden, während des Transportes und im Einzelhandel kann diese Temperatur für einen begrenzten Zeitraum unterschritten werden.

Mindestanforderungen

- **Eier der Klasse A**

  Schale: normal, sauber, unverletzt.

  Luftkammer: Höhe nicht über 6 mm, unbeweglich; bei Sorte „Extra" nicht über 4 mm.

  Eiklar: klar, durchsichtig, von gallertartiger Konsistenz, frei von fremden Einlagerungen jeder Art.

  Dotter: Beim Durchleuchten nur schattenhaft, ohne deutliche Umrisslinie sichtbar, beim Drehen des Eies nicht wesentlich von der zentralen Lage abweichend, frei von fremden Ein- oder Auflagerungen jeder Art.

  Geruch: frei von Fremdgeruch.

- **Eier der Klasse A EXTRA**

  Diese sind besonders frisch. Sie sind zusätzlich mit einer Banderole gekennzeichnet. Diese muss am angegebenen Tag (= 7. Tag nach der Verpackung bzw. 9. Tag nach dem Legedatum) entfernt werden.

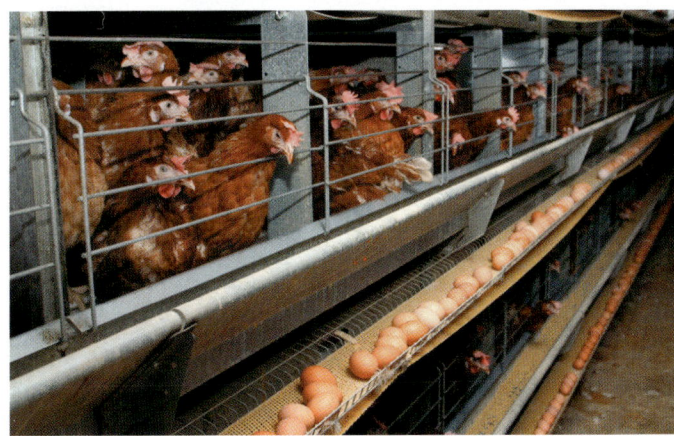

Auf die Eier selbst müssen folgende Angaben gestempelt sein:

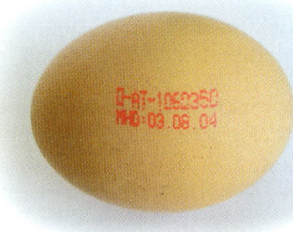

- Haltungsart, z. B.
  0 = Bio,
  1 = Freiland,
  2 = Bodenhaltung,
  3 = Käfighaltung
- Erzeugungsland
  (DE = Deutschland)

- Registrierte Nummer des Erzeugungsbetriebes
- Mindesthaltbarkeitsdatum MHD (nicht verpflichtend)

1. Beschreiben Sie den Aufbau eines Hühnereies.

2. In welchem Teil des Eies finden sich Lecithin und Cholesterin?

3. Nehmen Sie eine Eipackung und erklären Sie die Beschriftung auf Verpackung und Ei.

- Eier lassen sich vielseitig verwenden – für warme Gerichte und in der kalten Küche.

- **Bindemittel:** Das Eiweiß gerinnt bei 70 °C und kann dabei Flüssigkeit binden.
  Diesen Prozess macht man sich z. B. bei der Herstellung von Aufläufen, Teigen und beim Panieren zunutze.

- **Lockerungsmittel:** Zur Lockerung von Speisen verwendet man Eischnee, da beim Schlagen und Rühren Luft in die Eiweißhüllen gelangt und dort eingeschlossen wird.

- Beim Legieren wird Eigelb zugesetzt, um Speisen sämiger zu machen.

- Das **Lecithin im Eidotter** wirkt als **Emulgator** (z. B. Mayonnaise-Herstellung).

- **Eiklar** kann zur **Klärung** von z. B. Suppe verwendet werden, da es in kochender Flüssigkeit gerinnt und die Trübstoffe einschließt.

- **Aufbewahrung:** Im Kühlschrank (Verbraucherhinweis beim Verkauf: Bei Kühlschranktemperatur aufbewahren – nach Ablauf des Mindesthaltbarkeitsdatums durcherhitzen). Hartgekochte Eier in der Schale aufbewahren.

Wie erkennt man frische Eier?

- **Schwimmprobe:** Frische Eier sinken zu Boden, verdorbene und sehr alte Eier schwimmen oben, ältere Eier (ca. 3 Wochen) sinken mit der Eispitze ein.

- **Schüttelprobe:** Das Schwappen des Eiinhaltes verrät ein altes Ei; kann durch abgerissene Hagelschnüre oder dünnflüssiges Eiklar hervorgerufen werden.

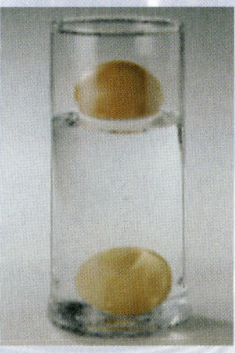

- **Frische Eier** haben einen runden Dotter mit einer festen Dotterhaut. Das Eiklar ist fest; zwei Phasen lassen sich deutlich unterscheiden.

- **Ältere Eier** haben einen flachen Dotter mit einer Dotterhaut, die leicht platzt. Das Eiklar läuft weit auseinander.

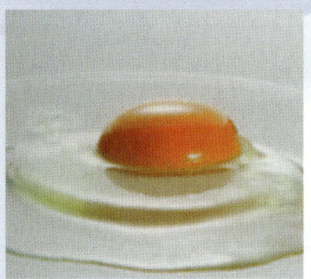
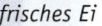
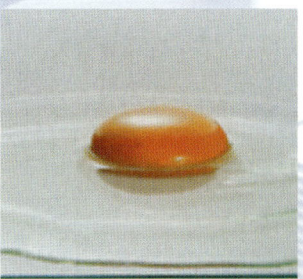

frisches Ei   *älteres Ei*

Fleisch

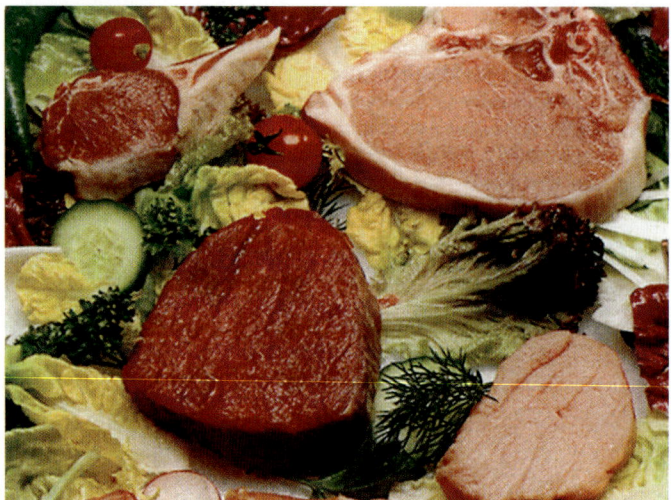

Fleisch sind alle Teile geschlachteter oder erlegter warmblütiger Tiere, die sich zum menschlichen Genuss eignen oder hierfür bestimmt sind.

Unter **Fleisch im engeren Sinne** versteht man die Skelettmuskulatur der Schlachttiere: Rind (Kalb, Kuh, Ochse, Stier), Schwein, Pferd, Schaf, Ziege, aber auch die des Wildes und Geflügels. Von Fleisch im sprachlich weiteren Sinne wird auch bei Fischen, Schalentieren, Weichtieren und Krustentieren gesprochen.

Für den menschlichen Genuss sind folgende Innereien geeignet: Hirn, Leber, Milz, Bries, Zunge, Magen, Nieren, Lunge, Herz, Kalbs- und Schweinsinnereien sowie das Euter.

Zusammensetzung und Bedeutung für die Ernährung

Mageres Fleisch:

- 18 – 22 % vollwertiges **Eiweiß** (Proteine der Muskelzellen: v. a. Myosin und Actin; Bindegewebsproteine: Kollagen)
- 2 – 8 % **Fett** (im Unterhautbindegewebe als Depotfett, um die Organe als Organfett)
- **Kohlenhydrate** in Spuren (in der Leber bis 5 % als Glykogen gespeichert)

Fettes Fleisch:

- 10 – 16 % vollwertiges **Eiweiß**
- 20 – 40 % **Fett** (im Unterhautbindegewebe, je nach Fütterung größere Fettspeicher, um die Organe als Organfett)
- **Kohlenhydrate** in Spuren

Fleisch enthält unsichtbares **Fett** nur in Spuren (Durchschnitt 1,5 %!, Marmorierung). Vom sichtbaren Fett befreites Fleisch enthält Fett daher auch nur in Spuren. Dies gilt auch für Schweinefleisch.

50 – 77 % **Wasser**:
nach Tierart und Fettgehalt unterschiedlich

1 – 1,5 % **Mineralstoffe**,
im mageren Fleisch reichlicher als im fetten Fleisch enthalten (Kalium, Natrium, Calcium, Eisen)

Vitamine
Mageres Schweinefleisch ist neben Vollkornmehlen der beste Vitamin-B_1-Lieferant. Die Leber ist besonders vitaminreich.

- Das **Eiweiß des Fleisches** kann **vom menschlichen Körper besonders gut ausgenutzt** werden, da es in seiner Zusammensetzung dem Körpereiweiß am ähnlichsten ist.

- **Fettes Fleisch** hat einen **hohen Sättigungswert**.

- Am **leichtesten verdaulich** ist **Kalbfleisch**.

- Fleisch ist **insgesamt ein wertvolles Nahrungsmittel**. Es sollte jedoch **nicht täglich und in übermäßig hohem Maße** aufgenommen werden.

- Der Nährstoffgehalt des Fleisches ist unterschiedlich; er hängt insbesondere von der Tierart und der Fütterung ab.

- Je fetter das Fleisch ist, desto geringer sind Eiweiß- und Wassergehalt.

Fleischteile und Qualitäten

Bei der Auswahl des Fleischstückes ist die Verwendung zu berücksichtigen.

Die Zerteilung der Schlachttiere erfolgt nach dem Handwerksbrauch, wobei regionale Unterschiede existieren.

Die Zerteilung wird von anatomischen Gegebenheiten bestimmt sowie von der Absicht, Fleischstücke von einheitlicher Beschaffenheit zu erhalten, z. B. sehnenarme/sehnenreiche, feinfaserige/grobfaserige, fettarme/fettreichere Fleischteile voneinander zu trennen.

Die Verwendungsmöglichkeit hängt von der Beschaffenheit eines Fleischstückes ab: Sehnenreiches (kollagenreiches) Fleisch z. B. ist zum Kochen vorzüglich geeignet, nicht jedoch zum Braten oder Grillen.

Nach dem Verwendungszweck unterscheidet man Fleisch zum Braten oder Grillen (saftiges, zartes, sehnenarmes Fleisch), zum Dünsten (ebenfalls noch zartes Fleisch, meist sehnenreicher), zum Kochen (sehnenarmes bis sehnenreicheres Fleisch) und Suppen- und Gulaschfleisch (sehnenreiches, z. T. auch fettreiches Fleisch).

Fleischteile des Rindes

Unter der Bezeichnung Rindfleisch werden Kalbfleisch, Ochsen-, Bullen-, Kuh- und Färsenfleisch (weibliche Rinder, die noch kein Kalb geboren haben) gehandelt.

Nach der Schlachtung erfolgt eine Teilung in folgende Teilstücke:

1	Hinterhesse	7	Fehlrippe
2	Keule	8	Kamm (Nacken)
3	Roastbeef	9	Spannrippe
4	Filet	10	Brust
5	Knochendünnung	11	Bug (Schulter)
6	Fleischdünnung	12	Vorderhesse

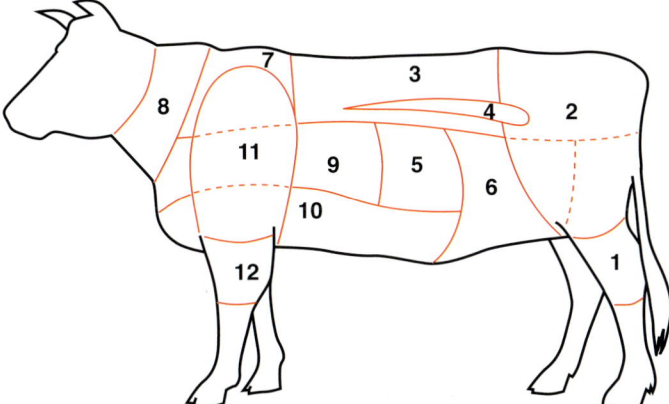

Verwendung und Garmethoden der Fleischteile des Rindes

Teile des Rindes	Verwendung/Garmethoden
Kamm/Nacken/Hals	Kochen, evtl. Gulasch
Fehlrippe/Hohe Rippe	Kochen, Schmoren, Eintopfgerichte
Roastbeef	im Ganzen als Braten, Rumpsteak, auch als Entrecote, Porterhouse und T-Bone-Steak mit Knochen und Filet
Filet	im Ganzen gebraten, Steak, Tournedo, Filetgulasch
Hüfte/Blume	als Braten, für Schmorgerichte, Gulasch, Schmorbraten, Sauerbraten, Tafelspitz, Steaks, Tatar
Ober- und Unterschale, Kugel	Schmoren, Braten, Gulasch, evtl. Steaks
Knochen- und Fleisch- dünnung, Spannrippe und Querrippe	Koch- und Suppenfleisch
Brust	als Frisch- oder Pökelfleisch
Bug/Schulter	Kochen, Schmoren, Rouladen, Sauerbraten, Ragout,
Vorder- und Hinterhesse	Kochen, Gulasch
Schwanz	Kochen als Suppe, Schmoren, Braten, Gulasch

Fleischteile des Schweines

Schweinefleisch stammt von ca. 7 bis 8 Monate alten Tieren, die mit einem Mastendgewicht von 90 bis 120 kg geschlachtet wurden. Nach der Schlachtung sollte das Fleisch vor dem Verzehr 48 Stunden reifen.

Nach der Schlachtung erfolgt eine Teilung in folgende Teilstücke:

1	Spitzbein hinten	9	Brustspitze
2	Eisbein hinten	10	Bauch
3	Schinken	11	Wamme
4	Kotelett	12	Bug
5	Kamm	13	Eisbein vorne
6	Filet	14	Spitzbein vorne
7	Rückenspeck	15	Kopf
8	Kammspeck	16	Backe, Flomen

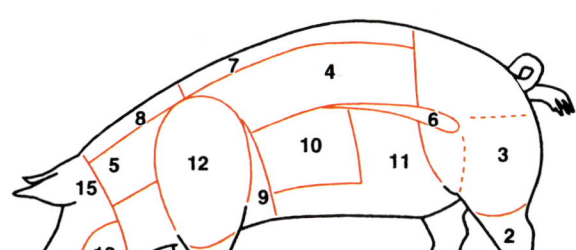

Verwendung und Garmethoden der Fleischteile des Schweines

Teil des Fleisches	Garmethoden/Verwendung
Backe, Schwanz, Pfoten, Ohren	werden nur noch selten verwendet, für Eintopfgerichte
Schulter/Bug	Braten
Rücken-, Nackenspeck	fettreich, wird geräuchert oder gesalzen, zum Anbraten von deftigen Gerichten
Kamm/Nacken	typisches Bratenstück, Gulasch
Kotelett/Kamm und Filet	Braten, Kurzbraten als Kotelett, Schnitzel
Schinken oder zerteilt in die Teilstücke: Oberschale, Unterschale, Nuss und Schinkenspeck	gepökelt und geräuchert als Kasseler, im Stück gepökelt und geräuchert als Schinken, Bratenstück, als Schinken (Koch- und Rauchware), als Schnitzel, Gulasch

Fleischteile des Kalbes

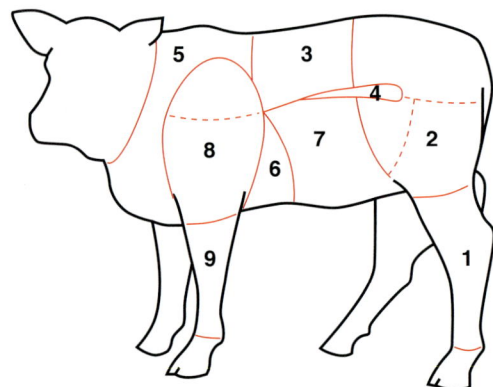

1	Hinterhaxe	6	Brust
2	Keule	7	Bauch
3	Kotelett (Nierenbraten)	8	Bug
4	Filet	9	Vorderhaxe
5	Hals		

Kalbfleisch stammt von 5 bis 6 Monate alten Mastkälbern, die mit einem Gewicht von ca. 200 kg geschlachtet werden.

Verwendungszweck
Aus der Keule werden v. a. Schnitzel, Bratenstücke und Geschnetzeltes geschnitten.

Das Filet gilt als das wertvollste Fleisch und eignet sich hervorragend für Braten und Steaks.

Zum Kochen oder als Gulasch und Ragout eignen sich Brust und Bauch.

Bug (Schulter) wird v. a. als Bratenfleisch, geschnitten als Ragout oder als kompakte Stücke in Form von Rollbraten angeboten.

Die Dünnung kann zum Kochen von schmackhaften Brühen verwendet werden.

Fleischteile des Pferdes

Das Pferd wird ähnlich wie das Rind zerteilt und die Fleischteile werden auch in ähnlicher Weise verwendet.

Fleischteile des Schafes

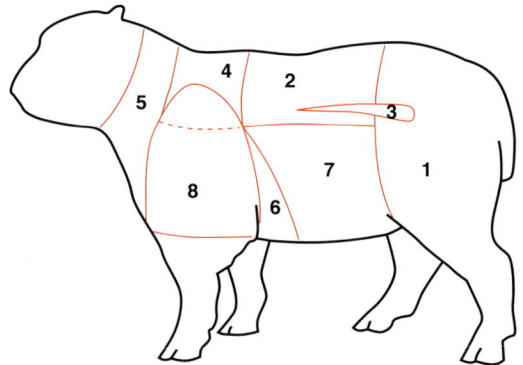

1	Keule mit Hinterhaxe	5	Hals
2	Rücken	6	Brust
3	Filet	7	Dünnung
4	Kamm	8	Bug mit Vorderhaxe

Die Zerteilung des Schafes ist ähnlich der des Kalbes. Die Fleischteile werden in ähnlicher Weise verwendet. Das Fleisch junger Tiere (bis ca. 1 Jahr) wird als Lammfleisch bezeichnet, das ausgewachsener weiblicher und kastrierter männlicher Tiere als Schaffleisch.

Das Schaffleisch ist dem Rindfleisch ähnlich, etwas heller rot. Das Fett besitzt einen hohen Schmelzpunkt, daher sollte man Schaffleisch immer heiß zu Tisch bringen und Schaffleisch möglichst vom Fettgewebe befreien. Je nach der Haltung der Tiere besitzt Schaffleisch einen mehr oder weniger stark ausgeprägten charakteristischen Geruch.

Fleischuntersuchung

In Deutschland ist eine Fleischuntersuchung bzw. eine Fleischbeschau des geschlachteten Tieres gesetzlich durch die Fleischhygieneverordnung (FIHV) geregelt, sie wird von amtlich bestätigten Tierärzten durchgeführt. Fleisch, das in gewerblichen Betrieben verkauft wird oder von diesen verarbeitet wird, muss amtlich untersucht worden sein. Vor dem Schlachten müssen die Tiere, nach dem Schlachten das Fleisch und die Organe genau untersucht werden, da vom Fleisch kranker Tiere Krankheiten und Seuchen auf den Menschen übertragen werden können.

Zusätzlich ist eine Rückstandsuntersuchung vorgeschrieben, um Rückstände von Medikamenten wie Antibiotika zu finden oder um den unerlaubten Zusatz von Wachstumshormonen aufzudecken.

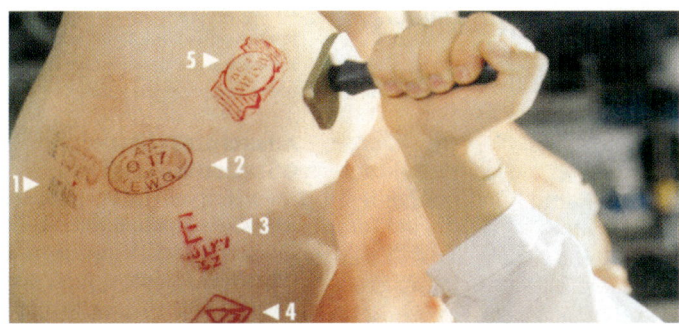

Amtlich untersuchtes Fleisch wird gestempelt:

① Kennzeichnung der Betriebsnummer des Gütesiegelbauern

② Amtlicher Stempel der Veterinärbehörde

③ Vermerk der Qualitätsklasse

④ Bestätigung der zusätzlichen Gütesiegelqualität durch beeideten Klassifizierer

⑤ Endgültige Gütesiegelkennzeichnung durch unabhängiges Kontrollorgan

Stempel zur Fleischuntersuchung

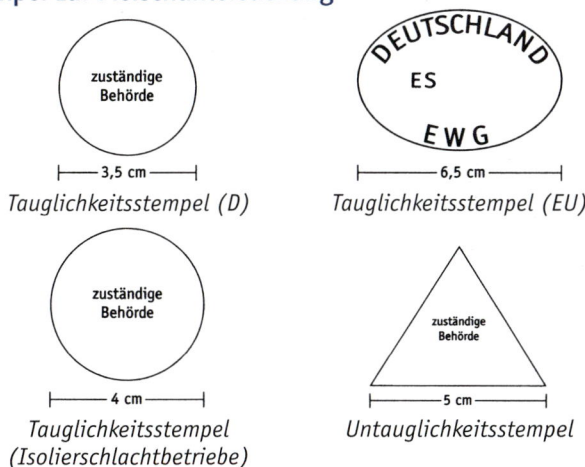

Tauglichkeitsstempel (D)   Tauglichkeitsstempel (EU)

Tauglichkeitsstempel   Untauglichkeitsstempel
(Isolierschlachtbetriebe)

Fleischqualität

Frisch geschlachtetes Fleisch würde nach der Zubereitung nicht weich werden, weil nach dem Schlachten die „Totenstarre" eintritt. Sie entsteht dadurch, dass Enzyme Milchsäure bilden, die die Muskelfasern zum Quellen bringen. Dadurch wird eine Muskelstarre ausgelöst. Fleisch muss deshalb einige Zeit – je nach Fleischart verschieden lange – im Kühlhaus **abhängen**, bis sich die Muskelstarre durch Entquellen wieder löst.

Fleisch muss beim Einkauf aber **einwandfrei frisch** sein. Nicht mehr frisches Fleisch hat eine schmierige Oberfläche.

Die **Fleischqualität** ist von

- Alter,
- Geschlecht,
- Rasse,
- Fütterung,
- Tiertransport und Schlachtvorgang

der Tiere abhängig.

Von guter Qualität ist das Fleisch ausgewachsener junger Tiere, das Fleisch älterer Tiere ist zäher und weniger schmackhaft.

Unterscheiden Sie:

- **BSE:** Bovine Spongiforme Enzephalopathie – eine durch infektiöse Eiweißkörper, vor allem bei Rindern hervorgerufene tödliche Erkrankung des Gehirns.

- **PSE:** Pale, soft and exudative – werden vor allem Schweine vor dem Schlachten durch physischen und psychischen Stress belastet, ist das Fleisch nach dem Schlachten sehr wässrig und blass und bei der Zubereitung verliert es viel an Gewicht.

Einkauf

Verkaufsfertig abgepacktes Fleisch sowie **Fleisch- oder Wurstwaren** – ausgenommen Dauerwaren – dürfen in Selbstbedienungsläden nur in Kühleinrichtungen angeboten werden.

Wie müssen Fleisch und Fleischwaren gekennzeichnet sein?

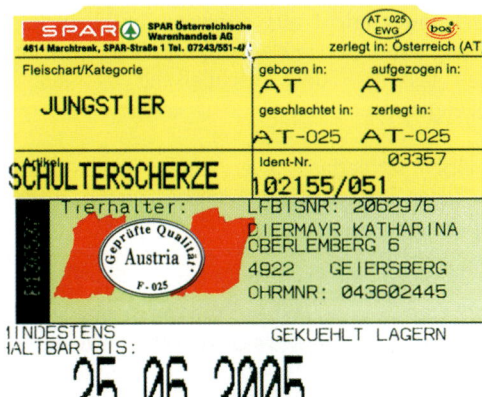

① Mit der handelsüblichen Sachbezeichnung bei Angabe der Tierart

② Name und Adresse des Herstellers

③ Nettofüllgewicht

④ Mindesthaltbarkeitsdatum

⑤ Los bzw. Chargennummer

⑥ Zutaten

⑦ Lagerbedingungen, wenn diese für die Haltbarkeit wesentlich sind.

Für Rindfleisch ist noch die Angabe des Mitgliedsstaates, in dem das Tier geboren, aufgezogen und geschlachtet wurde, sowie die Angabe der Zulassungsnummern des Schlachthofes und/oder des Zerlegungsbetriebes und einer Referenznummer zur Rückverfolgbarkeit verpflichtend. Freiwillige Angaben darüber hinaus, wie z. B. Bauernhofgarantie, Haltungsart, sind zulassungspflichtig.

Bei in mikrobiologischer Hinsicht sehr leicht verderblichen Waren (z. B. Hackfleisch) ist anstelle des Mindesthaltbarkeitsdatum das **Verbrauchsdatum** („verbrauchen bis …") anzugeben.

Aufbewahrung

Fleisch und Wurstwaren sollen nicht in Papier, sondern in einem **Porzellan- oder Kunststoffgefäß** oder in **Aluminiumfolie** im Kühlschrank aufbewahrt werden.

Hackfleisch verdirbt sehr rasch, weil es den Bakterien eine große Angriffsfläche bietet. Hackfleisch darf nur am Tage der Herstellung zum Verkauf angeboten werden. Für unter speziellen Bedingungen verpacktes Hackfleisch sind Ausnahmen von der Eintagesverbrauchsfrist möglich. Es darf von der Herstellung bis zur Abgabe an den Verbraucher nur in Räumen oder Vorratsbehältern bei einer Temperatur nicht über 4 °C aufbewahrt werden.

Fleischvergiftungen werden durch Bakterien hervorgerufen.

Fleisch und Wurst müssen **vor Fliegen geschützt** werden, weil diese ihre Eier gerne darauf ablegen und diese sich bei guten Bedingungen innerhalb kurzer Zeit zu Maden entwickeln.

Fleisch eignet sich gut zum **Tiefgefrieren**.

- Fleisch kann, gekocht, gedünstet, geschmort, gebacken, gebraten oder gegrillt werden.

- Fleisch **laugt leicht aus**: Größere Fleischstücke werden nur kurz unter kaltem Wasser gewaschen – nie im Wasser liegen lassen – und anschließend mit Küchenkrepp trockengetupft.

- Um einen Saftverlust zu vermeiden, Fleisch **nicht gesalzen** liegen lassen; Kurzgebratenes erst nach dem Garwerden salzen.

- Fleisch ins **heiße Fett** geben, damit das Eiweiß an der Oberfläche gerinnt und ein Austreten des Fleischsaftes vermieden wird. Muss das Fleisch gewendet werden, sollte hierzu keine Gabel benutzt werden, damit kein Fleischsaft ausrinnen kann.

- Wird eine **kräftige Suppe** gewünscht, kann Fleisch im kalten Wasser zugestellt werden. Geschmacks- und Nährstoffe werden herausgelöst, ehe das Eiweiß gerinnt.

- **Marinieren** und **Beizen** bedeutet, dass Fleisch in Essig, Wein, Öl, Butter oder Sauermilchmarinade eingelegt wird. Die in der Marinade enthaltenen Milchsäurebakterien lockern das Bindegewebe und das Fleisch wird mürbe. Durch das Marinieren und Beizen verkürzt sich die Garzeit, während sich die Haltbarkeit um 4 – 5 Tage verlängert.

- Es gibt verschiedene Methoden den **Garpunkt** von Fleisch zu ermitteln, z. B. mit einem Fingerdruck: Wenn das Fleisch elastisch nachgibt, ist es innen noch roh, bei leichtem Nachgeben rosa und wenn es sich fest anfühlt, durchgegart.

- Nach dem Braten das Fleisch ca. **5 – 10 Minuten ruhen** lassen.

Hackfleisch

Die Hackfleischverordnung regelt den Umgang mit Hackfleisch. Laut Hackfleischverordnung werden Erzeugnisse aus Hackfleisch (wie Klopse, Frikadellen, Hackbraten), Bratwürste, zerkleinerte Innereien, Schaschlik und andere Fleischspieße, Geschnetzeltes und Fleischscheiben, die mit einem Steaker behandelt wurden, als Hackfleischerzeugnisse bezeichnet. Diese Erzeugnisse müssen in der Regel am Herstelltag verkauft werden und durchgehend bei 4 Grad Celsius gelagert werden.

Hackfleisch wird aus Fleisch mittlerer Qualität hergestellt, dafür wird meistens Rind- oder Schweinefleisch mit Hilfe eines Fleischwolfes stark zerkleinert. Durch die Zerkleinerung wird die Fleischfaserstruktur stark aufgelockert und das so entstandene Hackfleisch kann auch roh verzehrt werden. Im Handel werden verschiedene Hackfleischsorten angeboten, gebräuchlich sind reines Rinderhack (Tatar), reines Schweinehack und Mischungen aus Schweine- und Rindergehacktem. **Hamburger** werden nur aus gehacktem Rinderhack ohne Zusatz von Weißbrot hergestellt.

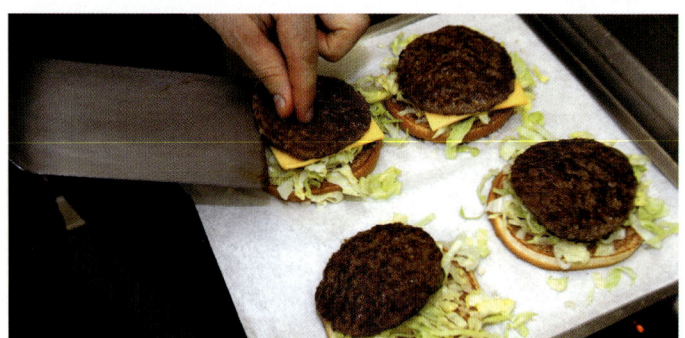

Hamburgerherstellung

Innereien

Die Innereien von Kalb und Schwein sind in der Regel höherwertig und für feinere Speisen geeigneter als die Innereien des Rindes.

Die meisten Innereien (z. B. Hirn, Herz, Leber und Milz) enthalten vollwertiges Eiweiß, besitzen einen niedrigen Fettgehalt und enthalten mehr Mineralstoffe und Vitamine als das Fleisch.

 Leber und **Niere** sollten **nur selten gegessen** werden (**Cadmiumbelastung**).

 1. Erklären Sie den Begriff „Marmorierung".

2. Zählen Sie Nähr- und Wirkstoffe in den verschiedenen Fleischarten auf.

3. Warum verdirbt Fleisch so rasch?

4. Diskutieren Sie, welche Fleischsorten länger und welche kürzer abhängen sollen.

Fleisch- und Wurstwaren

Würste und Wurstwaren

Sie bestehen aus einem Fleischteig („Brät"), dem kleinere oder größere Fleischstücke, Gewürze und Bindemittel zugesetzt werden.

Wursthüllen: gereinigte Naturdärme (Rind, Schwein, Schaf) und Kunstdärme.

Wurstart	Beispiele
Rohwürste	Cervelatwurst Schinkenplockwurst Landjäger Mettwurst Salami Teewurst (streichfähig)
Brühwurst	Wiener Würstchen Frankfurter Weißwurst Knacker **feine Brühwurst:** Fleischwurst Leberkäse **grobe Brühwurst:** Jagdwurst Bierschinken **besondere regionale Spezialitäten** Brägen- und Kohlwurst in Norddeutschland Stockwürste und Bauernseufzer in Süddeutschland
Kochwürste	Leberstreichwurst, Blutwurst, Presswurst, Presskopf, Bratleberwurst, Sulz/Sülze
Pasteten	Leberpastete, Gänseleberpastete, Wildpastete
Fleischkonserven	Corned Beef, Leberbrotaufstrich, Pökelfleisch- und Zungenaufstrich, Schmalzfleisch

Fleischwaren

Zum Warensortiment jeder Fleischerei zählen Bratenfleischwaren, Rohpökelwaren und Kochpökelwaren.

Bratenfleischwaren werden aus gebratenen und gewürzten Bratenfleischstücken hergestellt. Nach dem Braten und Abkühlen werden diese Fleischstücke in Scheiben geschnitten und als Aufschnitt verkauft. Bekannte Bratenfleischwaren sind Roastbeef, Schweinerückenbraten, Putenbrust, Kalbsbraten.

Pökelfleischwaren werden durch Behandeln des Fleisches mit Nitritpökelsalz hergestellt. Das Pökeln dient dem Geschmack und der Haltbarmachung. Beim Pökeln wird der Muskelfleischfarbstoff in eine hitze- und lagerungsbeständige rote Farbe („Pökelrot") umgewandelt.

Rohpökelwaren werden meistens nach dem Pökeln luftgetrocknet oder geräuchert. Zu den bekanntesten geräucherten Rohpökelwaren zählen Schinkenspeck, Kasseler, Kernschinken, Schwarzwälder und Westfälischer Schinken. Als luftgetrocknete Spezialitäten werden beispielsweise oft Parmaschinken und Serranoschinken angeboten.

Kochpökelwaren werden nach dem Pökeln gekocht. Zu diesem Sortiment gehören unter anderem Kochschinken und Pökelzunge vom Rind.

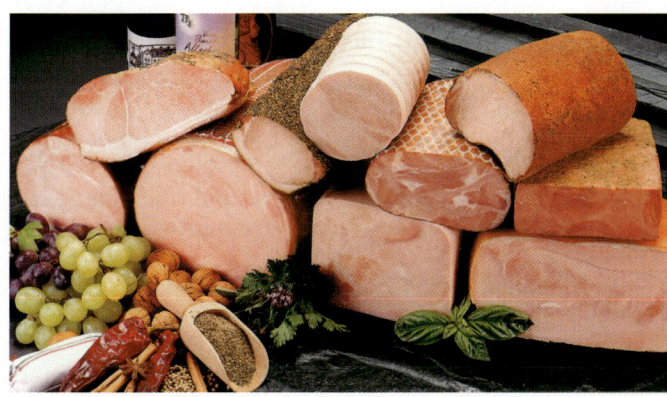

Schinkensorten

> **!**
> - Die Zusammensetzung von Fleisch- und Wurstwaren ist im Deutschen Lebensmittelbuch geregelt.
> - **Würste** sind **überwiegend fettreiche Nahrungsmittel.** Der Fettgehalt kann das 2 – 3-fache des Eiweißgehaltes betragen.
> - Bratwürste enthalten „verstecktes Fett".
> - **Fleisch, Fleisch-** und **Wurstwaren verderben leicht** und können schwere Lebensmittelvergiftungen hervorrufen.

> 1. Erklären Sie den Begriff Rohwurst.
> 2. Erklären Sie, wie Fleisch- und Wurstwaren aufbewahrt werden sollten.

Geflügel

Unter Geflügel werden verschiedene Arten von Hausgeflügel (im Gegensatz zu Wildgeflügel) verstanden: Huhn, Ente, Gans, Truthahn (Pute), Wachtel; von geringer Bedeutung sind Perlhühner und Haustauben.

Arten

- **Stubenkücken**
  Junghühner bis zu einem Gewicht von 650 bis 750 Gramm und einem Alter bis zu 28 Tagen.

- **Hähnchen**
  männliche oder weibliche Hühner mit einem Gewicht zwischen 800 und 1200 Gramm.

- **Suppenhuhn**
  Legehenne mit einem Gewicht von 1 bis 2 Kilogramm, Alter meistens zwischen 12 und 15 Monaten.

- **Gans**
  Fettestes Geflügel, 16 % Eiweiß, bis zu 30 % Fett.

- **Ente**
  Zarter und fettärmer als die Gans, 18 % Eiweiß, bis zu 17 % Fett.

- **Truthahn** (Puter)
  Größtes Geflügel, kann über 20 kg schwer werden. Junge Tiere (bis ca. 1 Jahr) sind zum Braten geeignet, ältere zum Dünsten. Das Fleisch ist fettarm: 20 – 23 % Eiweiß, 1 – 7 % Fett. 100 g: 680 kJ (163 kcal).

Daneben werden zunehmend Geflügelarten aus biologischer oder ökologischer Erzeugung angeboten. Diese Tiere werden nach den Maßgaben und Regeln der biologischen und ökologischen Landwirtschaft unter Beachtung besonderer tiergerechter Haltungsformen und mit speziellem Futter über einen längeren Zeitraum gemästet.

Was ist ein Kapaun, was eine Poularde?

Kapaun: Junger, kastrierter, gemästeter Hahn, schwere Tiere ca. 2500 g

Poularde: Junghuhn oder Fleischhähnchen mit einem Gewicht von mindestens 1 200 g

Bedeutung für die Ernährung

Nährstoff- und Energiegehalt in 100 g	Eiweiß in g	Fett in g	Energie in kJ (kcal)
Brathuhn	20	6 – 10	694/166
Suppenhuhn	19	20	1066/257
Putenbrust	24	1	446/105

Geflügelfleisch ist bei Verbrauchern sehr beliebt, so wurden im Jahre 2004 in Deutschland pro Kopf ca. 10,9 kg Geflügelfleisch verzehrt.

Neben Geflügel im Ganzen bietet der Handel mittlerweile ein breites Sortiment an mit (zum Teil fertig gewürzten) Geflügelteilen, wie Brust, Keulen und Schnitzel. Auch Wurst- und Aufschnittwaren aus Geflügel erfreuen sich zunehmender Beliebtheit aufgrund ihres geringen Fettgehaltes.

Geflügelfleisch enthält ca. 1 % Mineralstoffe und Kohlenhydrate in Spuren.

- Das **Fleisch** von Junghühnern und jungen Truthühnern ist feinfasrig, zart, **fettarm** und **leicht verdaulich**.
- Das Geflügeleiweiß hat eine **hohe biologische Wertigkeit**.
- Geflügelfleisch ist ein **helles Fleisch**.

Einkauf

Geflügel kommt gerupft und ausgenommen in den Handel. Es wird entweder in gekühltem Zustand frisch verkauft (Haltbarkeit ca. 5 Tage), in größerem Umfang, in der Regel verpackt, auch tiefgefroren (Haltbarkeit: fettes Geflügel 4 – 6 Monate, fettarmes Geflügel 9 – 12 Monate).

Auf verpacktem Geflügel oder Geflügelteilen müssen die Lagerbedingungen und die Haltbarkeitsfrist angegeben werden.

- **Geschlachtetes Geflügel** muss sorgfältig gerupft, sauber ausgenommen und gut ausgeblutet sein, eine unverletzte Haut, einen sauberen Tritt und saubere Krallen haben.

- **Geruch muss einwandfrei sein.** Leicht säuerlicher Geruch in der Bauchhöhle und unter den Flügeln zeigt beginnenden Verderb.

1. Wodurch unterscheidet sich das Fleisch von Geflügel vom Rindfleisch?

2. Erläutern Sie, wie tiefgekühltes Geflügel aufgetaut werden darf.

Wild

Unter Wild wird das Fleisch von jagdbaren und jagdmäßig erlegten Tieren verstanden. Man unterscheidet: **Haarwild, Borstenwild (Schwarzwild)** und **Federwild (Wildgeflügel)**. Wild darf nur in den gesetzlich festgelegten Schusszeiten erlegt werden und muss waidgerecht aufgebrochen und versorgt sein.

Arten

- **Haarwild**
  Hirsch, Reh, Gämse, Hase, Wildkaninchen u. a.

- **Borstenwild**
  Wildschwein

- **Federwild**
  Fasan, Wildente, Rebhuhn, Auerhahn, Birkhuhn, Schnepfe u. a.

Zusammensetzung und Bedeutung für die Ernährung

Wildfleisch enthält etwa

- 18 – 22 % **Eiweiß**,
- 1 – 3 % **Fett**,
- Spuren von **Kohlenhydraten**,
- 1 – 2 % **Mineralstoffe** (Natrium, Kalium, Eisen, Phosphat) sowie **Vitamine** der B-Gruppe,
- 70 – 75 % **Wasser**.

Wegen des geringeren Fettgehaltes ist **Wildfleisch leicht verdaulich** und je nach Zubereitungsart **gut bekömmlich**. Vor allem das Fleisch junger Tiere kann in der Krankenkost verwendet werden.

Vor der Zubereitung muss es jedoch gut abgehangen sein. Ernährungsphysiologisch ist es wie mageres Rindfleisch zu bewerten.

Einkauf

Wildfleisch kommt frisch und gekühlt bzw. tiefgefroren in den Handel. Während der Schusszeit (Schuss- und Schonzeiten sind bundesländerweise festgelegt) ist frisch erlegtes Wild erhältlich. Wild ist deutlich teurer als Geflügel oder Schlachttierfleisch.

Da Wildschweine von Trichinen befallen sein können, werden sie stets einer Trichinenuntersuchung unterzogen.

Qualität und Frische

- Merkmale beginnender Verderbnis:
  - **Ausfallen von Haaren** bzw. **Ausfallen von Federn**.
  - **Fauliges Wildfleisch** besitzt einen **widerlich süßlichen Geruch**, die Oberfläche ist grünlich verfärbt, das Fleisch kann eine kupferrote Farbe annehmen. Derartiges Wildfleisch ist verdorben.
- Wildfleisch soll **nicht zu stark zerschossen** sein und keine großflächigen blutunterlaufenen Stellen aufweisen.

1. Welche Nähr- und Wirkstoffe finden Sie im Wild?

2. Überlegen Sie, wodurch der typische Wildgeschmack entstehen kann.

3. Warum sind Wildgerichte typisch für die kalte Jahreszeit?

Fische

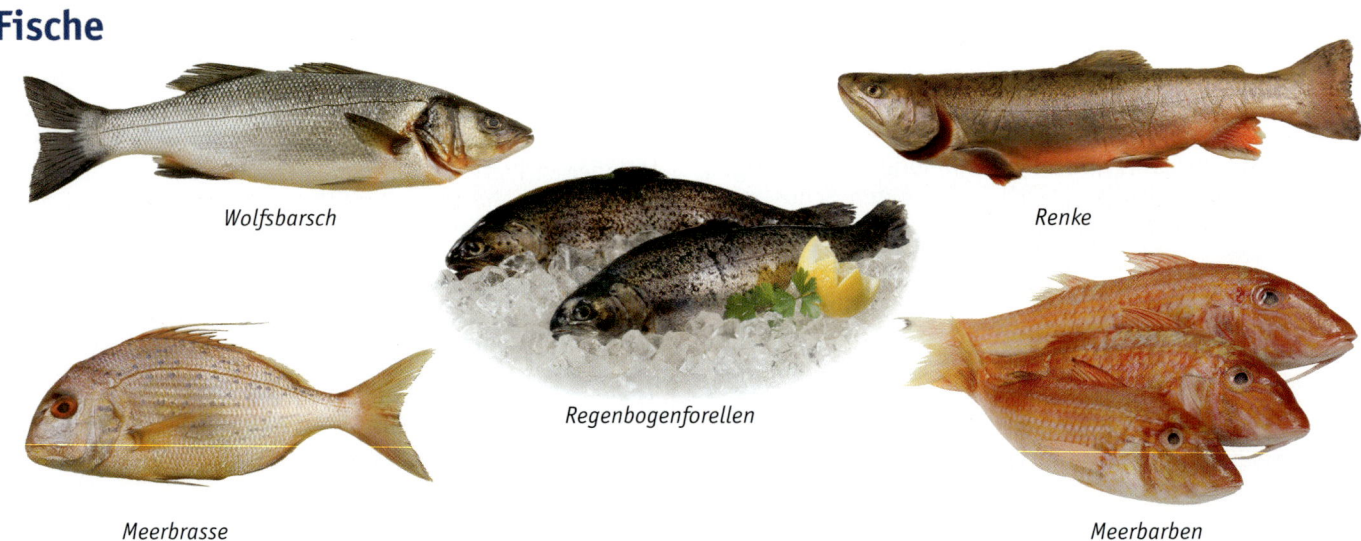

Wolfsbarsch

Renke

Regenbogenforellen

Meerbrasse

Meerbarben

Fische sind im Wasser lebende wechselwarme Wirbeltiere, d. h. ihre Körpertemperatur passt sich der Wassertemperatur an.

Zusammensetzung und Bedeutung für die Ernährung

Magerfisch	Fettfisch
15 – 20 % **vollwertiges Eiweiß** 1 – 5 % **Fett** **Kohlenhydrate** in Spuren 1 – 1,5 % **Mineralstoffe** (Natrium, Calcium, Eisen, Jod, Phosphor) **Vitamine**: B_1, B_2; wenig A, D und C 80 – 85 % **Wasser**	14 – 18 % **vollwertiges Eiweiß** 10 – 24 % **Fett** **Kohlenhydrate** in Spuren 1 – 1,5 % **Mineralstoffe** (Natrium, Calcium, Eisen, Jod, Phosphor) **Vitamine**: B_1, B_2; A und D, wenig C 60 – 75 % **Wasser**

- Fische gehören wegen ihres hohen Eiweißgehaltes zu **den wertvollsten Lebensmitteln**, die noch immer zu wenig Beachtung finden. Jod kommt in keinem anderen Lebensmittel in für den Körper so leicht verwertbarer Form vor.

- Jod ist besonders in Salzwasserfischen und Salzwassermeeresfrüchten wie Seelachs, Hering, Kabeljau und Muscheln vorhanden. Deutschland ist ein Jodmangelgebiet. Die Aufnahme von Jod ist sehr wichtig, damit die Schilddüse genügend Hormone bilden kann. Fehlt dieses wichtige Spurenelement, kann es zur Kropfbildung und zu zahlreichen Folgeerkrankungen führen. Aus diesem Grunde sollte mindestens ein- bis zweimal in der Woche Seefisch auf dem Speisezettel stehen.

- Fischfleisch hat eine **lockere Struktur**, es enthält wenig Bindegewebe und mehr Wasser als das Fleisch der Schlachttiere. Es ist daher leichter verdaulich als dieses und gut geeignet für die **Kranken- und Kinderkost.**

- Aus der leichteren Verdaulichkeit ergibt sich ein **geringerer Sättigungswert** des Fischfleisches. Durch Fettzugabe und Beigabe von Kartoffel- und Gemüsegerichten kann man den Sättigungswert erhöhen.

- Durch den **geringen Fettgehalt** vieler Fische werden sie in der energiearmen Kost geschätzt.

- Wegen des **hohen Wassergehalts** und **des lockeren Bindegewebes** ist Fisch besonders **leicht verderblich**. Fisch daher immer gut gekühlt aufbewahren.

- Wegen des geringen **Vitamin-C-Gehaltes** sollen Fischgerichte durch Salate und Rohkost ergänzt werden.

- Fische haben je nach Sorte und Fettgehalt einen relativ hohen Anteil an **essenziellen Fettsäuren**, die vor allem in Seefischen vorkommen. Im menschlichen Körper werden daraus Gewebshormone gebildet, die einen günstigen Einfluss z. B. auf den Blutfettspiegel und den Blutdruck haben **(Verringerung des Arterioskleroserisikos)**.

Einteilung der Fische

Nach dem Fettgehalt

- **Fettfische** (über 10 % Fett)
  Hering, Makrele, Sardine, Sprotte, Thunfisch, Aal, Lachs

- **Magerfische** (unter 10 % Fett)
  Dorsch, Rotbarsch, Schellfisch, Seelachs, Plattfische, Karpfen, Schleie, Hecht, Zander, Rheinanke

Nach dem Vorkommen

- **Salzwasserfische** (Seefische)
  Dorsch, Seelachs, Hering, Sardine, Sardelle, Thunfisch, Dornhai, Seeteufel usw.

- **Wanderfische** (leben sowohl im Meer als auch im Süßwasser)
  Lachs, Aal, Stör usw.

- **Süßwasserfische**
  Forelle, Karpfen, Hecht, Barsch usw.

Nach der Fang- und Gebrauchsmenge

- **Konsum- oder Massenfische**
  Mit Schleppnetzen in großen Mengen gefangen: Dorsch, Makrele, Hering, Sprotte, Seehecht, Seelachs, Scholle, Dornhai

- **Fein- oder Edelfische**
  Einzeln oder in kleinen Mengen in tieferen Gewässern gefangen: Rotbarsch, Seezunge, Lachs, Thunfisch, Aal, Stör, Seeteufel

Nach dem Aussehen

- **Rundfische**
  Dorsch, Makrele, Rotbarsch, Hering, Karpfen, Forelle, Lachs

- **Plattfische**
  Scholle, Seezunge, Steinbutt, Heilbutt

Was ist Kaviar?

Kaviar sind die Eier (= Rogen) von Fischen. Die bekanntesten Kaviarfische sind der Hausen (Beluga), der Stör (Osietra), der Schörg (Sevruga) und der Schipp.

Diese Fische liefern den berühmten **„Russischen Kaviar"** (hell- bis dunkelgraue Farbe).

Nordischer Kaviar, deutscher Kaviar (schwarz oder rot gefärbt) stammen vom Seehasen, Kabeljau.

Zu den besten Kaviarsorten zählt auch der **„Keta-Kaviar"**. Er ist der Rogen des echten Lachses, hat naturbelassene, leuchtend rote Farbe, ist großkörnig und besitzt spezifischen Lachsgeschmack.

Auch von Forelle und Saibling wird Kaviar angeboten.

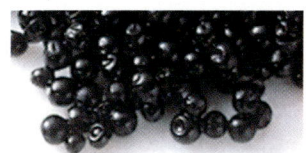
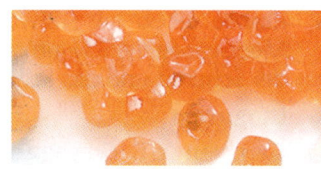

Deutscher Kaviar   *Keta-Kaviar*

Einkauf und Aufbewahrung

Im Handel finden sich **frischer, tiefgekühlter, geräucherter, gesalzener, getrockneter Fisch** und **Fischerzeugnisse**. Tiefkühlfisch wird auf See oder an Land gefrostet. Auf See gefrostete Ware wird an Land zu Filets oder Stäbchen zerteilt. Typische **Tiefkühlfische**: Dorsch, Seehecht, Seelachs, Forelle, Heilbutt.

Qualität und Frische

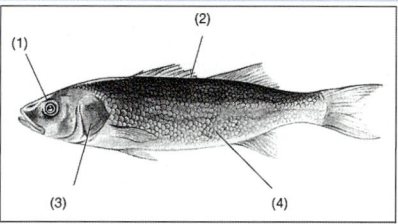

Fische sind frisch, wenn

① die **Augen klar** und **glänzend** sind; sie stehen leicht nach außen gewölbt hervor.

② die **Schuppen fest anliegend** und **glatt** sind.

③ die **Kiemen glänzend** und von **hellroter oder dunkelroter** Farbe sind. Die einzelnen Kiemenblätter sind klar zu erkennen.

④ das **Fischfleisch fest** und **elastisch** ist; ein Fingerdruck hinterlässt im Fischkörper keine „Delle".

Frischer Fisch riecht neutral und etwas nach Meerwasser.

- Beim Kauf **lebender Fische** ist darauf zu achten, dass sie **nicht im Wasser seitlich schwimmen**.

- **Haltbarkeit:** Fisch **im Kühlschrank an der kühlsten Stelle lagern**; frischen Fisch möglichst nur für Stunden, geräucherten Fisch 2 bis 3 Tage. Tiefgefrorene Fettfische sind 4 bis 6 Monate, tiefgefrorene Magerfische 9 bis 12 Monate bei unter −18 °C haltbar.

- **Reste von Fischkonserven** aus der Dose in ein Glas- oder Porzellangefäß umfüllen und am nächsten Tag verbrauchen.

- Tiefgefrorenen Fisch **unaufgetaut zubereiten**. Beim Auftauen geht Fischsaft verloren.

- Frieren Sie bereits angetauten Fisch nicht mehr ein.

- Fisch sollte am Einkaufstag noch weiterverarbeitet werden.

- Um die wichtigen Nährstoffe des Fisches zu erhalten, können Sie Fisch auch in Alu-Folie zubereiten!

- Fischfleisch hat infolge seines lockeren Gewebes eine viel **kürzere Garzeit** als Fleisch. Fische sind sehr vielseitig zuzubereiten. Sie können gekocht, gedünstet, gebacken, gegrillt und gebraten werden.

- Fisch **in kochendes Wasser geben**. Zustellen in kaltem Wasser führt zu beträchtlichen Nährstoffverlusten.

Beachten Sie bei der Zubereitung von frischem Fisch die **3-S-Regel:**

① **Säubern:** Fisch unter fließendem Wasser innen und außen abspülen. **Fischeiweiß** ist **besonders leicht löslich,** daher nie im Wasser liegen lassen. Nach dem Waschen gut abtropfen lassen, eventuell trockentupfen (nicht bei Fischen, die „blau" gekocht werden).

② **Säuern:** Mit ein paar Tropfen Zitronensaft oder Essig beträufeln.

Stehen lassen: Nach dem Säuern sollte der Fisch ca. 15 Minuten zugedeckt an einem kühlen Ort (Kühlschrank, Kühlraum) ruhen. Das Fischfleisch zerfällt dadurch nicht so leicht, da ein Teil des Eiweißes gerinnt.

„Blau" gekochte Fische werden in einer Zitronen- oder Essigwasserlösung gegart.

③ **Salzen:** Erst unmittelbar vor dem Kochen oder Braten salzen, weil sonst dem Fisch der Saft entzogen wird. Wird der Fisch in einem salzigen Sud gekocht, braucht er nicht gesalzen zu werden.

Fischwaren

Fische oder Fischteile werden durch geeignete Verfahren auch unter Zusatz von weiteren Zutaten gegart, zubereitet oder durch Trocknen haltbar gemacht. Dies kann durch **Salzen** (Salzfisch), **Räuchern** (Räucherfisch), **Marinieren** und **Hitzebehandeln** erfolgen.

Bei Fischmarinaden werden die Fische oder Fischteile ohne Wärmebehandlung durch Essig, Salz und weitere Zutaten oder durch Braten und Kochen gegart. Darauf werden sie in Marinaden, Aufgüsse, Mayonnaise, Soßen oder Öl eingelegt (Sahneheringe, Rollmöpse, Bratheringe).

Die aus Skandinavien bekannten Anchosen, v. a. Heringe und Sprotten mit ihrem süß-sauren Geschmack, werden unter Zusatz von Salz, Zucker und Gewürzen biologisch gereift und mit Aufgüssen oder Soßen fertiggestellt.

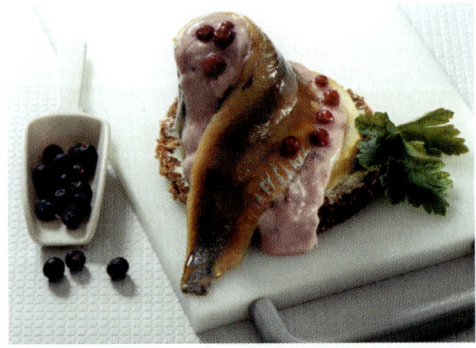

Matjes

Matjesfilets sind junge, noch nicht geschlechtsreife, eingesalzene Heringe.

Was ist Surimi?

Surimi ist ein Krebsfleischimitat, das aus Fischfleisch unter Verwendung von Bindemitteln, Aromen, Farbstoffen und anderen Zusatzstoffen hergestellt wird. Es ähnelt als Endprodukt in Struktur, Farbe und Geschmack den Meeresfrüchten.

 1. Nennen Sie den im Fischfleisch enthaltenen Mineralstoff, der für die Kropfprophylaxe von großer Bedeutung ist.

2. Überlegen Sie, warum Fischfleisch leicht verdaulich ist.

3. Zählen Sie einige Beispiele für Süßwasserfische und Salzwasserfische auf.

4. Erklären Sie, warum frische Fische rasch verarbeitet werden sollen.

Krusten-, Schalen-, Weichtiere

Wirtschaftliche Bedeutung haben unter den **Krustentieren:** Krebse, Hummer, Langusten, Krabben und Garnelen. Ihr Fleisch ist feinfasrig und wohlschmeckend, sie gelten als Delikatesse.

Zu den **Schalentieren** zählen Muscheln, Schnecken.

Zu den **Weichtieren** zählen Tintenfische.

Krustentiere

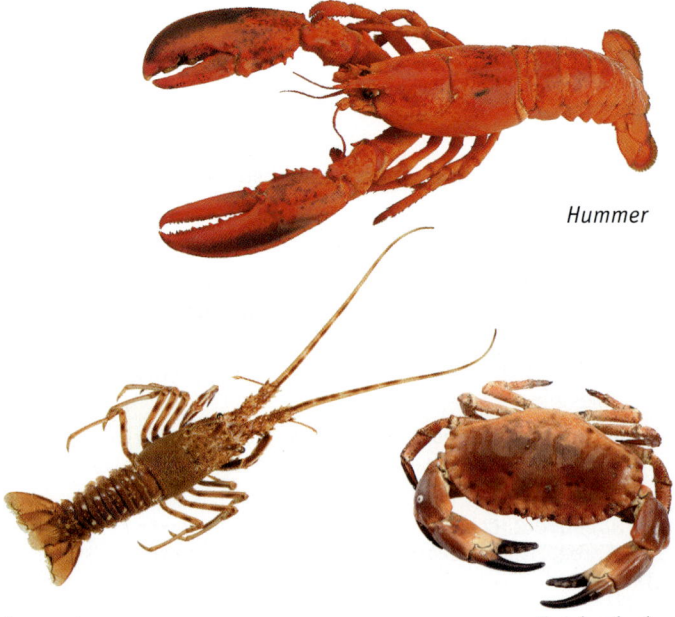

Hummer

Languste

Taschenkrebs

- **Krebse** leben im Süßwasser (z. B. Flusskrebs) oder im Meerwasser (z. B. Hummer). Gegessen wird das Fleisch der Scheren und des Schwanzes.

- **Langusten**

- **Garnelen** (z. B. Crevetten, Scampi)

- **Krabben** (z. B. Crabmeat)

Schalentiere

- **Muscheln:** z. B. **Austern, Miesmuscheln, St.-Jacobs-Muscheln**

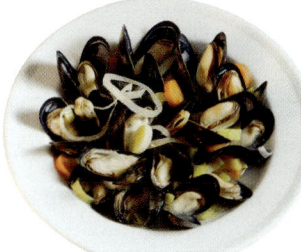
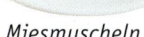
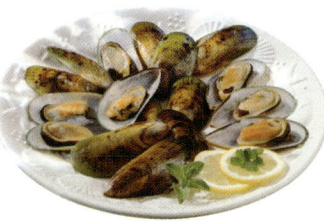

Miesmuscheln   *Grünschalenmuscheln*

- **Schnecken:** Gegessen werden hauptsächlich gezüchtete Weinbergschnecken.

Muscheln müssen **fest verschlossene Schalen** besitzen. Klaffende Muscheln oder leicht zu öffnende Muscheln sind verdorben.

Weichtiere

- **Tintenfische:** Die Sepia (große Tiere) und Kalamare (kleine Tintenfische) kommen aus Spanien, Italien, Griechenland und der Türkei.

Hülsenfrüchte

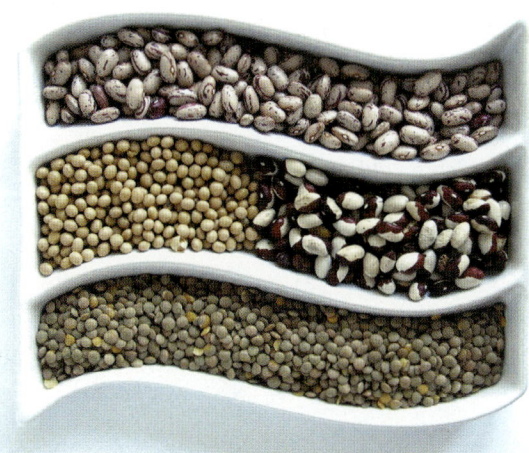

Als Hülsenfrüchte bezeichnet man die reifen (auch unreifen), getrockneten Samen aus den Hülsen von Leguminosen (Hülsenfrüchte). Die Hülsen werden oft fälschlich als Schoten bezeichnet. Eine Familie der Leguminosen, die Schmet-

terlingsblütler, liefert die für die Ernährung wichtigsten Hülsenfrüchte: **Bohnen, Erbsen, Linsen und Sojabohnen**.

Die **Sojabohne** ist wegen ihres hohen Eiweißgehaltes für die asiatischen Völker ein wichtiges Nahrungsmittel. Sie dient außerdem als Rohstoffquelle für die gesamte Nahrungsmittel- und Futtermittelindustrie:

- **Sojamehl** und **Sojaflocken** (z. B. für Suppen, Backwaren),

- **Sojabohnenprodukte** (z. B. für Bonbons, Süßwaren, Kuchenteige),

- **Sojaöl** (z. B. Speiseöle, Salatöle, Mayonnaisen),

- **Sojalecithin** (Emulgator bei der Lebensmittelherstellung),

- **Sojaschrot** (Rohstoff für die Würz- und Suppenindustrie; als Futtermittel),

- **Tofu, Sojasoße, Sojapaste, Sojasprossen**.

Zusammensetzung und Bedeutung für die Ernährung

Erbsen, Bohnen, Linsen	Sojabohnen
21 – 24 % **Eiweiß, geringer wertig**	37 % **Eiweiß, hochwertig**
1 – 3 % **Fett**	18 % **Fett** (Sojaöl mit einer bedeutenden Menge Lecithin)
48 – 57 % **Kohlenhydrate** (Stärke, Cellulose)	26 % **Kohlenhydrate** (Stärke, Cellulose)
12 – 16 % **Wasser**	10 % **Wasser**
2 – 3 % **Mineralstoffe** (Calcium, Eisen, Phosphat), **Vitamin** B_1, B_2	4 – 5 % **Mineralstoffe** (reichlich Eisen), **Vitamin** B_1, B_2

Sojabohnen und Sojaprodukte werden auch in alternativen Kostformen immer häufiger als Ersatz für Fleisch und Fleischprodukte, Milch und Milchprodukte verwendet.

Ein Versuch für Zuhause:

Geben Sie eine kleine Menge Erbsen, Bohnen oder Linsen in reichlich Wasser und lassen Sie diese einige Stunden stehen. Beobachten Sie anschließend das Aussehen der Hülsenfrüchte.

Ergebnis: Die Hülsenfrüchte sind gequollen (linke Abbildung), die Cellulosehülle ist aufgeplatzt. Das Wasser wurde von der Stärke teilweise aufgenommen.

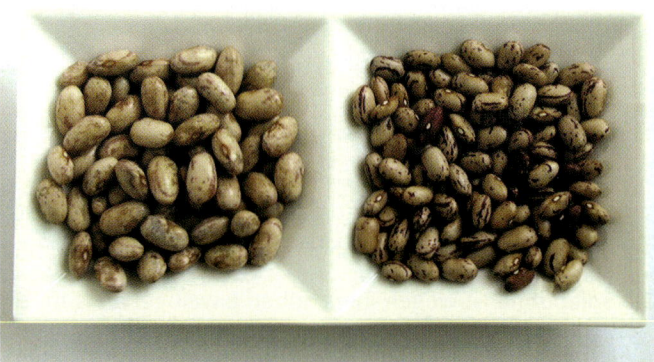

Links: Bohnen in gequollenem Zustand, rechts: vor dem Einweichen in Wasser

Bedeutung für die Ernährung

- Hülsenfrüchte haben eine **hohe Nährstoffdichte** – viel Eiweiß und Kohlenhydrate, einen hohen Ballaststoffgehalt und hohen Mineralstoff- und Vitamingehalt.

- Das **Eiweiß der Hülsenfrüchte**, die die eiweißreichsten pflanzlichen Nahrungsmittel sind, ist **nicht vollwertig (Ausnahme Sojabohne)**, deshalb bedürfen sie der Aufwertung durch Milch-, Ei- und Fleischeiweiß.

- Hülsenfrüchte sind **sehr sättigend**.

- Sie sind vor allem mit der Schale schwer verdaulich, für die Krankenkost also nicht geeignet.

- Bei **Sojabohnen** ist der **hohe Fettgehalt** zu beachten.

- Hülsenfrüchte enthalten **unerwünschte Bestandteile**, die die Wirkung der Eiweiß spaltenden Enzyme im Darm hemmen. Da diese jedoch beim Garvorgang zerstört werden, sollen aufgrund dieser spezifischen Inhaltsstoffe Hülsenfrüchte – auch Sojasprossen – **immer ausreichend gegart** werden.

- Der **hohe Ballaststoffanteil** der Hülsenfrüchte kann **bei empfindlichen Personen** zu Beschwerden (Blähungen) führen. Daher **geschälte Hülsenfrüchte** verwenden. Zur besseren Verdaulichkeit können Hülsenfruchtgerichte auch passiert werden.

- Hülsenfrüchte waschen und am besten über Nacht in Wasser (in zumindest dreifacher Wassermenge) **einweichen**. Die Hülsenfrüchte quellen auf und werden beim Kochen schneller weich.

- **Einweichwasser** als **Kochwasser** verwenden, um Nährstoffverluste zu vermeiden.

- Durch **Essigzugabe** werden Hülsenfruchtgerichte **leichter verdaulich**; Essig darf aber erst nach dem Garen zugegeben werden, da Essig das Eiweiß zum Gerinnen bringt, die Cellulose härtet und so die Garzeit verlängern würde.

- Hülsenfrüchte eignen sich vor allem zur Herstellung schmackhafter Eintopfgerichte, Suppen und Pürees, Bohnen und Linsen auch zur Herstellung von Salaten. Hülsenfrüchte sind wieder „in".

- **Geschälte Hülsenfrüchte**, die nicht eingeweicht werden müssen, haben eine **kürzere Garzeit**.

- Hülsenfrüchte sind **sehr preiswert**.

- Hülsenfrüchte **kühl** und **trocken aufbewahren**.

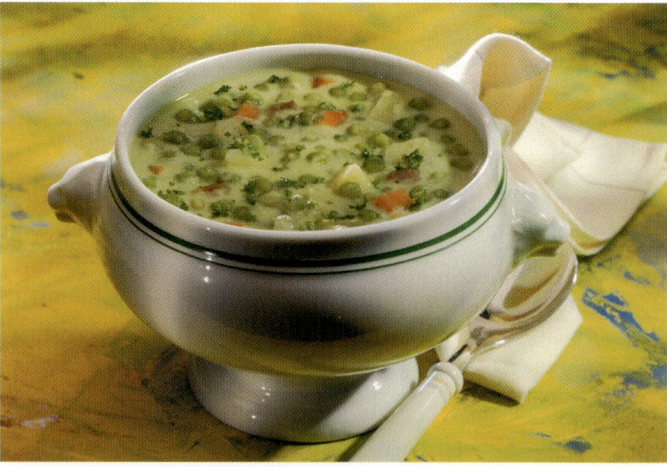

1. Nennen Sie Speisen, welche mit Hülsenfrüchten zubereitet werden.

2. Worauf ist bei der Zubereitung von Bohnen, Linsen und Erbsen zu achten?

3. Warum sind Hülsenfrüchte sättigend und schwer verdaulich?

Vitamin- und mineralstoffreiche Nahrungsmittel

Gemüse

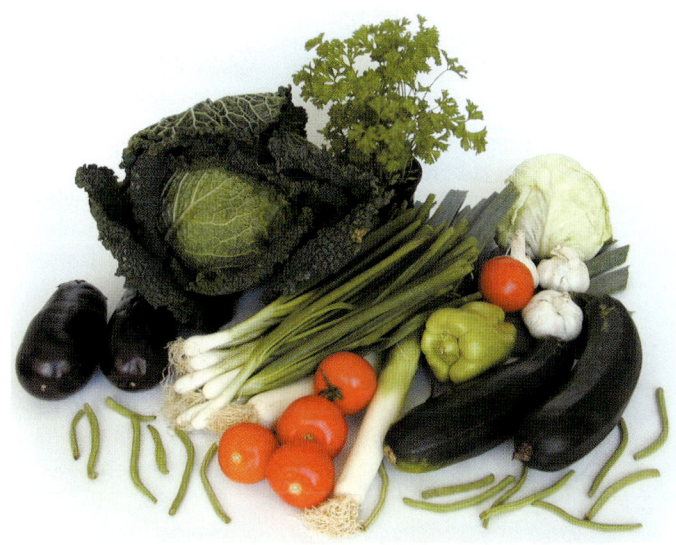

Unter Gemüse versteht man essbare Pflanzenteile überwiegend einjähriger, kultivierter, aber auch wild wachsender Pflanzen, die entweder roh oder zubereitet verzehrt werden.

Zusammensetzung und Bedeutung für die Ernährung

Gemüse enthält im Durchschnitt

80 – 90 % **Wasser**,
  1 – 4 % **Eiweiß**,
  1 – 6 % **Kohlenhydrate**, in Form von Stärke und Zucker (Ausnahme: 10–15 % bei Erbsen, Schwarzwurzeln, Spargel, Zwiebeln),
  1 – 2 % **Ballaststoffe** (Cellulose),
       Fett in Spuren.
0,5 – 2 % **Mineralstoffe**,
       Vitamine: Carotin und Vitamin C (hoher Vitamin-C-Gehalt: Paprika, Petersilie, Kohl, Schnittlauch, Blumenkohl und Rettich)
       Bioaktive Stoffe (sekundäre Pflanzeninhaltsstoffe)

- Gemüse sollte wegen des **hohen Wirkstoffgehaltes** Hauptbestandteil der Nahrung sein.

- Wesentlich für unsere Ernährung ist auch der **hohe Gehalt an Ballaststoffen**. Sie regen die Verdauung an, beugen Verstopfung und Darmträgheit vor.

- Echte **Appetitanreger** sind die zahlreichen **Geschmacks-** und **Aromastoffe** in Gemüse.

- Die meisten Gemüse lassen sich roh verzehren. Rohkost, z. B. als Vorspeise, Beilage oder Zwischenmahlzeit, ist wertvoll, da hierbei keine Vitamine durch Kochen zerstört werden.

- Da Gemüse bei sehr geringem Energiegehalt sättigend wirkt, kann es besonders gut für eine **Reduktionskost** verwendet werden.

- **Durch Lagern nimmt** der **Vitamingehalt ab**. Deshalb sind tiefgefrorene Erzeugnisse oft vitaminreicher als frisches, rohes Gemüse, das bereits länger gelagert wurde.

- Viele Gemüse eignen sich zur Herstellung von Säften.

- Einige Gemüse, z.B. Spinat, Mangold, Möhren, Rhabarber enthalten **Oxalsäure**, die mit Calcium schwerlösliches Calciumoxalat bildet. Das ist bei der Säuglingsernährung sowie bei der Ernährung älterer Menschen von Bedeutung (nicht zu viel oxalsäurereiche Lebensmittel).

- Gemüse können durch Pflanzenschutzmittel oder durch **Schadstoffbelastung** aus Luft, Boden und Wasser Rückstände aufweisen. Die durchschnittlich aufgenommenen Mengen an Rückständen liegen jedoch unter den Toleranzgrenzen.

Arten

Gemüse kann je nach Fragestellung verschieden eingeteilt werden, in der Praxis wird es nach verzehrbaren Pflanzenteilen unterteilt:

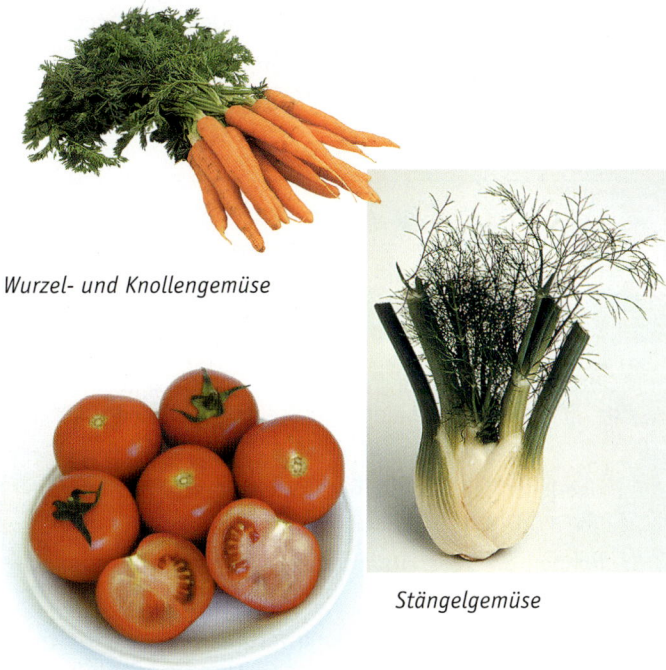

Wurzel- und Knollengemüse

Stängelgemüse

Fruchtgemüse

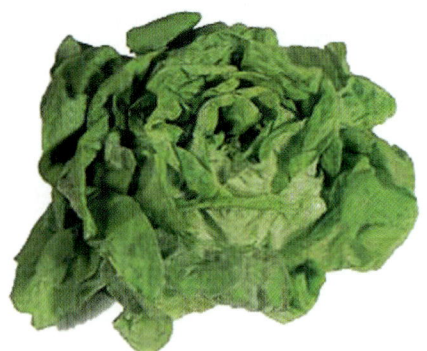

Blattgemüse

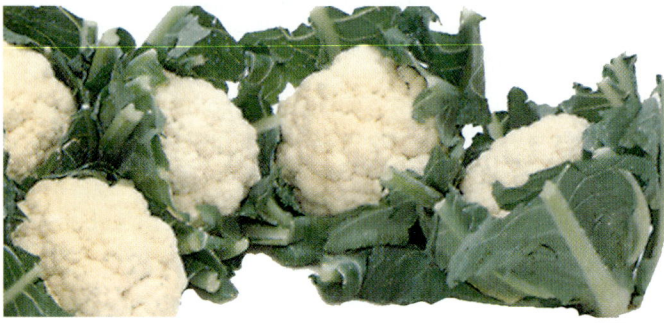

Blütengemüse

- **Wurzel- und Knollengemüse:** Karotten, Möhren, Sellerie, Schwarzwurzeln, Rote Bete, Meerrettich, Rettich, Radieschen, Wurzelpetersilie

- **Stängel- und Blattstielgemüse:** Spargel, Lauch (Porree), Rhabarber, Fenchel, Stangensellerie

- **Blattgemüse:** Grüne Blattsalate, Spinat, Kochsalat, Rot-, Weiß-, Spitz-, Wirsingkohl, Grünkohl, Kohlsprossen, Chinakohl, Chicoree

- **Blütengemüse:** Blumenkohl, Artischocken, Broccoli

- **Fruchtgemüse:** Tomaten, Gurken, Kürbis/Melonen, Auberginen, Paprikaschoten, Erbsen, grüne Bohnen, Bohnen, Zucchini, Maiskolben

 Die meisten Gemüse sind das ideale Nahrungsmittel – wirkstoffreich bei gleichzeitig geringem Energiegehalt.

1. Nennen Sie Bespiele für Wurzel- und Knollengemüse, Stängelgemüse, Frucht- und Blütengemüse.

2. Überlegen Sie, wie Sie Gemüse lagern können, um Vitaminverluste zu vermeiden.

3. Nennen Sie Zubereitungsarten, die möglichst schonend sind, mit Begründung.

4. Ermitteln Sie anhand der Nährwerttabelle sehr fettreiche Gemüsesorten und zuckerreiche Gemüsesorten.

- Gemüse eignet sich zur Verarbeitung zu Rohkost, Salaten, Suppen, Beilagen, Eintopfgerichten und Aufläufen.

- Gemüse müssen **besonders schonend behandelt** werden, damit möglichst wenig Verluste an Vitaminen und Mineralstoffen sowie bioaktiven Stoffen auftreten. Deshalb kurz, im Ganzen und kalt waschen. Dämpfen und Dünsten bevorzugen. Zubereitetes Gemüse sofort verzehren und nicht unnötig warmhalten.

- Für **Rohkost junges, zartes Gemüse** verwenden.

- **Reste von zubereiteten nitratreichen Gemüsen wie Spinat, Mangold, Kochsalat nicht aufheben und wieder aufwärmen.** Es kommt bei unsachgemäßer Behandlung zur Nitritbildung. Nitrit stört den Sauerstofftransport im Körper, besonders bei Säuglingen.

Einkauf und Aufbewahrung

- Der **Wassergehalt im Gemüse** bestimmt auch seine **Lagereigenschaften:** Je höher dieser ist, umso geringer ist die Lagerfähigkeit. Diese Gemüse verlieren durch die Wasserverdunstung nicht nur an Gewicht, sondern auch rasch an Vitaminen.

- Frische Ware ist schmackhafter, ausgiebiger und wertvoller als länger gelagerte.

- Für kurze Zeit bewahrt man Gemüse im Gemüsefach des Kühlschrankes oder an einem kühlen Ort auf.

- Gemüse können haltbar gemacht werden durch **Sterilisieren** in Gläsern oder Dosen, **Tiefgefrieren, Trocknen**, z. B. Suppengrün, **Einlegen in Essig** und **Milchsäuregärung.** Tiefgefrieren geschieht bereits wenige Stunden nach der Ernte durch Schockfrosten bei Temperaturen zwischen −40 °C bis −50 °C und weiterer Lagerung bei mindestens −18 °C. Dabei bleiben die Vitamine weitgehend erhalten.

- **Vor dem Tieffrieren** muss Gemüse **blanchiert** (kurzfristig auf ca. 80 °C erhitzen) werden, um pflanzeneigene Enzyme zu inaktivieren, die zu nachteiligen Veränderungen z. B. im Geschmack, führen würden.

Hauptangebotszeiten bzw. Haupterntezeiten

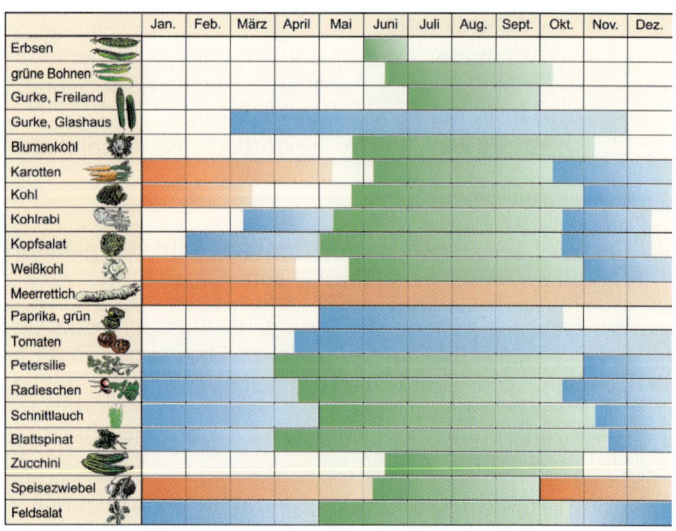

	Jan.	Feb.	März	April	Mai	Juni	Juli	Aug.	Sept.	Okt.	Nov.	Dez.
Erbsen												
grüne Bohnen												
Gurke, Freiland												
Gurke, Glashaus												
Blumenkohl												
Karotten												
Kohl												
Kohlrabi												
Kopfsalat												
Weißkohl												
Meerrettich												
Paprika, grün												
Tomaten												
Petersilie												
Radieschen												
Schnittlauch												
Blattspinat												
Zucchini												
Speisezwiebel												
Feldsalat												

■ Glashaus ■ Freiland ■ Lagerware

Obst

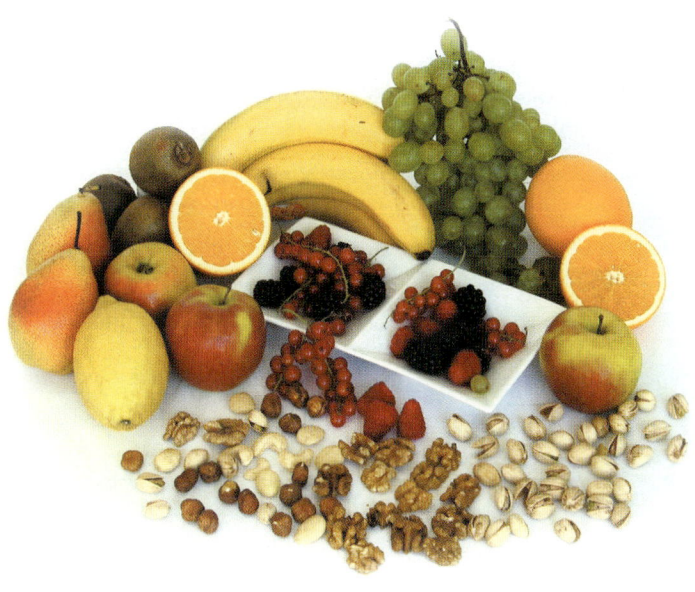

Unter Obst versteht man die Früchte und Samen von Bäumen und Sträuchern, die in Gärten, Obstplantagen oder auch wild wachsen.

Zusammensetzung

Obst, ausgenommen Schalenobst, enthält im Durchschnitt

- wenig **Eiweiß**
- **Kohlenhydrate**, meist in Form von Trauben- und Fruchtzucker
- **Ballaststoffe**, darunter Cellulose
- Spuren von **Fett**
- reichlich **Wasser**
- **Vitamine:** Obst ist reich an Vitaminen, vor allem Carotin (Provitamin A) und Vitamin C

  Vitamin-C-reich: Schwarze Johannisbeeren, Hagebutten, Erdbeeren, Grapefruits, Orangen und Zitronen
- **Mineralstoffe**: Kalium, Calcium, Magnesium, Phosphor und Eisen
- bioaktive Stoffe

Schalenobst: Nüsse, Mandeln enthalten ca. 15 % Eiweiß, ca. 60 % Fett und ca. 15 % Kohlenhydrate. Esskastanien enthalten 3 % Eiweiß, 2 % Fett, 43 % Kohlenhydrate.

 Nüsse besitzen einen **hohen Eiweißgehalt**, sie sind **jedoch fett- und energiereich**. 100 g enthalten im Durchschnitt: 2800 kJ (670 kcal).

- Der Wassergehalt der Früchte, die Geschmackstoffe und spezifische Fruchtsäuren machen den erfrischenden und appetitanregenden Geschmack des Obstes aus.
- Viele Obstsorten besitzen einen **hohen Gehalt an Pektinen**, die im Darm Giftstoffe absorbieren können.
- Um die Vitamine vollständig zu erhalten, sollte Obst in der Regel **roh**, allerdings richtig reif, **genossen** werden.
- Obstsäfte sind in der Säuglingsernährung als Beikost ab dem 5. – 7. Monat unentbehrlich.
- Wegen seines **geringen Energiegehaltes** wird Obst – allerdings keine sehr süßen Früchte – bei Diäten zur Körpergewichtsreduktion geschätzt.
- Hochwertige Fruchtsäfte bestehen aus naturreinen Säften ohne Zusätze. Sie werden durch Pressen oder Entsaften gewonnen.
- Nach dem Genuss rohen Obstes sollten empfindliche Personen kein Wasser trinken.
- Die **ernährungsphysiologische Bedeutung** von Obst wie von Gemüse liegt in dem **Gehalt an Mineralstoffen**, **Vitaminen** und **bioaktiven Stoffen**.

Arten

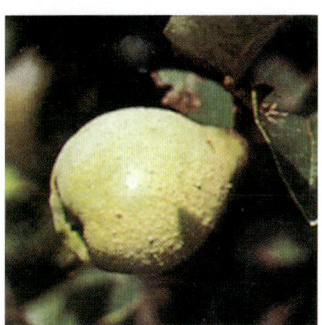

Kernobst

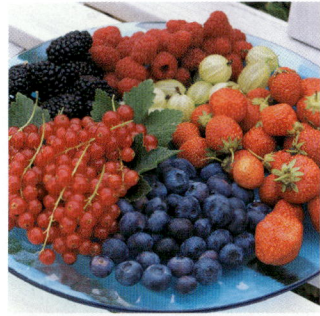

Beerenobst

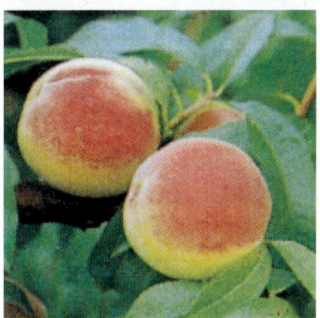

Steinobst

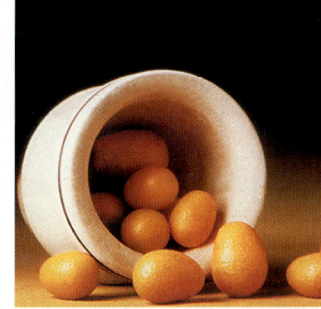

Südfrüchte

Nach der **Art der Früchte** unterscheidet man:

- **Kernobst:** Äpfel, Birnen, Quitten
- **Steinobst:** Kirschen, Sauerkirschen, Pfirsiche, Nektarinen, Aprikosen, Mirabellen, Pflaumen, Zwetschen
- **Beerenobst:** Erdbeeren, Johannisbeeren, Stachelbeeren, Himbeeren, Brombeeren, Weintrauben, Holunderbeeren, Wildobst (Heidelbeeren, Preiselbeeren)

- **Schalenobst:** Walnüsse, Haselnüsse, Edelkastanien, Mandeln
- **Südfrüchte:** Zitronen, Orangen, Mandarinen, Bananen, Ananas, Grapefruits, Datteln, Feigen, Kiwi u. a.
- **Nussartige Südfrüchte:** Erdnüsse, Kokosnüsse, Pinienkerne, Pistazien u. a.

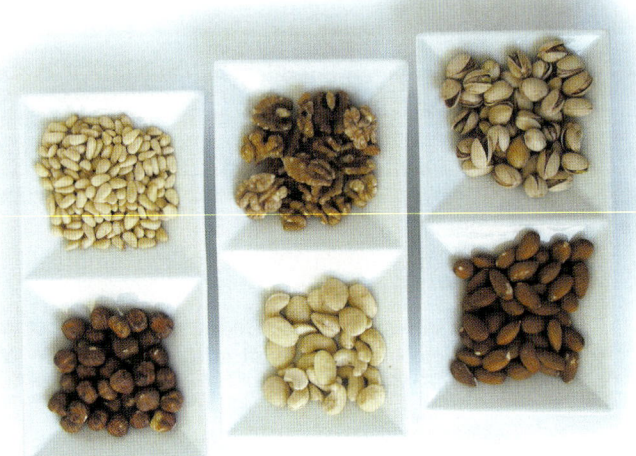

Von links nach rechts:
Pinienkerne, Walnüsse, Pistazien, Haselnüsse, Cashewnüsse, Mandeln

Man kann Obst auch in folgende Gruppen einteilen:

- **einheimisches Obst**
- **Obstexoten** und **Südfrüchte** (z. B. Ananas, Bananen, Avocado, Kaki, Kiwi, Litschi, Guave, Papaya, Passionsfrucht, Mango aus den Mittelmeerländern, Afrika, Amerika und Asien.

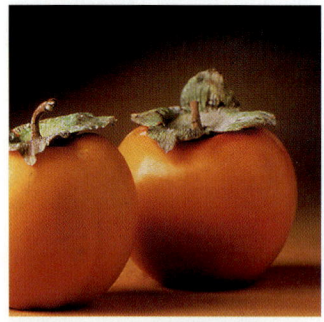

Kaki

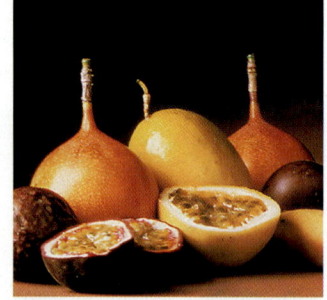

Passionsfrucht

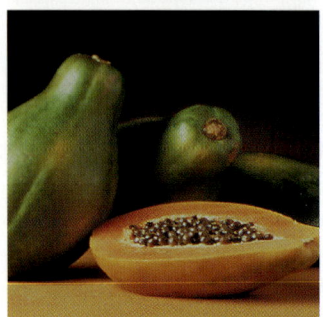

Papaya

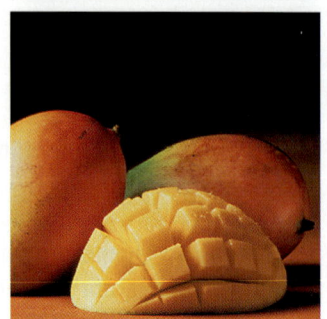

Mango

- Obst nicht durch falsche Behandlung entwerten (siehe Gemüse).
- Obst für **Rohkost** muss man **besonders gut waschen** (wegen Staub, Schädlingsbekämpfungsmitteln); dabei aber nicht im Wasser liegen lassen und nicht zerkleinert waschen.
- Bei Schalen- und Beerenobst Stiele erst nach dem Waschen entfernen, damit kein Saft verloren geht.
- Aus Obst lassen sich kalte und warme, rohe und gekochte Speisen herstellen.
- Obst eignet sich gut für Zwischenmahlzeiten und als Nachspeise.

Einkauf und Aufbewahrung

- Nur vollreifes Obst hat ein optimales Zucker-Säure-Verhältnis und entfaltet daher sein volles Aroma.
- Einige Obstsorten (Äpfel, Birnen, Pfirsiche, Nektarinen, Weintrauben u. a.) dürfen nur nach Qualitätsklassen sortiert in den Handel kommen.

Qualitätsklassen bei Äpfeln und Birnen:

- **Klasse Extra:** Früchte hervorragender Qualität, keine Fehler
- **Klasse I:** Früchte guter Qualität, leichte Fehler, sortenrein
- **Klasse II:** Früchte marktfähiger Qualität

- **Aufbewahrung:** Für kurze Zeit können die meisten Obstsorten an kühlem Ort, am besten im Gemüse/Obstfach des Kühlschrankes aufbewahrt werden. Stein- und Beerenobst verdirbt rasch. Zum Aufheben für längere Zeit eignen sich nur ausgewählte Sorten von Äpfeln und Birnen. Einige Apfelsorten bleiben unter speziellen Lagerbedingungen bis zum Frühjahr genussfähig.

Hauptangebotszeiten bzw. Haupterntezeiten

	Jan.	Feb.	März	April	Mai	Juni	Juli	Aug.	Sept.	Okt.	Nov.	Dez.
Apfel									■	■		
Birne									■	■		
Erdbeere					■	■						
Heidelbeere							■	■				
Sommerhimbeere							■					
Herbsthimbeere								■	■	■		
Kirsche						■	■					
Aprikose							■	■				
Pfirsich							■	■	■			
Johannisbeeren, schwarz							■	■				
Johannisbeeren, rot							■	■				
Stachelbeere							■	■				
Sauerkirschen							■	■				
Zwetschen								■	■	■		

Haltbarmachung

Das reiche Obstangebot des Sommers und Herbstes kann für den Winter auf verschiedene Arten haltbar gemacht werden:

- Beim **Trocknen von Obst** wird der Wassergehalt auf ein Minimum reduziert. Trocknen ist geeignet für: Zwetschen, Äpfel, Birnen, Pfirsiche, Weintrauben und Aprikosen; aus dem Ausland werden getrocknete Südfrüchte eingeführt.

- **Sterilisieren** ist für alle, **Pasteurisieren** für die meisten Obstsorten geeignet; Aussehen, Form und Aroma bleiben weitgehend erhalten. Kompotte und Fruchtsäfte kommen pasteurisiert in den Handel.

- **Einkochen mit Zucker** zur Bereitung von Marmelade, Konfitüre und Gelee, für alle Obstsorten geeignet, vielfach auch gemischt.

- **Einkochen in Essig-Zucker-Lösung** von süßsauren Früchten, z. B. Zwetschen.

- **Tiefgefrieren**, unmittelbar nach der Ernte, ein besonders schonendes Verfahren; für Äpfel und Birnen jedoch ungeeignet.

- Herstellung von **Süßmost**, vor allem bei Äpfeln, Roten und Schwarzen Johannisbeeren und Trauben angewendet.

- Herstellung von **Sirup** aus Himbeeren, Erdbeeren, Johannesbeeren und Kirschen.

- **Einlegen in Zucker** und **Alkohol** (Rumtopf), für fast alle Früchte geeignet.

1. Erklären Sie, warum drei Stück Obst pro Tag von der DGE empfohlen werden.

2. Beobachten Sie die Veränderungen von Obst, das nicht fachgerecht gelagert wird.

3. Diskutieren Sie folgende Aussage: „One apple a day keeps the doctor away."

Speisepilze

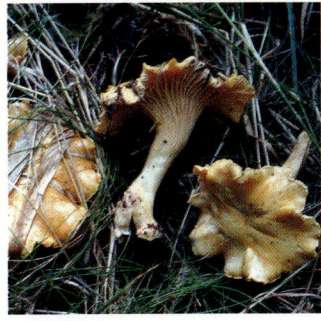

Pfifferlinge

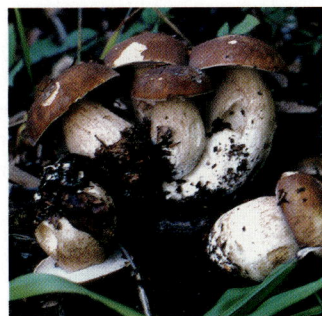

Steinpilze

Pilze unterscheiden sich von Gemüse und Kräutern vor allem dadurch, dass sie kein Blattgrün enthalten und daher nicht in der Lage sind, zu assimilieren und eigene Stoffe aufzubauen. Sie brauchen zu ihrer Ernährung fertige organische Substanzen aus ihrer Umwelt und müssen diese aufnehmen. Dies geschieht durch weitverzweigte unterirdische bzw. unter der Substratoberfläche befindliche Pilzgeflechte (Mycelien). Pilze besiedeln dabei abgestorbene organische Substanzen (Laub, Stroh, Holz) oder bilden mit höheren Pflanzen, meist mit Laub- und Nadelbäumen eine Lebensgemeinschaft (Symbiose).

Was wir als Speisepilze ernten oder einkaufen sind lediglich die Fruchtkörper der Pilze. Diese weisen meistens die typische Pilzform (Hut und Stiel) auf. Nur wenige Arten sehen vollkommen anders aus, wie z. B. die knollenartigen Fruchtkörper der Trüffeln.

Zusammensetzung und Bedeutung für die Ernährung

Pilze enthalten

1,5 – 2,8 %	**Eiweiß**
0,2 – 0,8 %	**Fett**
1 – 5 %	verwertbare **Kohlenhydrate** (vor allem Glykogen)
etwa 2 %	**Ballaststoffe** (nicht verwertbare Kohlenhydrate)
ca. 90 %	**Wasser**

Mineralstoffe: Natrium, Kalium, Calcium, Magnesium, Eisen, Phosphor

Vitamine: Vitamin D und in geringen Mengen die Vitamine : B_1, B_2

Der **Energiegehalt ist gering**. Im Durchschnitt für 100 g: 125 – 210 kJ (30 – 50 kcal).

Pilze enthalten als wesentlichen Bestandteil in der Zellwand **Chitin**, sie sind daher **schwer verdaulich** und für die Krankenkost ungeeignet.

 Aufgrund der Schadstoffbelastung von Wildpilzen wird empfohlen nicht mehr als 200 g pro Woche (Kinder entsprechend weniger) zu essen.

Arten

Neben den wichtigen kultivierten Arten wie Champignon, Austernseitling, Shiitakepilz werden am Markt auch Wildpilze frisch, getrocknet oder konserviert wie Gemüse angeboten, z. B. Steinpilze, Pfifferlinge, Maronen, Schirmpilz, Morcheln, Trüffeln.

Sammeln von Pilzen

Voraussetzung ist eine **genaue Kenntnis der botanischen Merkmale** der Pilzarten. Ein Sammeln nach Abbildungen ist nicht ratsam, da je nach Standort, den Witterungseinflüssen und dem Alter der Pilze das Erscheinungsbild sehr unterschiedlich sein kann.
In Zweifelsfällen geben die Lebensmittelaufsichtsorgane z. B. Verbraucherzentrale, Forstämter, Gesundheitsämter Auskunft.

Nur wer die essbaren Pilze von nicht genießbaren, zum Teil giftigen Pilzen unterscheiden kann, sollte Pilze zum Verzehr sammeln!

- Pilze eignen sich zur Herstellung von Hauptgerichten und als Würzmittel für Suppen und Soßen.

- Die unterirdisch wachsenden, besonders aromatischen, schwarzen Trüffeln werden in der Delikatessenküche verwendet.

- Durch den **hohen Wassergehalt verderben die meisten Pilze rasch**. Sie sollten bald nach dem Sammeln oder Einkauf zubereitet und verzehrt werden. Es tritt eine rasche Zerstörung der Eiweißstoffe ein, die zur Bildung von Giftstoffen führen kann. Pilze nicht länger als einen Tag aufbewahren (luftig, kühl und trocken).

- Beste Zubereitungsart ist das Dünsten – langes Garen macht Pilze zäh.

Haltbarmachung

Pilze können
- in Essig eingelegt,
- zu sterilisierten Vollkonserven verarbeitet oder
- getrocknet werden.

  Getrocknete Pilze sind bei richtiger Lagerung (trocken, vor Feuchtigkeit und Ungeziefer geschützt) lange Zeit haltbar. Getrocknet sind im Handel vor allem erhältlich: Steinpilze, Morcheln, Shiitakepilz.

1. Nennen Sie Voraussetzungen zum Sammeln von Pilzen.
2. Erklären Sie, warum Pilzgerichte nicht aufbewahrt werden sollen.
3. Informieren Sie sich über deutsche Speisepilze. Finden Sie regionaltypische Begriffe für die von Ihnen genannten Pilze heraus.
4. Nennen Sie die wichtigsten giftigen Pilze.

Hilfsmittel für die Nahrungszubereitung

Würzmittel

Würzmittel sind, obwohl sie keine oder nur wenig Nährstoffe enthalten, unentbehrliche Bestandteile der Nahrung. Sie regen den Appetit und die Verdauung an.

Man unterscheidet:
- Kochsalz
- Essig
- Gewürze
- Küchenkräuter
- Würzextrakte

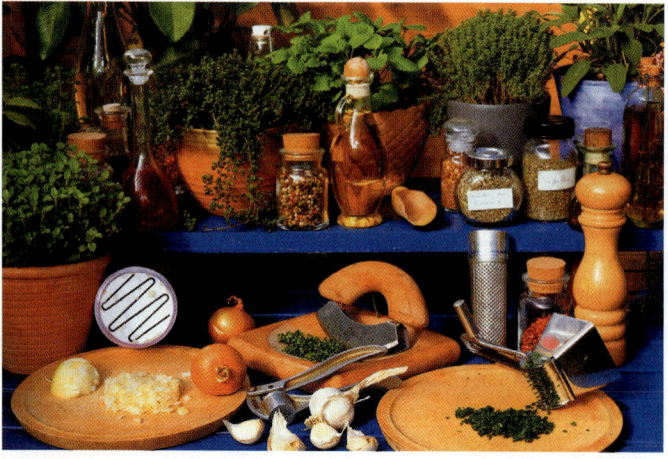

Speisesalz (Kochsalz)

Kochsalz ist Natriumchlorid, das als Speisesalz für die menschliche Ernährung bestimmt ist. Es wird entweder als Steinsalz aus Salzlagern durch bergmännischen Abbau oder als Siedesalz aus bergmännisch gewonnener Rohsole durch Wasserverdampfung gewonnen. Auch aus dem Meerwasser wird Salz in „Salzgärten" gewonnen (Meersalz).

Salz kommt in feiner oder gröberer Vermahlung in den Handel. Speisesalz enthält außer Natriumchlorid noch Calcium, Magnesium, Kalium, Sulfat.

Kochsalzarten

- **Vollsalz (jodiertes Speisesalz)** ist mit Jod in Form von Natrium- oder Kaliumiodiden oder -iodaten versetztes Kochsalz (zur Vorbeugung gegen Kropferkrankungen). Unjodiertes Speisesalz (für jodüberempfindliche Personen) muss ausdrücklich als solches ausgewiesen sein und darf nur auf Verlangen des Käufers abgegeben werden.

- **Meersalz:** Meerwasser wird in großen, seichten Becken an der Küste gesammelt und durch Sonneneinwirkung zum Verdunsten gebracht wird. Enthaltene Verunreinigungen, auch von anderen Salzen, können es für den menschlichen Genuss ungeeignet machen und müssen abgetrennt werden.

- **Diätsalze** haben entweder einen stark reduzierten Natriumchloridgehalt oder sind vollständig „kochsalzfrei". Anstelle von Natriumchlorid werden Kalium-, Calcium- und Magnesiumchlorid verwendet.

- **Spezialsalze** und **Gewürzsalze** sind mit Mineralstoffen (Kalium, Calcium, Magnesium, Eisen oder anderen Verbindungen) oder Gewürzen, Gewürzkräutern oder andere Aromen (Beispiel: Selleriesalz) zusätzlich angereichert.

Bedeutung für die Ernährung

Speisesalz ist das am häufigsten verwendete Würzmittel. Mit der täglichen Kost nehmen wir meist zu viel Kochsalz (12 – 15 g) zu uns. Empfohlen wird 5 – 7,5 g. Zu berücksichtigen ist, dass viele Lebensmittel an sich im unverarbeiteten Zustand Natrium und Chlor enthalten, z. B. Eier, Milch, Möhren.

Verarbeitete Lebensmittel weisen oft hohe Salzgehalte auf (Wurst, Pökelwaren, Pommes frites).
Allgemein empfiehlt es sich mäßig zu salzen.

Kochsalzarme Nahrungsmittel sind: Kartoffeln, Getreide, Obst, Hülsenfrüchte, Gemüse, Milch und Milchprodukte, Frischfleisch, Frischfisch.

- Kochsalz ist in **Wasser löslich**, darauf beruht die würzende Eigenschaft.

- Kochsalz **entzieht den Nahrungsmitteln Wasser**, daher Fleisch, Fisch usw. erst knapp vor der weiteren Zubereitung salzen.

- Kochsalz wirkt **konservierend**: Den Mikroorganismen wird Wasser entzogen. Verwendung bei Fleisch, Fisch, Gemüse.

- Kochsalz ist **hygroskopisch** und muss daher vor Feuchtigkeit geschützt aufbewahrt werden. Um das Zusammenklumpen zu verhindern, kann ein Zusatzstoff (Rieselmittel) zugesetzt werden.

- Kochsalz **greift Metalle** an. Aufbewahrungsgefäße sollten daher z. B. aus Glas, Porzellan oder Kunststoff sein.

1. Welche Alternativen zu Speisesalz kennen Sie?
2. Überlegen Sie, wo Kochsalz als Konservierungsmittel Anwendung findet.

Essig

Essig enthält Essigsäure, die durch Vergärung von Alkohol oder chemisch-synthetisch gewonnen wird.

Arten

- **Gärungsessig** entsteht durch doppelte Fermentation (zuerst alkoholische Gärung, dann Essigsäuregärung) und enthält typische Fermentationsprodukte. Eine Flora von Essigsäurebakterien verwandelt den Alkohol von z. B. Weißwein, Rotwein, Obstwein, Branntwein in Essigsäure. Gärungsessige dürfen verschnitten werden. Der Anteil der Essigarten ist anzugeben.
  Nach den **Ausgangsmaterialien** unterscheidet man folgende Sorten:

– **Weinessig:** Aus Wein aus Weintrauben, Bezeichnung allgemein bis zu sortenspezifisch (Weißweinessig, Rotweinessig)

Was ist Aceto Balsamico tradizionale di Modena?

Er wird aus Most weißer süßer Trauben ohne weitere Zusätze gewonnen. Diese Spezialität reift mindestens 12 Jahre in Holzfässern und wird dann in kleinen Fläschchen (0,1 l) im Handel angeboten. Aceto Balsamico di Modena, Balsamessig, ohne den Zusatz „tradizionale" können dem vorher beschriebenen Produkt gleichwertig sein, meist sind es jedoch Erzeugnisse auf der Basis von Weinessig, Traubenmost und Zusatzstoffen.

– **Obstessig:** Aus Obstweinen, Bezeichnung nach der verwendeten Obst- oder Beerenart, z. B. Apfel(wein)essig.

– **Weingeistessig:** Vergärung reinen Ethylalkohols, z. B. Tafelessig.

- **Säureessig** wird aus synthetisch hergestellter, konzentrierter Essigsäure durch Verdünnen mit Trinkwasser erzeugt. Der Essig enthält mindestens 5 %, höchstens 15,5 % Essigsäure, Essigessenz mindestens 15,5 %. **Essigessenz** darf nur unter bestimmten Vorsichtsmaßnahmen – mit der Aufschrift: „Vorsicht ätzend! Unverdünnt genossen lebensgefährlich!" – in bruchsicheren Gefäßen mit genauer Angabe der Verdünnung zur Erzielung der Genussfähigkeit in Verkehr gebracht werden.

1. Wiederholen Sie die Aufgabe von Essig bei der Zubereitung von Hülsenfrüchten.
2. Erklären Sie die Aufgaben der Essigbakterien.

Senf

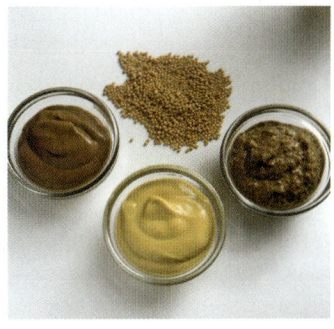

Senf wird auf der Basis von gemahlenen, teilweise auch geschälten und entölten Samen von weißem Senf, schwarzem Senf und/oder Sareptasenf hergestellt. Die Senfsaat wird vorvermahlen, dabei entsteht das Senfmehl. Dieses wird mit den weiteren Zutaten wie Essig, Most, Zucker, Kochsalz und Gewürzen „eingemaischt" (Senfaroma). Diese Masse kann weiter feinst vermahlen werden. Der dabei entstehende Senf muss bis zur Abfüllung gelagert werden.

Im Handel gibt es milden, mittelscharfen, scharfen oder süßen Senf. Spezialsorten sind zum Beispiel Grillsenf, Dijonsenf, Kräutersenf, Weißwurstsenf, englischer Senf.

Gewürze und Gewürzkräuter

Gewürze

Gewürze sind Pflanzenteile, die in der Regel nur getrocknet und/oder mechanisch bearbeitet werden. Sie werden wegen ihres Gehaltes an charakteristischen Geschmacks- und Geruchsstoffen Speisen zugesetzt, um diese wohlschmeckender zu machen.

Ein Versuch für Zuhause:

Zerdrücken Sie einige Gewürznelken auf einem Löschblatt. Was stellen Sie fest? Legen Sie das Löschblatt an einen warmen Ort und betrachten Sie das Papier abermals nach einiger Zeit!

Ergebnis: Die ätherischen Öle sind deutlich sichtbar.

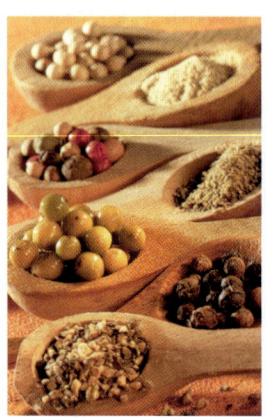 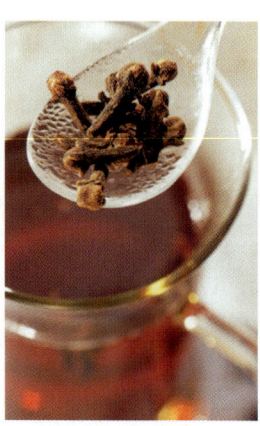 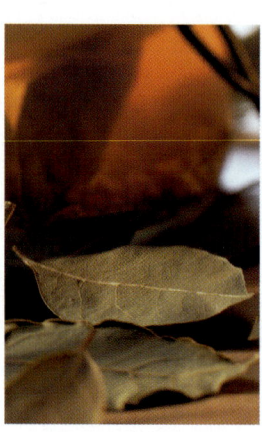 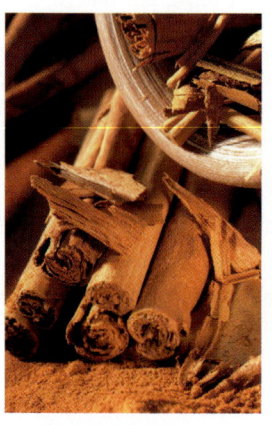 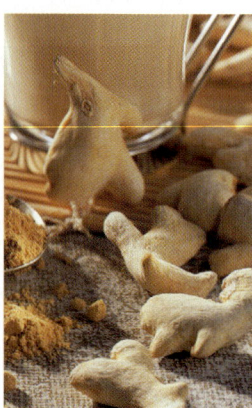

| *Frucht- und Samengewürz: Pfeffer* | *Blütengewürz: Gewürznelken* | *Blattgewürz: Lorbeerblätter* | *Rindengewürz: Zimt* | *Gewürz aus Wurzeln: Ingwer* |

Art (Beispiele)	Gewürz	Anwendung
Frucht- und Samengewürze	Anis	zu Gebäck und Brot, für Liköre
	Cayennepfeffer (Chilies)	sehr scharfe Paprikaart, zu Fleisch- und Gemüsegerichten und Soßen (Chili-Soßen)
	Fenchel	zu Backwaren, Fischgerichten und für Tees (aus dem Mittelmeergebiet)
	Kardamom	zu Gebäck, Lebkuchen, für Liköre (aus Indien)
	Koriander	zu Backwaren und Brot
	Kümmel	zu Fleisch- und Gemüsegerichten, Brot
	Muskatblüte (Macis)	getrocknete Samenhülle der Muskatnuss, zu Gebäck, sehr kräftig (aus Westindien)
	Muskatnuss	zu Suppen, Soßen und Gemüsen (aus Hinterindien)
	Nelkenpfeffer (Piment, Neugewürz)	zu Fleisch-, Fischgerichten und Gebäck (aus Jamaika)
	Paprika	zu Fleisch- und Fischgerichten, Soßen. Es gibt milden und sehr scharfen Paprika. Er wird aus den Paprikaschoten gewonnen. Paprikaschoten werden auch als Gemüse verwendet.
	Pfeffer	Schwarzer Pfeffer wird aus unreifen Pfefferkörnern, weißer Pfeffer aus reifen, von den äußeren Gewebeschichten befreiten Körnern gewonnen. Weißer Pfeffer ist milder.
		Ganze Pfefferkörner zu Fleischbeize, Suppe, gemahlener Pfeffer für Fleisch, Wurst, Fisch und Salate. Grüner Pfeffer sind unreife, durch Erhitzen in Lake (Salzlösung) haltbar gemachte Körner. Er kommt in Gläsern oder Dosen in den Handel (aus Indien, Java, Madagaskar).

Art (Beispiele)	Gewürz	Anwendung
Frucht- und Samengewürze (Fortsetzung)	Senfkörner	zu Essigbeize, zum Einlegen von Gurken und Kürbis. Aus Senfmehl wird Senf.
	Vanille (Vanilleschoten)	Zu Süßspeisen, Gebäck, Eis. Der Hauptaromastoff der Vanilleschote ist natürliches Vanillin. Der käufliche Vanillinzucker enthält künstlich hergestelltes Vanillin (Vanilleschoten aus Mexiko und Java).
	Wacholder	zu Sauerkraut und Essigbeize, regionaltypischen Fleischgerichten und Wurstsorten
Blütengewürze	Gewürznelken	unzerkleinert zu Essigbeize, Essigfrüchten und Kompotten, gemahlen zu Gebäck. Nelken sind sehr scharf, nur geringe Mengen verwenden (aus Sansibar und Madagaskar).
	Kapern	in Essig oder Salz eingelegte Knospen des Kapernstrauches, zu Fleisch- und Fischgerichten, für Soßen (aus dem Mittelmeergebiet)
	Safran	getrocknete Narben der Blüten der Safranpflanze (Krokusart), stark gelb färbend, zu Backwaren und Reisgerichten (aus dem Mittelmeergebiet)
Blattgewürze	Lorbeerblätter	zu Essigbeize und sauren Soßen (aus dem Mittelmeergebiet)
Rindengewürze	Zimt	im Ganzen zu Essigfrüchten, Glühwein, gemahlen zu Süßspeisen und Gebäck (aus China und Indien)
Gewürze aus Wurzeln oder Wurzelstöcken	Ingwer	zu Essigfrüchten, Fleischgerichten, Gebäck und Konfekt (aus Indien, Japan, Jamaika); kommt frisch und getrocknet, aber auch kandiert oder als Marmelade in den Handel
	Kurkuma (Gelbwurzel)	Bestandteil von Curry, stark gelb färbend (aus Indien)

Gewürzkräuter (Küchenkräuter)

Gewürzkräuter sind Pflanzen und Pflanzenteile, die dazu bestimmt sind, in frischem oder getrocknetem Zustand in kleinen Mengen anderen Lebensmitteln zur Verbesserung des Geruchs und Geschmacks zugesetzt zu werden.

Küchenkräuter können frisch, getrocknet, tiefgefroren und eingesalzen verwendet werden. Im frischen Zustand enthalten sie beachtliche Mengen an Vitaminen und Mineralstoffen.

Die **bekanntesten Küchenkräuter** sind:

Basilikum, Bohnenkraut (Pfefferkraut), Borretsch (Gurkenkraut), Dill, Estragon (Bertramkraut), Kerbel, Kresse, Lauch, Liebstöckel („Maggikraut"), Majoran, Petersilie, Pfefferminze, Pimpinelle, Rosmarin, Salbei, Sauerampfer, Schnittlauch, Thymian, Zitronenmelisse, Selleriekraut.
Man verwendet sie meist zu Salaten, Suppen, Soßen, Fisch- und Fleischgerichten.

Auch Gemüse werden bei entsprechender Verwendung als Gewürze bezeichnet, z. B. Zwiebel, Knoblauch, Sellerie und Meerrettich.

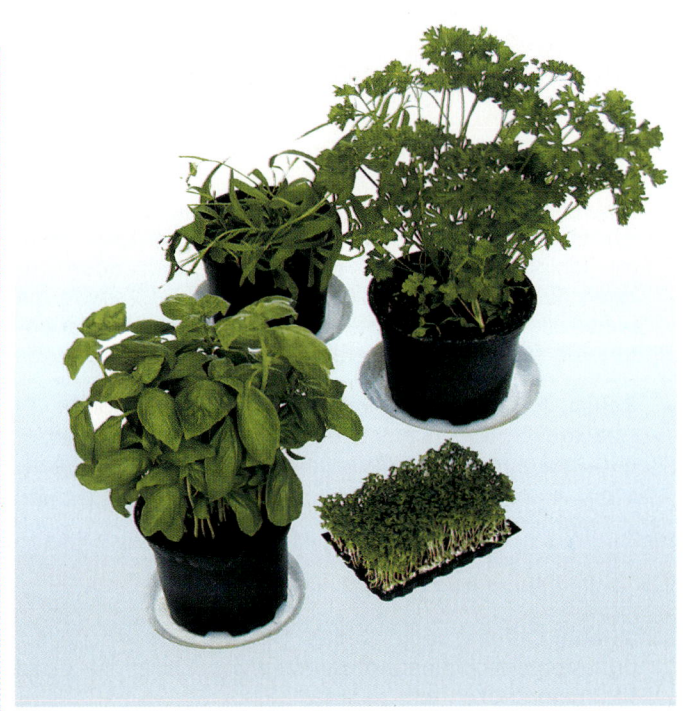

Gewürzmischungen, Gewürzsoßen, Geschmacksverstärker (Glutamat)

Neben den Einzelgewürzen werden auch Gewürzmischungen im Handel angeboten.

Curry ist eine der bekanntesten Gewürzmischungen. Der Name enstammt dem Ursprungsland Indien: „keri" = Gewürz. Curry besteht vor allem aus Kurkuma, Ingwer, Kardamom, Koriander, Kümmel, Muskat, Nelken, Pfeffer, Zimt aber auch anderen Gewürzen. Die gelbe Farbe bekommt Curry vom Kurkuma.

Gewürzmischungen

Im Handel sind zahlreiche gebrauchsfertige Gewürzmischungen erhältlich. Diese können reine Mischungen von getrockneten Kräutern und Gewürzen sein, z. B. Kräuter der Provence, Mischungen für Salate, Lebkuchen.

Viele Gewürzmischungen enthalten neben Kräutern und Gewürzen aber auch Salz und Zusatzstoffe wie Geschmacksverstärker, Rieselmittel, Enzyme zum Fleischweichmachen u. a. Sie werden zum Würzen von Fleisch, zum Grillen, für Steaks und Hühnerfleisch u. a. eingesetzt.

Beispiele für Gewürzsoßen

- **Ketchup:** Nach eigenen Rezepten gewürztes Tomatenmark bzw. passierte Tomaten ohne Haut.

- **Pesto:** Italienische Pastasauce aus Pinienkernen, Olivenöl, Pecorino und/oder Parmesankäse; Knoblauch, Majoran, Pfeffer und vor allem Basilikum.

- **Mayonnaise:** Masse aus Öl, Ei(dotter), Salz, Zucker und Senf, Essig.

- **Cumberland-Soße:** Soße aus Johannisbeer-Gelee mit Wein und feinen Gewürzen.

- **Worcester-Soße** (sprich: Wuster): Auch „Worcestershire-Soße", englische Würzsoße auf Basis von bekannten und geheimen Zutaten.

- **Chutney:** Eine süßsäuerliche dickflüssige Zubereitung. Es gibt eine Vielzahl von Chutneys, wie z. B. Apfel-, Ingwer-Chutney, Chutney mit getrockneten Früchten. Chutney ist eine indische Gewürzspezialität, die immer aus klein geschnittenen Früchten und würzenden Zutaten (Essig, Zucker, Rosinen Zwiebeln u. a.) sowie mit weiteren Gewürzen zusammengesetzt ist. Alle Varianten von süß über fruchtig bis scharf sind möglich.

- **Relish:** Relishes sind pikante, süßsaure Würzsoßen. Es sind breiige Soßen aus feingehackten, leicht gebundenen, gekochten Gemüsen und Früchten, z. B. Ungarisches Relish, Paprika-Relish. Relishes gibt es in verschiedenen Varianten fertig im Handel.

Exotische Würzmittel und Soßen

- **Sambal Oelek** (sprich: Sambal Ulek): Würzsoße aus Indonesien und Indien auf der Basis von Chilies, Salz und braunem Zucker, sehr scharf.

- **Sambal Manis:** Würzsoße aus Chilies, Knoblauch, Zwiebeln, Zucker und Muskatnuss, milde Schärfe.

- **Salsa:** Mexikanische Würzsoße aus Chillies (span. Pfeffer, grüne Schoten), Zwiebeln und Knoblauch.

- **Tabasco:** Würzsoße (Louisiana, USA) aus reifen roten Chilies, die drei Jahre in Eichenfässern reifen. Tabasco kommt aus dem Indianischen und heißt Land, in dem die Erde feucht ist.

- **Sojasoße** (Tamari): Würzsoße aus Ostasien. Hergestellt aus natürlicher Fermentation einer Soja-Getreide-Maische. Nach einer Milchsäuregärung wird die Sojasoße mit Meersalz versetzt und zwischen 12 und 24 Monaten in Holzfässern gereift, anschließend geklärt und abgefüllt.

- **Sojapaste** (Miso): Sojagärungsprodukt in fester Form.

- **Gomasio:** Sesamsalz-Würzmittel aus gerösteten, gemahlenen Sesamsamen und hohem Meersalzanteil. Zum Würzen von Canapés, Getreide-, Gemüse- und Hülsenfruchtlaibchen.

- **„Hoi-Sin"**-Soße: Würzige chinesische Soße auf Sojabasis zur geschmacklichen Abrundung von chinesischen „Wok-Gerichten".

Geschmacksverstärker

Am bekanntesten aus der Gruppe ist Glutamat, das Natriumsalz einer Aminosäure, das selbst nahezu geschmacklos ist, jedoch in geringen Mengen Speisen zugesetzt, den Geschmack intensiviert.

Geschmacksverstärker geraten seit längerem immer wieder in die Kritik. Sie werden mit verschiedenen Erkrankungen in Verbindung gebracht. Auch Allergiker klagen über Symptome wie Kopfschmerz, Schwindel und Übelkeit.

Suppen- und Speisewürzen

Sie werden durch Hydrolyse aus eiweißreichen tierischen oder pflanzlichen Stoffen (Casein, Keratin, Hefe u. a.) hergestellt und werden flüssig, gekörnt, als Instant-Pulver (sofort löslich), Würfel oder Paste angeboten.

Was versteht man unter Hydrolyse?

Eine chemische Reaktion, bei der Verbindungen durch Einwirken von Wasser gespalten werden, z. B. bei Eiweißstoffen die Spaltung in kleinere Eiweißstoffe bis hin zu den Aminosäuren.

Bedeutung für die Ernährung

- Würzstoffe runden den Eigengeschmack der Speisen ab.

- Durch ihr Aroma regen sie die Absonderung der Verdauungssäfte an und machen unsere Nahrung dadurch bekömmlicher.

- Senf bewirkt eine **verstärkte Sekretbildung,** wodurch fette oder schwer verdauliche Speisen bekömmlicher werden.

- Die Küchenkräuter spielen vor allem in der kochsalzarmen Diät eine Rolle.

- Gewürze werden am besten erst während der Zubereitung frisch gemahlen oder im Gewürzmörser zerstoßen.

- Knoblauch sollte nicht mitgekocht oder angebraten werden, da er so leicht bitter schmeckt.

- Beim Erhitzen von Paprika bildet sich Karamell, deshalb sollte er bei manchen Speisen erst zum Schluss beigefügt werden.

- **Frische Kräuter**, die sehr fein geschnitten werden, **geben ihre Aromastoffe besser an Speisen ab**, jedoch führt das Feinschneiden auch zu einem raschem Vitamin-C-Verlust.

- Getrocknete Kräuter entfalten erst dann ihr Aroma, wenn sie 10 – 15 Minuten vor dem Verzehr in Flüssigkeit gegeben werden.

- Starke Gewürze, z. B. Muskat, Nelken, Ingwer, sparsam verwenden.

- Mit Gewürzen und Kräutern können Speisen auch mit wenig Salz gut gewürzt werden.

- **Salz** und **Essig** dienen auch zum **Konservieren**, da sie hemmend auf das Mikroorganismenwachstum wirken, z. B. Einsalzen von Fisch, Einlegen von Gurken. Gesalzene Lebensmittel nicht stehen lassen; Salz entzieht ihnen Wasser, dadurch entsteht Nährstoffverlust.

- **Essig härtet die Cellulose** und erhöht dadurch die Garzeit, z. B. bei Rotkohl, Hülsenfrüchten.

- Beim Einfrieren von Speisen verlieren manche Würzmittel an Aroma, z. B. Bohnenkraut, Curry, Majoran, Muskat, Paprika, Pfeffer, Essig und Senf. Daher wenn möglich erst nach dem Auftauen zugeben.

Aufbewahrung

Kochsalz: trocken und geschlossen, da Salz Luftfeuchtigkeit anzieht

Essig: kühl, dunkel und verschlossen

Gewürze: einzeln, trocken, in verschlossenen Gläsern oder Aromaschutzpackungen. Gewürze nur in kleinen Mengen kaufen, da sie bei längerer Lagerung an Aroma verlieren.

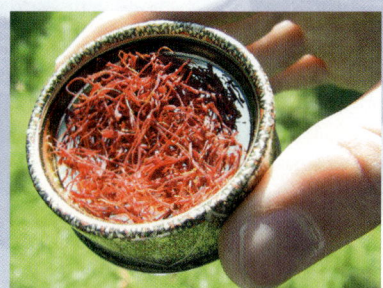

Safran ist besonders lichtempfindlich und sollte gut verschlossen aufbewahrt werden.

Küchenkräuter getrocknet: wie Gewürze. Kräuter können auch mit Essig und Öl versetzt werden. Sie geben ihre Geschmacksstoffe an Essig bzw. Öl ab. Kräuteröl und Kräuteressig können länger gelagert werden.

1. Bilden Sie Gruppen und nennen Sie jeweils typisch deutsche, italienische, französische, ungarische und asiatische Gewürze sowie die Speisen, die typisch für diese Gewürze sind.
2. Kennen Sie typisch europäische oder asiatische Gewürze?
3. Machen Sie sich Gedanken über das richtige Aufbewahren von Gewürzen.

Geliermittel

Geliermittel quellen in kaltem Wasser und lösen sich in heißer Flüssigkeit auf. Beim Erkalten bewirken sie das Gelieren der Flüssigkeit, indem sie Wasser binden.

Zwei Versuche für Zuhause:

Versuch 1: Geben Sie ein Blatt Gelatine in ein Gefäß mit reichlich kaltem Wasser und beobachten Sie nach 10 Minuten die Veränderung.

Ergebnis: Gelatine wird weich – sie quillt in kaltem Wasser.

Versuch 2: Drücken Sie die Gelatine aus Versuch 1 aus und geben Sie diese in heißes Wasser.

Ergebnis: Gelatine löst sich in heißen Flüssigkeiten auf.

Arten

Tierische Geliermittel

- **Gelatine** wird hergestellt aus tierischem Bindegewebe, in erster Linie aus Knochen, Knorpeln und Häuten von Schlachttieren. Gelatine besteht aus Kollagen, einem Gerüsteiweiß. Gelatine ist energiearm, leicht verdaulich und die biologische Wertigkeit des Eiweißes ist gering.

Pflanzliche Geliermittel

- **Pektine** (Polysaccharide) sind ihrer Zusammensetzung nach Kohlenhydrate. Sie sind in vielen Obstsorten, besonders in Äpfeln, Quitten, Johannisbeeren und Stachelbeeren vorhanden. Unreife Früchte sind reicher an Pektinen als reife. Pektine bewirken das Gelieren von Gelees, Konfitüren und Marmelade.

- **Agar-Agar** ist ein Polysaccharid aus Algen und wird durch Extraktion mit heißem Wasser aus verschiedenen Rotalgen gewonnen. Mit Agar-Agar gelierte Erzeugnisse sind wärmebeständiger als jene mit Gelatine oder Pektinen.

1. Worin besteht der Unterschied zwischen Gelatine und Pektinen?
2. Erklären Sie, warum Gelatineblätter in kaltes Wasser eingelegt werden sollen.

Genussmittel

Genussmittel sind Lebensmittel, die hauptsächlich dem Genuss dienen und im Allgemeinen keine oder nur unwesentliche Mengen an notwendigen Nährstoffen enthalten, z. B. Kaffee, Tee, Kakao, alkoholische Getränke, Tabak (Energiegehalt!).

Kaffee

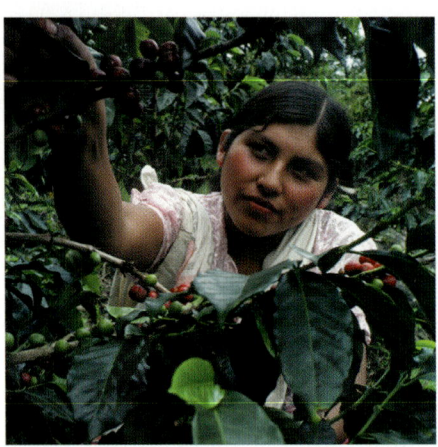

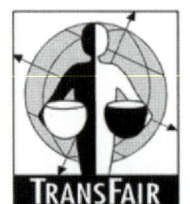

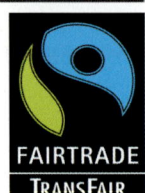

Kaffeekirschen

Von den Kaffeearten haben praktisch nur zwei wirtschaftliche Bedeutung. Es sind dies der **Arabica-Kaffee** zu ca. 70 % und der **Robusta-Kaffee** zu ca. 30 %.

Arabica-Kaffee weist einen aromatisch milden Geschmack und einen Koffeingehalt von 0,8 – 1,3 % auf. Robusta-Kaffee hat einen kräftigen Geschmack und einen deutlich höheren Koffeingehalt (2 –2,5 %). Beide wachsen ausschließlich in tropischen Regionen, Robusta verträgt mehr Niederschlag. Die Qualität wird auch von der Höhenlage des Anbaugebietes bestimmt (Hochlandsorten).

Kaffee gewinnt man aus Kaffeebohnen. Das sind die Samenkerne in den meist zweisamigen Kaffeekirschen des Kaffeebaumes. Nach Entfernung des Fruchtfleisches und der Samenschalen werden diese gewaschen und getrocknet (Rohkaffee).

Für die einzelnen Kaffeemischungen werden Rohkaffeesorten gemischt und geröstet und kommen dann entweder ganz oder gemahlen in den Handel.

 Der **bekannteste Inhaltsstoff des Kaffees** ist das Alkaloid **Koffein**, welches den Kreislauf anregt (Herztätigkeit, Erhöhung des Blutdruckes), kurzfristige Steigerung der Leistungsfähigkeit.

Zu große Mengen von Kaffee führen zu Herzklopfen, Unruhe und Schlaflosigkeit. Für Menschen mit erhöhtem Blutdruck und Herzkrankheiten ist der Genuss von Kaffee bedenklich.

Kaffeebezeichnungen

- **(Koffeinhaltiger) Kaffee** enthält je nach Sorte 0,8 bis 2,5 % Koffein. Gerösteter Kaffee enthält im Durchschnitt 1,25 % Koffein.

- **Koffeinfreier Kaffee:** Aus Rohkaffee wird mit Extraktionsmitteln (Wasser, organischen Lösungsmitteln oder Kohlensäure) ein Großteil des Koffeins oder nahezu alles Koffein entfernt. Die Extraktionsmittel werden entfernt. Entkoffeinierter Kaffee enthält nicht mehr als 0,08 % Koffein.

- **Reizstoffarmer Kaffee** wird durch ein besonderes Verfahren von Reizstoffen befreit, das Koffein bleibt jedoch erhalten.

- **Löslicher Kaffee** (Instant-Kaffee, Kaffeeextrakt): Aus gemahlenem Röstkaffee und Wasser wird industriell Kaffee aufgegossen. In Spezialverfahren (Sprüh- oder Gefriertrocknung) wird diesem das Wasser entzogen.

Kaffee-Ersatzmittel

sind Röstprodukte aus kohlenhydratreichen, allenfalls auch fett- oder gerbstoffreichen Pflanzenteilen (z. B. Feigen, Getreide, Zichorienwurzeln). Sie ergeben durch Aufbrühen mit heißem Wasser ein kaffeeähnliches Getränk.

Malzkaffee wird aus Gerstenmalz, aber auch Roggen- und Weizenmalz gewonnen.

Es gibt außerdem **Zichorienkaffee** (Wurzel des Chicorée bzw. der Wegwarte), **Gersten-, Dinkel-** und **Roggenkaffee, Feigenkaffee, Eichelkaffee**.

Kaffee-Ersatzmittelmischungen sind Mischungen aus den einzelnen Kaffee-Ersatzmitteln.

Im Handel gibt es auch Produkte, bei denen Bohnenkaffee und Kaffeemittel bereits fertig gemischt sind.

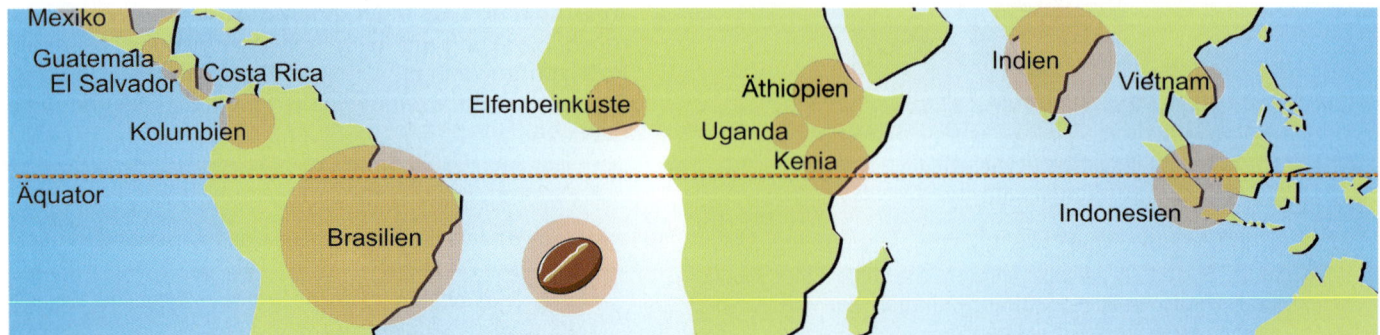

Kaffeeanbaugebiete

Tee

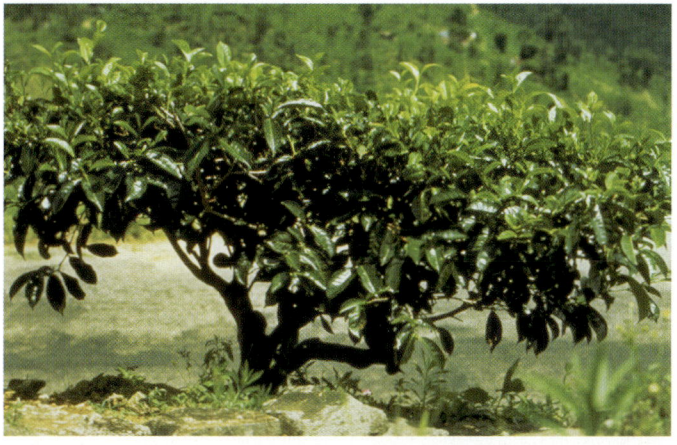

Die Teepflanzen gedeihen zwischen dem 40° nördlicher und dem 30° südlicher Breite. Die beiden bedeutendsten Teepflanzen sind der **China-Teestrauch** und der **Assam-Teestrauch**. Die Blattgröße ist unterschiedlich. Sonst wird die Qualität durch die Lage (Höhenlage) und das Anbaugebiet bestimmt.

Tee sind die aufbereiteten Blätter, Blattknospen und zarten Stiele des Teestrauches, aus denen ein Aufgussgetränk hergestellt wird.

 Die **wichtigsten Bestandteile im Tee** sind **Koffein (Thein, auch Tein)** und **Gerbstoffe**.

Kurz gebrühter Tee wirkt anregend (Koffein ist leicht wasserlöslich), länger gebrühter Tee wirkt aufgrund der nun gelösten Gerbstoffe beruhigend.

- **Schwarzer Tee:** Nach einem Welkprozess werden die Teeblätter gerollt und einer Fermentation (Gärungs- und Oxidationsprozess, der die Veränderung der Blattfarbe und die Aromabildung bewirkt) und einer anschließenden Trocknung unterzogen. Dabei bekommt das Blatt seine schwarze Farbe und die Aroma- und Wirkstoffe werden an das Blatt gebunden. Schwarzer Tee ergibt einen goldgelben, goldbraunen bis kräftig dunkelbraunen Aufguss.

  Schwarzer Tee wird auch als aromatisierter Tee angeboten, von klassischen Aromen wie Räuchern, Earl Grey (Bergamotte) über Fruchtaromen bis zu Phantasiearomen.

- **Oolong-Tee** ist ein halbfermentierter Tee, d. h. die Fermentation wurde unterbrochen. Dieser bringt einen hellbraun-rötlichen Aufguss.

- **Grüner Tee** ist Tee, der nicht fermentiert wurde. Er wird durch Dämpfen, Rollen bzw. Zerkleinern und Trocknen der Blätter hergestellt, ist in der Tasse zitronengelb und hat einen herben Geschmack, da er noch alle Bitterstoffe enthält.

Teeähnliche Erzeugnisse

Für Früchte- und Kräutertees werden Pflanzen oder Pflanzenteile mit kochendem Wasser aufgegossen. In den freien Handel kommen Früchtetees und Kräutertees ohne arzneiähnliche Wirkung. Der Verkauf von Heilkräutertees (Arzneitees) ist Apotheken oder Drogerien vorbehalten. Bei diesen kann auch die Zubereitungsart abweichen und ist jedenfalls auf der Packung angegeben.

Beispiele für Kräuter- und Früchtetees im Handel: Pfefferminz-, Hagebutte-, Melissen-, Kamillen-, Rotbusch-, Matetee und Teemischungen z. B. aus Hagebutten, Apfel-, Orangen-, Zitronenschalen, Heidelbeeren, Hibiscusblüten.

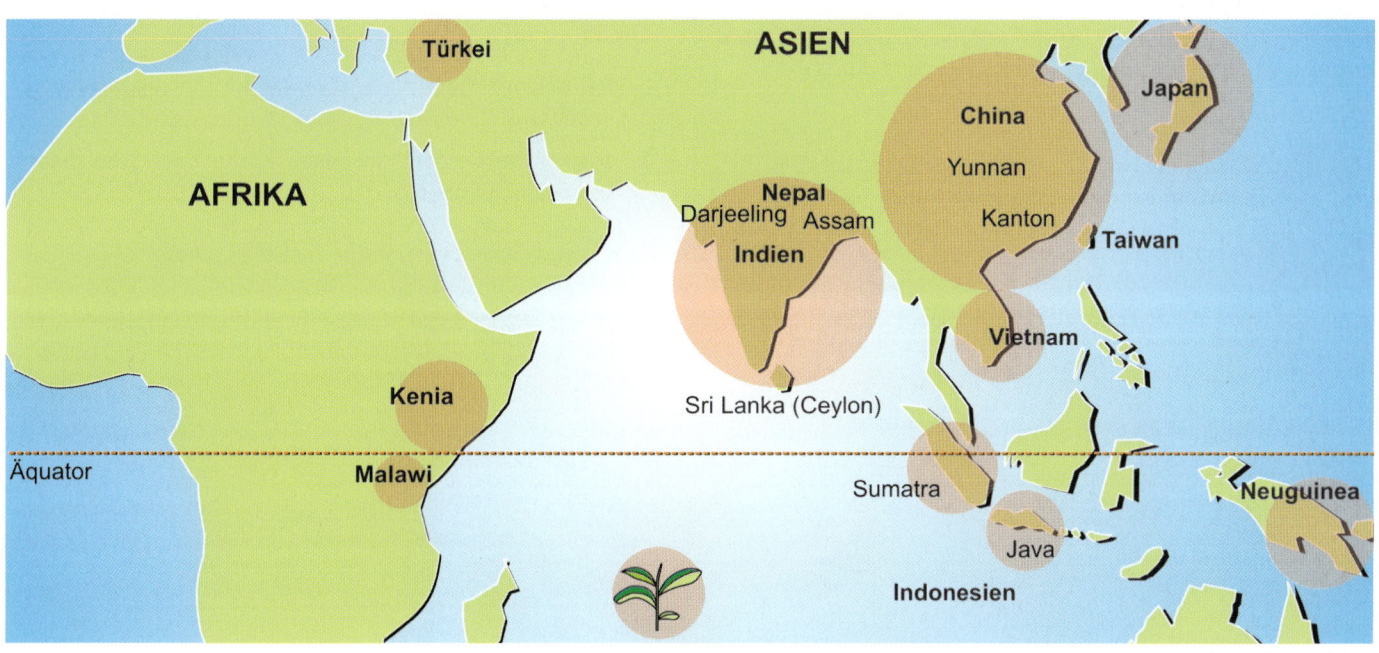

Teeanbaugebiete

Kakao

Kakao wird aus den fermentierten, getrockneten und gereinigten Samenkernen der Kakaofrucht gewonnen. Der anregende Stoff ist das Alkaloid **Theobromin**.

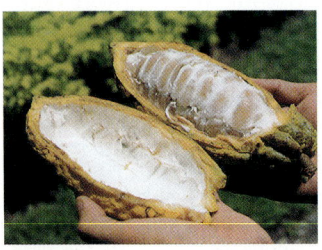

Kakaofrucht

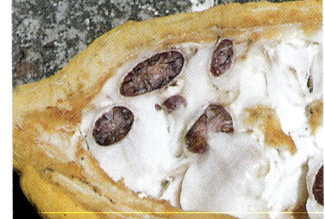

Kakaosamen

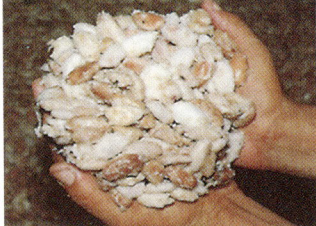

Kakaobohnen

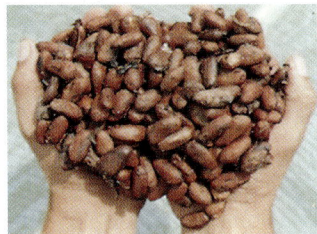

Fermentation

Durch Fermentation der Kakaobohnen und Rösten entwickeln sich die braune Farbe und das Aroma. Die fertig gerösteten Kakaobohnen werden zerkleinert und von den unverwertbaren Teilen befreit. In speziellen Mühlen wird das grobe Pulver zu einer feinen Masse (**Kakaomasse**) vermahlen.

Diese Masse kann entweder direkt zur Schokoladeerzeugung verwendet werden oder wird anschließend gepresst. Daraus entsteht einerseits der **Kakaopresskuchen** (Weiterverwendung: Vermahlen zu Kakaopulver) und die **Kakaobutter** (Weiterverwendung: Schokoladeherstellung).

 Schokolade hat aufgrund des **hohen Zucker-** und **Fettgehaltes** einen hohen Nährwert.

Schokolade wird durch lang andauerndes, feinstes Vermahlen (Konchieren) auf der Grundlage von Kakaomasse, Kakaobutter und Zucker sowie je nach Schokoladenart mit weiteren Zutaten bereitet.

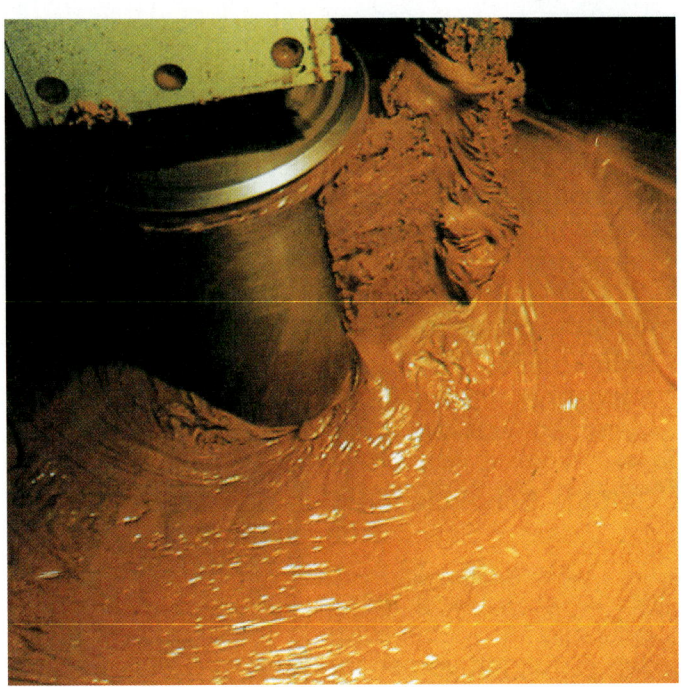

Beim Konchieren wird die Schokolademasse unter ständigem Rühren noch feiner.

- **Kakao(pulver):** 80 % Kakaobestandteile, 20 % Fett
- **Magerkakao(pulver):** Fettgehalt unter 20 %

1. Überlegen Sie alle Gesichtspunkte, die notwendig sind, um Ihren Gästen einen schmackhaften Kaffee servieren zu können.

2. Mit welchen Kräutertees könnten Sie Ihre Teesammlung erweitern?

3. Suchen Sie Rezepte, in denen Kakao oder Schokolade Verwendung finden.

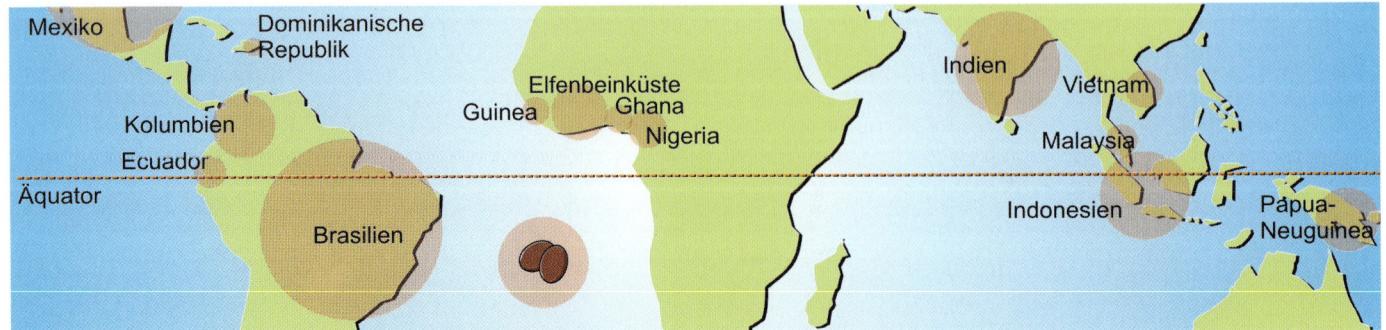

Kakaoanbaugebiete

Alkoholische Getränke

Ethanol ist die allgemein übliche Bezeichnung für Alkohol. Alkohol hat einen sehr hohen Energiewert (29,4 kJ). Dies bedeutet, dass mit Alkohol eine hohe Nahrungsenergie zugeführt werden kann.

Der Abbau erfolgt großteils über die Leber durch das Enzym Alkoholdehydrogenase.

Alkohol entsteht durch Gärung aus zucker- und stärkehaltigen Rohstoffen. Durch Hefen wird Zucker in Alkohol und CO_2 abgebaut.

Zu den alkoholischen Getränken zählen Bier, Wein, Schaumweine (Sekt, Champagner) und die Spirituosen.

 Alkohol ist ein **konzentrierter Energielieferant**, gleichzeitig im Überschuss aufgenommene Kohlenhydrate werden gespeichert, und es kann zu einer Gewichtszunahme kommen.

Wirkung von Alkohol

Alkoholmissbrauch führt nicht nur zu Abhängigkeit, sondern auch zu Stoffwechselveränderungen (z. B. Veränderungen im Glucosestoffwechsel) und Organschäden (Leber, Bauchspeicheldrüse, Nerven-, Herz-Kreislauf-, Immunsystem).

Dem gesundheitsförderlichen Einfluss von Alkohol wurde in einer Studie (French Paradox) versucht, auf den Grund zu gehen. Es werden sekundäre Pflanzenstoffe (Flavonoide und Phenole) dafür verantwortlich gemacht. Da Alkohol aber überwiegend negative Wirkungen auf den Körper hat, kann keine Empfehlung für Alkoholkonsum abgegeben werden.

Blutalkoholgehalt:
1/4 l Bier enthält 10 g Alkohol.
0,15 – 0,2 ‰ Alkohol entspricht 10 g.
0,5 ‰ Fahrverbot (Fahrverbot mit Probeführerschein: 0 ‰!)
1,0 ‰ Sprechschwierigkeiten
2,0 ‰ Torkeln
4,0 ‰ Bewusstlosigkeit

Wein

Wein gewinnt man durch alkoholische Gärung aus dem Saft frischer Weintrauben.

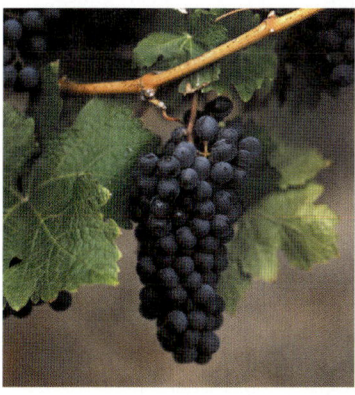 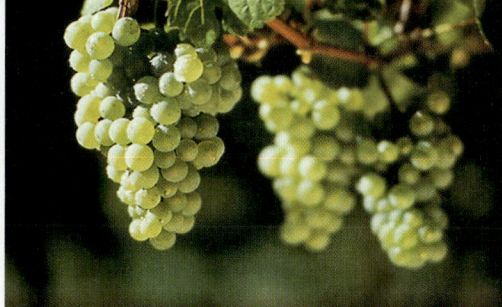 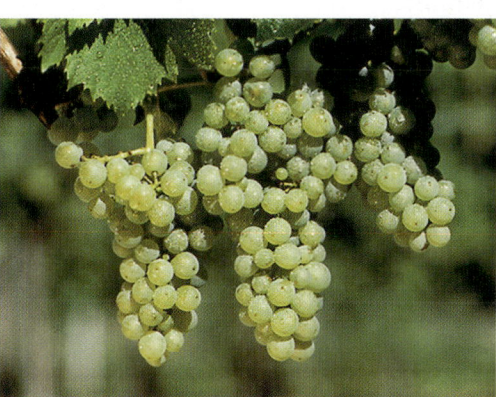

Merlot   Riesling   Müller-Thurgau

- **Weißwein:** Weiße Rebsorten (z. B. Riesling, Müller-Thurgau) werden zerkleinert und gepresst. Der dabei gewonnene Traubensaft wird vergoren.

- **Rotwein:** Rote Rebsorten (z. B. Merlot, Dornfelder, Spätburgunder) werden zerkleinert und in Gärbottichen belassen. Durch die Gärung der Maische entsteht Alkohol, der die roten Farbstoffe aus der Innenseite der Schalen löst.

- **Roséwein** ist hellroter Rotwein. Dabei werden die Rebsorten nur kurz in der Maische belassen. Die Dauer bestimmt den Farbgrad.

- Wie in der gesamten EU werden auch die deutschen Weine in die Güteklassen **Tafelwein** und **Qualitätswein** eingeteilt. Prüfungen erfolgen durch die zuständigen Prüfungsbehörden (Landwirtschafts-Kammer, Weinbauamt).

- **Schaumweine – Champagner – Sekt** enthalten Kohlensäure, die meist durch eine zweite Gärung natürlich entstanden ist.
Es können sowohl Rotwein- als auch Weißweintrauben zur Herstellung verwendet werden.
Als Champagner dürfen nur jene Schaumweine bezeichnet werden, die in einem bestimmten Gebiet in Frankreich (Champagne) produziert werden.

Bier

Nach dem deutschen Reinheitsgebot von 1516 darf deutsches Bier nur aus den Zutaten Hopfen (Hopfenpulver, Hopfenauszüge), Malz und Hefe hergestellt werden. Für untergärige helle Biere wird Gerstenmalz verwendet, für obergärige, dunklere Biere dürfen außerdem Zucker, andere Malze und aus Zucker hergestellte Farbstoffe wie Zuckercouleur verwendet werden.

Ausländische Biere, auch wenn sie nicht dem deutschen Reinheitsgebot entsprechen, dürfen in Deutschland verkauft werden, jedoch müssen alle dem Reinheitsgebot fremden Inhaltsstoffe auf dem Etikett sichtbar angegeben werden.

Hopfen verleiht dem Bier den typischen Geschmack und wirkt konservierend.

Es gibt Schankbier, Vollbier, Spezialbier, Bockbier, alkoholarmes (nicht mehr als 1,9 Vol.-% Alkohol) und „alkoholfreies Bier" (nicht mehr als 0,5 Vol.-% Alkohol).

Spirituosen

Spirituosen sind alle zum menschlichen Genuss bestimmten Getränke, in denen Alkohol als wertbestimmender Bestandteil enthalten ist. Sie enthalten mindestens 15 Vol.-% Alkohol.

Man unterscheidet Edelbrände (z. B. Weinbrand), Spirituosen aus Obst (z. B. Birnenbrand), Spirituosen nach besonderen bzw. traditionellen Verfahren (z. B. Rum, Wodka, Whisky), Konsumbranntweine (z. B. Bitter) und Liköre (z. B. Kirschlikör).

Edelbrände gewinnt man durch Destillation (Brennen) vergorener Maischen oder vergorener zuckerhaltiger Pflanzensäfte. Durch zweimalige Destillation entstehen Produkte mit einem Alkoholgehalt von 55–70 %, welche auf Trinkstärke (35–45 %) verdünnt werden.

So genannte **Powerdrinks** und **Alcopops** sind alkoholische Erfrischungsgetränke mit intensivem Fruchtgeschmack. Sie sind sehr oft auch koffeinhaltig und haben zur Verstärkung ihrer Wirkung Alkohol zugesetzt (Alkoholgehalt ca. 4 Vol.-%).

Nikotin

Tabak enthält neben Nikotin in unterschiedlicher Menge auch **Teer** und **Kohlenstoffmonoxid**.

Teerstoffe setzen sich an den Wänden der Atemwege ab und wirken so negativ auf die Atemleistung.
Nikotin ist eines der stärksten Pflanzengifte, es wirkt zu Beginn anregend, später jedoch lähmend und wird über die Schleimhäute der Atemwege und des Magens resorbiert.
Kohlenstoffmonoxid hemmt den Sauerstofftransport in den Zellen.

Ständiger Nikotingenuss kann zu Durchblutungsstörungen (Raucherbein, Herzinfarkt) und vor allem in der Schwangerschaft zu Komplikationen führen.

 **Passivrauchen birgt die Risiken zu 30 – 50 %.**

1. Diskutieren Sie die physiologischen Auswirkungen von Alkohol, Kaffee und Tee auf den Menschen.

2. Beurteilen Sie folgende Aussage: „Mit einem Pro-Kopf-Konsum von 10,2 l reinem Alkohol befindet sich Deutschland in Europa in der „Spitzengruppe". Besorgniserregend ist der Alkoholkonsum von Jugendlichen, sowie von etwa 14 % der 18- bis 59-jährigen Bevölkerung – insbesondere Männer – mit riskantem, gefährlichem oder Hochkonsum." (Quelle: Ausdruck aus dem Internet-Angebot der Zeitschrift: „Das Parlament" mit der Beilage „Aus Politik und Zeitgeschichte", Deutscher Bundestag und Bundeszentrale für politische Bildung, 2005.)

3. Nennen Sie die bedeutendsten Kaffee- und Teeanbaugebiete.

4. Besorgen Sie sich Unterlagen über die Organisation Fairtrade und erläutern Sie die Grundsätze dieser Organisation.

5. Erklären Sie die Herstellung von Schokolade.

Sicherheit und Kontrolle der Lebensmittel

Das Lebensmittelrecht

2002 wurde mit der Verordnung (EG) Nr. 178/2002 des Europäischen Parlaments und des Rates zur Festlegung der allgemeinen Grundsätze und Anforderungen des Lebensmittelrechts, zur Errichtung der Europäischen Behörde für Lebensmittelsicherheit und zur Festlegung von Verfahren zur Lebensmittelsicherheit ein wichtiger Meilenstein zu einem einheitlichen Lebensmittelrecht in der europäischen Gemeinschaft gesetzt.

Diese Verordnung gilt direkt in den Mitgliedstaaten und schafft die Grundlage für ein hohes Schutzniveau für die Gesundheit des Menschen und die Verbraucherinteressen bei Lebensmitteln unter besonderer Berücksichtigung der Vielfalt des Nahrungsmittelangebots, einschließlich traditioneller Erzeugnisse, wobei ein reibungsloses Funktionieren des Binnenmarkts gewährleistet wird. Diese Verordnung gilt für alle Produktions-, Verarbeitungs- und Vertriebsstufen von Lebensmitteln und Futtermitteln, d. h. vom Feld und Stall bis auf den Teller.

Die Verantwortung für die Sicherheit der Lebensmittel liegt bei den Unternehmen, der Verkehr mit Lebensmitteln wird von den Behörden überwacht.

Das in Deutschland wichtigste **Gesetz über den Verkehr mit Lebensmitteln, Tabakerzeugnissen, kosmetischen und sonstigen Bedarfsgegenständen (LMBG)** regelt das Herstellen, Behandeln, den Verkauf bzw. Verzehr von Lebensrnitteln und sonstigen Gütern des täglichen Bedarfs und wird bis spätestens 2007 an die EG-Verordnung angepasst. Daneben existieren noch ca. 250 weitere Einzelgesetze, Verordnungen und Regelungen, wie z. B. die **Lebensmittelhygieneverordnung, die Hackfleischverordnung, die Lebensmittelkennzeichnungsverordnung, Frucht- und Fleischhygiene-Verordnungen.**

In der **Pflanzenschutzmittel-Höchstmengen-Verordnung** und der **Verordnung über Stoffe pharmakologischer Wirkung** werden Höchstmengen für Belastungen der Lebensmittel mit Resten von Pflanzenschutz- und Schädlingsbekämpfungsmitteln sowie von Tierarzneimitteln festgelegt. (Die Einhaltung dieser Höchstmengen wird regelmäßig mit Hilfe von Stichproben durch unterschiedliche Ämter, Polizeibehörden und Veterinärämter überwacht.)

 Das Lebensmittelrecht verbietet es, gesundheitsschädliche, verdorbene, verfälschte oder falsch bezeichnete Lebensmittel in Verkehr zu bringen.

Verboten ist zum Beispiel der Verkauf von bombierten Fleischkonserven (gesundheitsschädlich), verschimmeltem Brot (verdorben).

Gewässerte Milch, überfette Würste z. B. sind verfälscht; inländische Salami unter der Bezeichnung „original Ungarische Salami" oder Lebensmittel mit falschen Angaben über ihre Haltbarkeit sind falsch bezeichnet.

Für die unter das Lebensmittelgesetz fallenden **Nahrungsergänzungsmittel** und **Zusatzstoffe** (Süßungsmittel, Farbstoffe, andere Zusatzstoffe wie Konservierungsmittel, Emulgatoren, Verdickungsmittel, Antioxidanzien, Säureregulatoren u. a.) und Aromastoffe bestehen bereits in der EU zum größten Teil verbindliche Vorgaben in der Form von Richtlinien, die von den Mitgliedstaaten umgesetzt werden.

Was sind Nahrungsergänzungsmittel?

Nahrungsergänzungsmittel sind Lebensmittel, die dazu bestimmt sind, die normale Ernährung zu ergänzen und die aus Einfach- oder Mehrfachkonzentraten von Vitaminen oder Mineralstoffen oder sonstigen Stoffen mit ernährungsspezifischer oder physiologischer Wirkung bestehen und in dosierter Form in Verkehr gebracht werden, z. B. Kapseln, Pastillen, Tabletten, Pillen und andere ähnliche Darreichungsformen.

Für Zusatzstoffe gilt das **Verbotsprinzip.**

Im Lebensmittel- und Bedarfsgegenständegesetz (LMBG) ist genau angeführt, welcher Zusatzstoff in welchem Lebensmittel in welchen Mengen eingesetzt werden darf. Bei der Verarbeitung von Lebensmitteln gelangen zahlreiche Zusatzstoffe in die Nahrung.

Beispiele für Zusatzstoffe

Zusatzstoffe tragen neben ihrem Eigennamen bei ihrer Kennzeichnung oft nur die E-Nummern, wie z. B.

- **Farbstoffe**
  (z. B. E 100 = Kurkumin; E 104 = Chinolingelb);
- **Konservierungsstoffe**
  (z. B. E 210 = Benzoesäure, E 200 = Sorbinsäure; E 251 = Natriumnitrat);
- **Emulgatoren**
  (z. B. E 322 = Lecithin).

Nicht jeder Zusatzstoff ist von vornherein **gesundheitlich unbedenklich**, z. B. manche Farbstoffe und Süßstoffe. In solchen Fällen ist die Verwendung in den Verordnungen auf bestimmte Lebensmittel eingeschränkt und sind Höchstmengen festgelegt.

Diätetische Lebensmittel tragen den besonderen Ernährungsbedürfnissen von Verbrauchergruppen Rechnung; z. B. Säuglinge (adaptierte Säuglingsmilch), Zuckerkranke (Lebensmittel mit geringem Zuckergehalt, eventuell künstlich gesüßt oder mit Zuckeraustauschstoffen), für Menschen mit Bluthochdruck (natriumarme Lebensmittel), für Menschen mit Zöliakie (glutenfreie Lebensmittel).

Das Lebensmittelgesetz gilt auch für **kosmetische Mittel und Gebrauchsgegenstände.** Zu den Gebrauchsgegenständen gehören z. B. Geschirre, Verpackungsmaterialien, Wasch- und Desinfektionsmittel, Farben und Lacke, Spielwaren, Vorhänge, Möbelstoffe, Bekleidung und Bettwäsche sowie Geräte zur Körperpflege.

Zuständig für das Lebensmittelrecht ist das Bundesministerium für Verbraucherschutz, Ernährung und Landwirtschaft. Wirken Verunreinigungen von Boden, Luft und Wasser auf die Lebensmittel ein, kann auch das Bundesministerium für Umwelt, Naturschutz und Reaktorsicherheit zuständig sein. Diese beiden Ministerien werden durch das Bundesamt für Verbraucherschutz und Lebensmittelsicherheit (BVL) und das Bundesinstitut für Risikobewertung (BfR) unterstützt. Die Überwachung selbst erfolgt durch Lebensmittelkontrolleure, Kreistierärzte und Gesundheitsämter in den einzelnen Bundesländern.

Die obersten Ziele des deutschen Lebensmittelrechtes sind: Gesundheitsschutz sowie Schutz vor Irreführung und Täuschung.

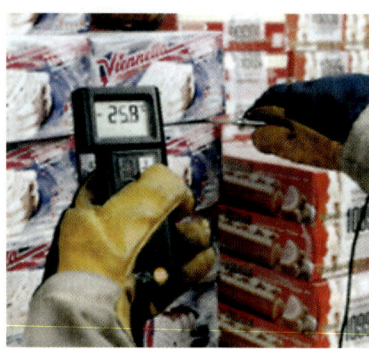

Kontrollmessung der Kerntemperatur

In der EU geht man von einem **mündigen**, sich selbst informierenden **Konsumenten** aus. Daher liegt der Schwerpunkt auf Produktinformation (Informationsphilosophie) und der Kennzeichnung kommt eine zentrale Bedeutung zu.

Nach der Lebensmittelkennzeichnungsverordnung sind die handelsübliche **Sachbezeichnung**, Name und Anschrift des Herstellers, Verpackers oder Vertreibers, die Nettofüllmenge, das Los (Charge), das **Mindesthaltbarkeitsdatum**, die Zutaten, die Temperaturen oder sonstigen Lagerbedingungen, die Gebrauchsanleitung (sofern sie für die bestimmungsgemäße Verwendung erforderlich ist) und der Alkoholgehalt (bei alkoholischen Getränken über 1,2 Vol.-%) anzugeben. Verwendete **Zusatzstoffe sind in der Zutatenliste** mit ihrem Klassennamen (z. B. Konservierungsmittel, Emulgator) gefolgt vom Namen des Zusatzstoffes oder der E-Nummer **zu deklarieren**. Bei der Verwendung von Süßungsmitteln ist in Zusammenhang mit der Sachbezeichnung auf diesen Umstand hinzuweisen.

Manche Menschen reagieren allergisch auf Lebensmittel, darin enthaltene Stoffe oder Zusatzstoffe. Die bedeutendsten bekannten Auslöser von Überempfindlichkeiten (allergene Stoffe) sind aufgrund einer in der EU veröffentlichten Richtlinie seit Dezember 2004 kennzeichnungspflichtig.

Welche Zutaten sind kennzeichnungspflichtig?

- Glutenhaltiges Getreide sowie daraus hergestellte Erzeugnisse
- Krebstiere und Krebstiererzeugnisse
- Eier und Eierzeugnisse
- Fisch und Fischerzeugnisse
- Erdnüsse und Erdnusserzeugnisse
- Soja und Sojaerzeugnisse
- Milch und Milcherzeugnisse (einschließlich Laktose)
- Schalenfrüchte, d. h. Mandel, Haselnuss, Walnuss, Cashewnuss, Pecannuss, Paranuss, Pistazie, Macadamianuss und Queenslandnuss sowie daraus hergestellte Erzeugnisse
- Sellerie und Sellerieerzeugnisse
- Senf und Senferzeugnisse
- Sesamsamen und Sesamsamenerzeugnisse
- Schwefeldioxid und Sulfite.

Zutaten: Grießnockerln (Weizengrieß, gehärtetes pflanzliches Fett, Trockenvollei, Milchzucker, Vollsalz, Geschmacksverstärker Natriumglutamat, Backpulver (Backtriebmittel E 450, E 500), Gewürz), Eierteigwaren (Hartweizengrieß, Eier), Vollsalz, Gemüse, Geschmacksverstärker (Natriumglutamat E 627, E 631), gehärtetes pflanzliches Fett, Stärke, Aromen, Milchzucker, Hefeextrakt, Rindfleischextrakt aus magerem Rindfleisch, Kräuter, Würzmittel, Gewürze.

Lebensmittelkennzeichnung – Sicherheit durch Information

1. Nehmen Sie ein verpacktes Lebensmittel und schreiben Sie auf, wie dieses gekennzeichnet ist.
2. Welche Funktion erfüllt das Lebensmittelgesetz?

Biologische Landwirtschaft (Ökologischer Landbau)

Die biologische Landwirtschaft unterscheidet sich in vielfacher Hinsicht von den anderen landwirtschaftlichen Verfahren. Sie setzt vorzugsweise auf **erneuerbare Ressourcen** und Wiederverwertungsverfahren, bei denen dem Boden die Nährstoffe durch Aufbringen landwirtschaftlicher Abfälle wieder zugeführt werden. Die Tierhaltung ist in besonderem Maße auf das **Wohlergehen der Tiere** und auf die Verwendung natürlicher Futtermittel ausgerichtet. Der ökologische Landbau nutzt die natürlichen Systeme der Schädlings- und der Unkrautbekämpfung und vermeidet den Einsatz von synthetischen Pestiziden, Herbiziden, chemischen Düngemitteln, Wachstumshormonen, Antibiotika und Gentechnik. Biolandwirte verwenden stattdessen eine Reihe von Verfahren, die zur **Erhaltung des ökologischen Gleichgewichts** beitragen und die Umweltverschmutzung eindämmen.

Waren früher biologisch produzierte Lebensmittel außer in der Direktvermarktung, in Bioläden und auf Bauernmärkten kaum erhältlich, so sind sie heute auch in den Regalen der europäischen Supermarktketten zu finden bzw. gibt es heute ganze Bio-Supermarktketten.

Kontrollmaßnahmen

Ebenso wichtig sind die Durchsetzungsverfahren, die sicherstellen, dass alle Erzeuger, die sich als Ökobauern bezeichnen, bei der zuständigen Kontrollstelle ihres Landes eingetragen sind. Diese Stellen werden ihrerseits von Behörden zugelassen und beaufsichtigt.

Die Kontrollen umfassen alle Stufen des Produktionsprozesses einschließlich Lagerung, Verarbeitung und Verpackung. Die Betriebe werden mindestens einmal jährlich kontrolliert, außerdem werden Stichprobenkontrollen durchgeführt. Zu den Sanktionen gehören der sofortige Entzug des Rechts, das betreffende Produkt als ökologisches Erzeugnis zu bezeichnen; im Falle schwerwiegender Verstöße können auch strengere Strafen verhängt werden.

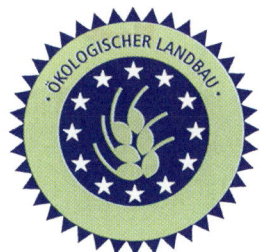

EU-Öko-Siegel

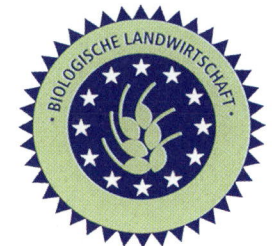

EU-Bio-Siegel

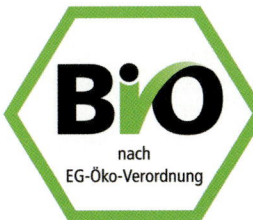

Bio-Siegel

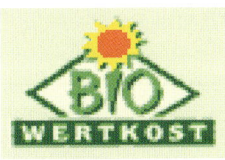

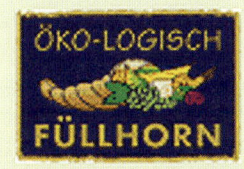

Markenzeichen der Bio-Bauernverbände (Beispiele)

Um die Echtheit der Verfahren der biologischen Landwirtschaft zu gewährleisten, hat die EU einschlägige Rechtsvorschriften erlassen, die sich über die Jahre zu einem umfassenden Regelwerk für die pflanzliche und tierische Erzeugung sowie die Kennzeichnung, Verarbeitung und Vermarktung von Bioprodukten entwickelt haben.

Der Verbraucher erkennt Erzeugnisse aus biologischer Landwirtschaft an dem Hinweis auf die biologische Landwirtschaft verbunden mit der Angabe des Namens der Kontrollbehörde oder -stelle bzw. deren Codenummer. Weitere Garantiezeichen sind das EU-Logo sowie Gütesiegel von Ländern und Bioverbänden.

Novel Food – Gentechnikfreie Lebensmittel – Functional Food

■ **Neuartige Lebensmittel (Novel Food)**

sind Lebensmittel und Lebensmittelzutaten, die bisher in der EU noch nicht in nennenswertem Umfang für den menschlichen Verzehr verwendet wurden. Dies sind z. B. Lebensmittel oder Lebensmittelzutaten aus bisher nicht verwendeten Pflanzen, Algen oder Pilzen.

■ **Genetisch veränderte Lebensmittel**

sind Lebensmittel und Lebensmittelzutaten, die aus oder durch genetisch veränderten Organismen (GVO) oder aus deren Derivat hergestellt werden.

Für beide bestehen Regelungen in der EU, die ein Inverkehrbringen erst nach einer Sicherheitsbewertung zulassen. Genetisch veränderte Lebensmittel oder solche, die genetisch veränderte Zutaten enthalten, sind zu kennzeichnen. In Verbindung mit dem Lebensmittel oder der Zutat ist die Kennzeichnung „genetisch verändert" oder „aus genetisch verändertem (Bezeichnung der Zutat oder des Organismus) hergestellt" vorgeschrieben.

■ **„Gentechnikfreie Lebensmittel"**

sind Lebensmittel, bei deren Erzeugung auf allen Stufen der Produktion und Verarbeitung keine genetisch veränderten Organismen oder deren Derivate verwendet werden. Das bedeutet, dass auch Pflanzenschutzmittel, Düngemittel und Futtermittel keine GVO enthalten oder aus diesen hergestellt sind.

■ **Functional Food**

Lebensmittel, die zu ihrer ernährungsphysiologischen Bedeutung eine weitere positive Funktion für die Gesundheit, die physische Leistungsfähigkeit oder das Wohlbefinden haben, werden als funktionelle Lebensmittel bezeichnet.

■ **Food Design**

Es werden neuartige Produkte aus isolierten pflanzlichen bzw. tierischen Rohstoffen mit Hilfs- und Zusatzstoffen hergestellt.

Sachgemäße Aufbewahrung und Behandlung der Nahrungsmittel

Ungeheure Werte gehen jährlich durch falsche Aufbewahrung verloren, denn viele Nahrungsmittel sind leicht verderblich. Verdorbene Lebensmittel können schwere Erkrankungen verursachen (Lebensmittelvergiftungen).

Ursachen für den Lebensmittelverderb

- **Zu geringe Luftfeuchtigkeit**
  Austrocknen, z. B. von Brot, Kuchen.

- **Zu hohe Luftfeuchtigkeit**
  Feuchtwerden, z. B. von Keksen, Verklumpen von Salz, Zucker.

- **Frost**
  Zerstörung der Zellwände, z. B. von Kartoffeln, Obst.

- **Licht**
  Geschmacksveränderungen, Farbveränderungen, Beschleunigen von chemischen Veränderungen, z. B. bei Milch, Butter, Fleischwaren, Fetten, Ölen; Licht beschleunigt z. B. das Ranzigwerden.

- **Wärme**
  Beschleunigung chemischer und mikrobieller Veränderungen,

Hauptursache für den Verderb von Lebensmitteln sind überwiegend **Kleinstlebewesen (Mikroorganismen)** und **Schadinsekten** (Vorratsschädlinge). Viele solcher Kleinstlebewesen werden erst unter dem Mikroskop für den Menschen sichtbar. Die wichtigsten Mikroorganismen sind **Bakterien, Hefen** und **Schimmelpilze.** Unter günstigen Bedingungen vermehren sie sich sehr rasch. Manche bilden Giftstoffe, manche sind Erreger von Infektionskrankheiten.

Ein hoher Wassergehalt der Nahrungsmittel ist notwendig für die Vermehrung von Bakterien und Hefen. Schimmelpilze können sich auch bei niedrigem Wassergehalt vermehren: z. B. auf Nüssen oder Brot. Die meisten Bakterien vermehren sich bei Temperaturen zwischen 4 °C und 55 °C, besonders rasch zwischen 15 °C und 45 °C. Kälteliebende Bakterien (Kühlschrankbakterien) und Schimmelpilze vermehren sich auch noch bei Temperaturen unter 0 °C, allerdings sehr langsam: Gekühlt aufbewahrte Lebensmittel sind einige Zeit, jedoch auch nur beschränkt haltbar.

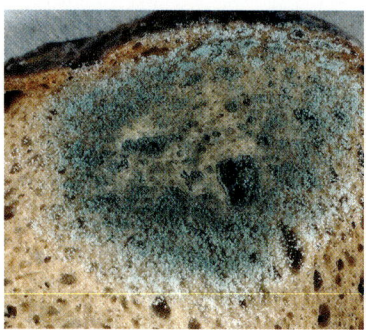
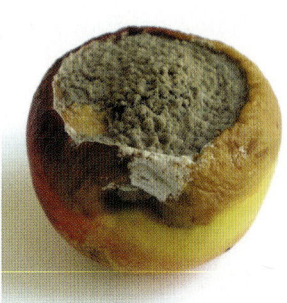

Lebensmittelverderb durch Schimmelpilze

Lebensbedingungen für Mikroorganismen

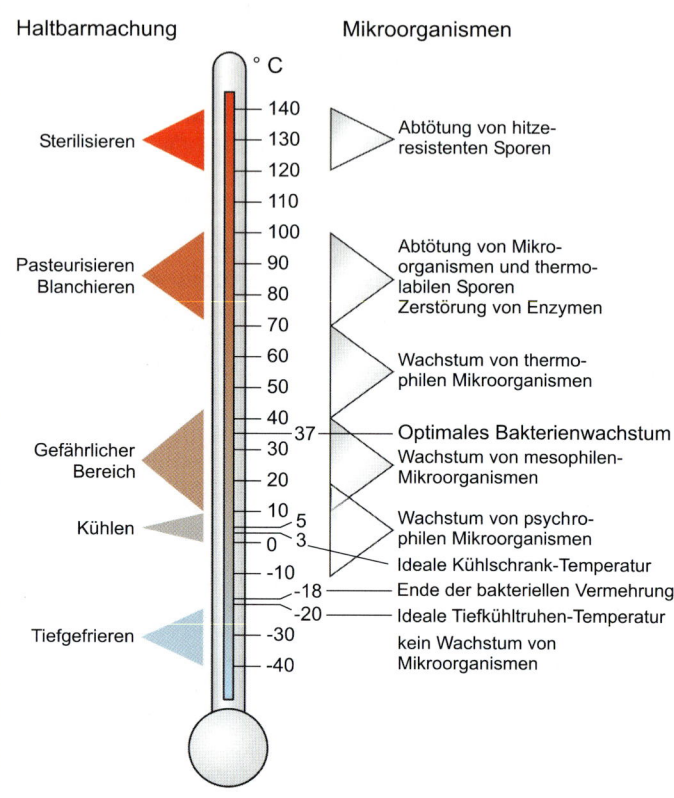

Was bedeutet …

hitzeresistent	=	widerstandsfähig gegen Wärme
thermolabil	=	nicht wärmebeständig
thermophil	=	wärmeliebend
mesophil	=	den mittleren Temperaturbereich liebend
psychrophil	=	kälteliebend

Bei Tiefkühltemperaturen (–18 °C und darunter) kommt die Vermehrung sämtlicher Mikroorganismen zum Stillstand. Sie werden aber nicht abgetötet (Salmonellen). Auch Enzyme wirken weiter (Farbveränderung im Gemüse, Fettveränderungen).

Mikroorganismen benötigen für die Vermehrung Nährstoffe: Kohlenhydrate und Eiweiß, selten Fett.

> **!** **Besonders leicht verderben:**
>
> **Wasserreiche, kohlenhydrat- oder eiweißhaltige Lebensmittel:** Fleisch, Wurst, Fisch, Pilze, gekochter Reis, gekochte Teigwaren, gekochte Kartoffeln, gekochtes Gemüse.

Milch und milchhaltige Speisen, wie Cremes und Puddings und zahlreiche Bakterien vermehren sich auch unter **Luftabschluss**: z. B. in Vakuumpackungen und Konserven.

Optimale Lagerung im Kühlschrank:

- Fisch, Fleisch, Geflügel im unteren Bereich (am kältesten) auf der Glasplatte lagern.
- Milch und Milchprodukte sortiert man eine Etage höher ein.
- Käse, zubereitete Speisen und geräucherte Fleischwaren gehören ins oberste Fach.
- Butter, Eier und Getränke lagern am besten in den Türfächern.
- Obst und Gemüse gehören in die abgetrennten Fächer im untersten Bereich des Kühlschranks.

Zu beachten ist außerdem, dass nur Kühlschränke mit einem 3- oder 4-Stern-Fach eine Temperatur von – 18 °C aufweisen.

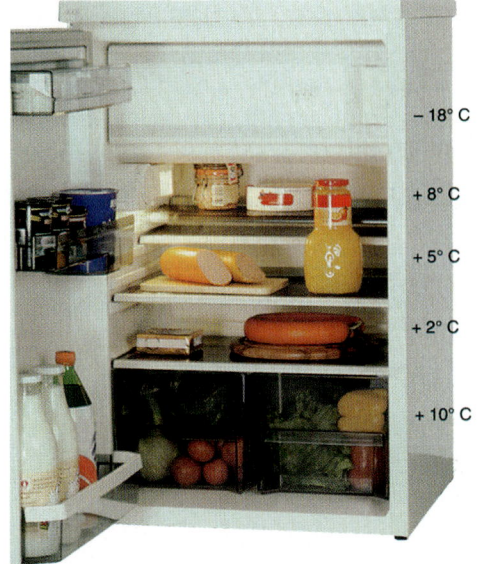

Konservieren

ist eine Haltbarmachung von Lebensmitteln auf begrenzte Zeit, d. h. der Lebensmittelverderb wird verzögert.

Konservierungsmethoden

Konservierungsart	Konserviert durch	Beschreibung	Möglichkeiten
Kühlen	Wärmeentzug 0 °C bis höchstens + 6 °C im Kühlschrank	Entwicklung der Mikroorganismen wird verlangsamt	Milch und Milchprodukte, Fleisch, Fisch, Eier, Obst, Gemüse
Tiefgefrieren	Wärmeentzug mindestens – 18 °C	Noch stärkerer Wärmeentzug, Mikroorganismen werden nicht abgetötet, nur die Vermehrung wird verhindert, Wirkung von Enzymen wird gleichfalls verlangsamt, Ranzigwerden von Fetten.	Fleisch, Fisch, Gebäck, Convenience-Produkte, Obst, Gemüse (Ausnahme Blattsalate), Milch (Ausnahme Käse)
Trocknen	Wasserentzug Trocknungsanlagen	Hier wird durch Wasserentzug Ähnliches erzielt wie beim Tiefgefrieren.	
Gefriertrocknen	Wasserentzug bei bis zu – 35 °C	Aus tiefgekühlter Ware wird Wasser entzogen.	Kräuter, Kaffee, Tee, Gemüse, Pilze
Pasteurisieren von Milch und Milchprodukten	Hitzeeinwirkung bis 85 °C bis zu einigen Minuten	Durch die Hitzeeinwirkung können einige Mikroorganismen abgetötet werden. Bakteriensporen können überleben.	Milch, Milcherzeugnisse Haltbarkeit nur bei Kühlung gewährleistet.
Pasteurisieren von Obst- und Gemüseerzeugnissen	Hitzeeinwirkung bis 100 °C	Mikroorganismen werden abgetötet, hoher Säuregehalt verhindert das Keimen, es können Bakteriensporen überleben.	Essiggurken, Mixed Pickles, Obstsäfte, Kompotte
Sterilisieren	Hitzeeinwirkung unter Druck – Wasserdampf bis zu 121 °C	Mikroorganismen und Bakteriensporen werden durch Hitze abgetötet.	Gemüse, Obst, Fisch, Fleisch
Wasserentzug durch Salzen, Zuckern und Pökeln	Wasserentzug Kochsalz, Pökelsalze, Zucker	Durch Wasserentzug werden Mikroorganismen gehemmt oder abgetötet.	Pökelwaren, in Salz eingelegtes Gemüse, Fische
Säuern durch Essig und Mikroorganismen	Säureeinwirkung	Durch Säuren oder säurebildende Mikroorganismen werden Verderbniserreger gehemmt.	Gurken, rote Bete, Möhren, Sauerkraut

- **Backwaren**, z. B. Brot, nach 1-stündiger Auftauzeit 10 Minuten im Backofen aufbacken. Falls das Brot während des Einfrierens altbacken wurde, wird dies auf diese Weise aufgehoben.

- **Kleine Fleischstückchen**, Gemüse, Kartoffelknödel, Pommes frites usw. **unaufgetaut** sofort garen: Die Lebensmittel behalten so ihre Form, weniger Zellsaft geht verloren.

- **Größere Fleischstücke**, ganzes Geflügel usw. erst langsam, am besten im Kühlschrank, ganz auftauen lassen, dann sofort garen. Die Lebensmittel könnten sonst nicht vollständig durchgegart werden. Lebensmittelvergifter könnten sich vermehren und zu einer Lebensmittelvergiftung führen.

- **Aufgetaute** oder angetaute Tiefkühlkost **nicht nochmals einfrieren**: Mikroorganismen in den Lebensmitteln sind nicht abgetötet. Die Lebensmittel verderben.

 Diskutieren Sie, welche Konservierungsverfahren heute aktuell sind.

Haltbarmachung durch Bestrahlung

Um Lebensmittel vor dem Verderb zu schützen, wird in vielen Ländern die Bestrahlung als Möglichkeit, Lebensmittel haltbarer zu machen, eingesetzt.

- Auskeimen von Kartoffeln und Zwiebeln wird verhindert.

- Keimverminderung bei Gewürzen

- Früchte bleiben länger optisch frisch.

- Mikroorganismen können abgetötet werden (z. B. Salmonellen bei Geflügel).

- Eigenschaften von Lebensmitteln werden beeinflusst (z. B. erhöhte Saftgewinnung bei Obst).

Bei der Bestrahlung von Lebensmitteln werden ionisierende Strahlen (**Gamma-Strahlen**) eingesetzt.

In Deutschland wird diese Form des Haltbarmachens derzeit nicht angewendet. Es gibt innerhalb der EU Regelungen über die Bestrahlung von Lebensmitteln, die Erzeugnisgruppen und die maximale Dosis wird festgelegt. Die Bestrahlung wird vor allem zur Entkeimung von Gewürzen verwendet.

Bestrahlte Lebensmittel sowie Zutaten sind zu kennzeichnen.

Lebensmittelvergiftungen

Als Lebensmittelvergiftungen werden Infektionskrankheiten (z. B. **Salmonellosen, Listeriosen**) und echte Vergiftungen durch von Bakterien oder Pilzen gebildete Giftstoffe (**Toxine**) bezeichnet.

Erreger

Bezeichnung	Vorkommen	Auswirkungen
Salmonellen	Darm von Mensch und Tier	Übelkeit, Durchfall, Fieber
Staphylokokken	Eitrige und entzündete Wunden; Nasen- und Rachenraum	bilden Giftstoffe
Sporenbildner	Darm von Tier und Mensch	bilden Giftstoffe
Clostridium botulinum	Boden	

Säuglingsbotulismus

Durch eine Gabe von rohem Honig im ersten Lebensjahr kann es zu dem seltenen Säuglingsbotulismus kommen, der bis zum Tod des Säuglings führen kann. Im Darm des Säuglings entwickeln sich die Bakterien weiter und bilden die Giftstoffe.

Roher Honig sollte daher im ersten Lebensjahr nicht zur Säuglingsernährung verwendet werden.

Voraussetzung für das Zustandekommen einer Lebensmittelvergiftung

- **Verunreinigung** des **Lebensmittels** durch Lebensmittelvergifter.

- **Vermehrung der Erreger im Lebensmittel** Keine Vermehrung findet in sauren Lebensmitteln statt: z. B. Kompotten, Fruchtsäften, Sauergemüse.

- **Abtötung der Erreger** Salmonellen und Staphylokokken bei 70 °C, Sporenbildner erst nach stundenlangem Kochen oder bei Erhitzen unter Druck bei 121 °C.

- **Mykotoxine wie das Aflatoxin** (z. B. in Pistazien) oder **Patulin** (z. B. in Fruchtsaft) werden von Schimmelpilzen im Substrat Lebensmittel gebildet, in flüssigen Lebensmitteln können sie das ganze Lebensmittel durchdringen.

1. Nennen Sie Lebensmittel, bei denen die Bildung von Schimmel erwünscht ist.

2. Diskutieren Sie, ob verschimmeltes Brot noch genießbar ist.

- Getrennte Geräte und Geschirre für Fleisch, Geflügel, Eier und Gemüse verwenden und nach der Arbeit gründlich reinigen.
- Mit Verletzungen an Fingern und Händen Speisen nicht anfassen.
- Hände häufig und gründlich waschen.
- Nicht auf Speisen husten oder niesen.
- Mayonnaisen und Kartoffelsalat ausreichend säuern.
- Speisen nicht lauwarm stehen lassen.
- Speisen im Kühlschrank unter 6 °C lagern.
- Vorgekochte Speisen oder Nahrungsmittelreste rasch kühlen und vor dem Verzehr nochmals gründlich durcherhitzen.
- Verschimmelte Lebensmittel sind zur Gänze zu vernichten.

Lebensmittelhygiene

Aus hygienischer Sicht sind die Anforderungen an folgende Teilbereiche zu beachten:

- Räume, Einrichtungen, Geschirr
- Handwaschbecken, Garderoben, Toiletten
- Reinigung, Desinfektion, Vorsorge gegen tierische Schädlinge
- Persönliche Hygiene
- Anlieferung und Lagerung von Lebensmitteln
- Behandlung und Verarbeitung von Lebensmitteln
- Behandlung von fertig zubereiteten Speisen und Speisenausgabe

Das ist zu beachten:

- Die Räume sind regelmäßig auf **Schädlinge** zu untersuchen.
- Geschirr, Besteck und Geräte sind möglichst in Geschirrwaschmaschinen zu reinigen.
- **Persönliche Hygiene** gilt als oberstes Gebot für alle Beschäftigten in der Küche.
  Bei Erkrankung (Grippe) oder Infektionen (offene Wunden) nicht für andere kochen oder mit Lebensmitteln direkt arbeiten.
- Vor Arbeitsbeginn **Hände** gründlich reinigen.
- Nach jeder **Toilettenbenützung** und nach Verrichtung von Schmutzarbeiten Hände waschen.
  Die Fingernägel kurz und sauber halten.
- **Fleisch** und **Gemüse** an räumlich getrennten Plätzen verarbeiten.
- Bei der Herstellung von **Wurst-, Fleisch-** und **Gemüsesalaten** mit Mayonnaise ist zusätzlich Essig zuzugeben.
- Unter **Kühllagerung** versteht man eine Lagerung bei Temperaturen möglichst unter 15 °C.
- **Gekühlte Lagerung** soll bei Temperaturen unter 4 °C erfolgen.

HACCP

Über alle Vorgänge im Betrieb sind Aufzeichnungen zu führen: HACCP.

HACCP steht für **H**azard **A**nalysis **C**ritical **C**ontrol **P**oints.

Bei diesem System sind folgende **Grundsätze** anzuwenden:

- Analyse der potenziellen Risiken für Lebensmittel bei den Herstellungsprozessen,
- Festlegung und Identifizierung der Punkte, an denen Risiken auftreten können,
- Feststellung und Durchführung wirksamer Prüf- und Überwachungsverfahren für diese Punkte.

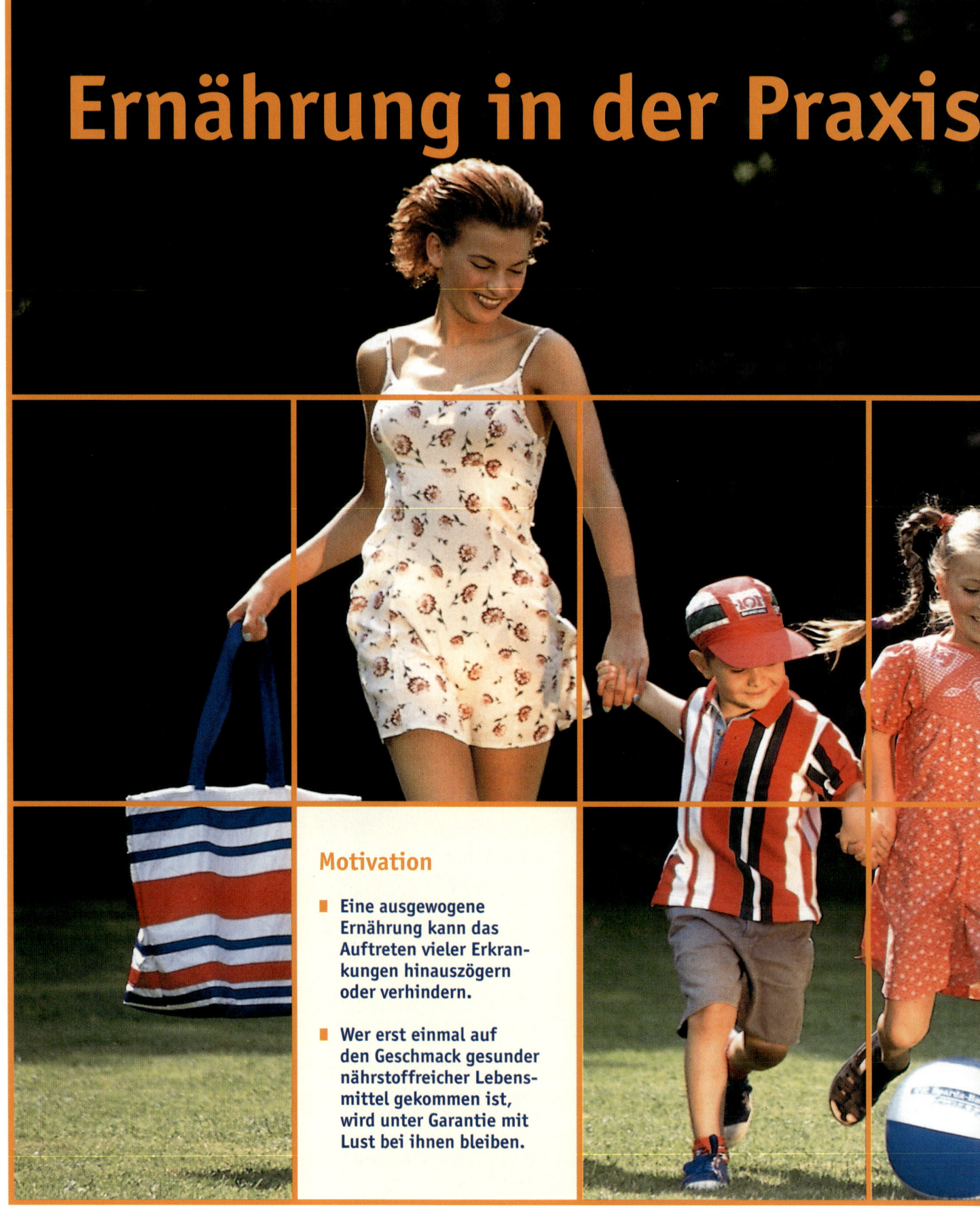

Ernährung in der Praxis

Motivation

- Eine ausgewogene Ernährung kann das Auftreten vieler Erkrankungen hinauszögern oder verhindern.

- Wer erst einmal auf den Geschmack gesunder nährstoffreicher Lebensmittel gekommen ist, wird unter Garantie mit Lust bei ihnen bleiben.

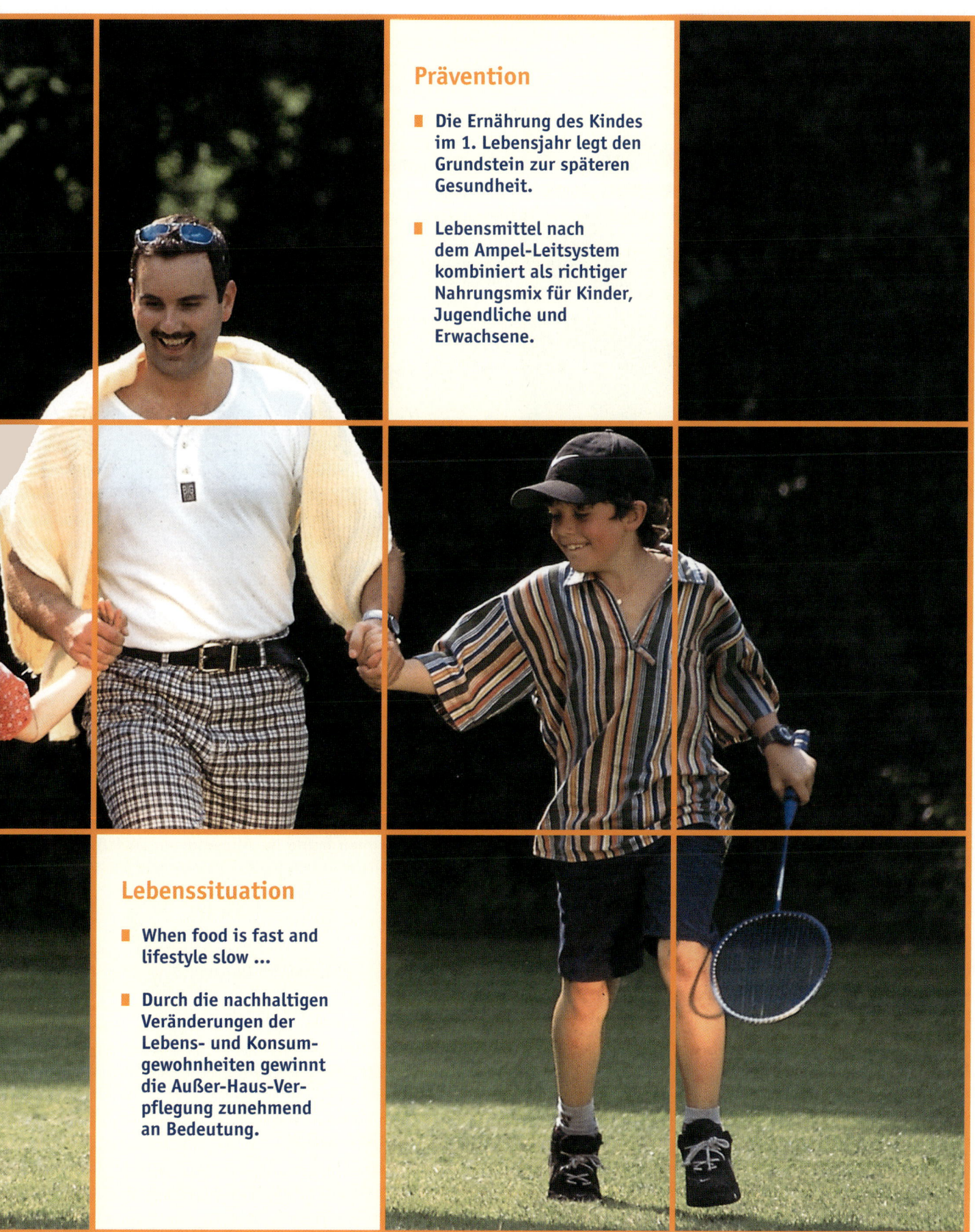

Prävention

- Die Ernährung des Kindes im 1. Lebensjahr legt den Grundstein zur späteren Gesundheit.

- Lebensmittel nach dem Ampel-Leitsystem kombiniert als richtiger Nahrungsmix für Kinder, Jugendliche und Erwachsene.

Lebenssituation

- When food is fast and lifestyle slow ...

- Durch die nachhaltigen Veränderungen der Lebens- und Konsumgewohnheiten gewinnt die Außer-Haus-Verpflegung zunehmend an Bedeutung.

Anforderungen an eine gesunde Ernährung

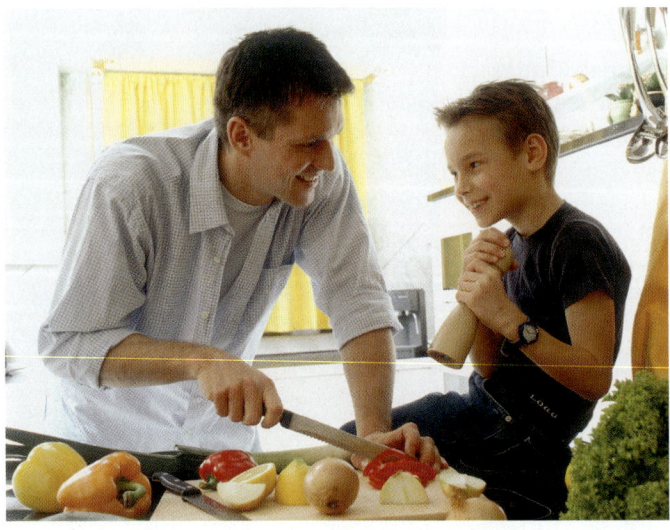

Soll durch die Ernährung **Gesundheit** und **Leistungsfähigkeit** erhalten bleiben, muss sie verschiedene Bedingungen erfüllen:

- Die Nahrung muss **vollwertig** sein, d. h. in ausreichender Menge **alle Nährstoffe**, vor allem auch bioaktive Stoffe wie Mineralstoffe, Ballaststoffe, sekundäre Pflanzeninhaltsstoffe und Vitamine, **enthalten**.

- Die Nahrung soll der **Arbeitsleistung**, dem **Lebensalter**, dem **Klima** und der **Jahreszeit** entsprechen.

- Der **körperlich Arbeitende** verlangt nach kräftiger, reichlich Energie spendender Kost, während bei **sitzender Tätigkeit** geringerer Nahrungsbedarf besteht. Trotzdem müssen dem Körper alle notwendigen Stoffe, vor allem Eiweiß, Mineralstoffe und Vitamine, zugeführt werden. Bei sitzender Lebensweise sollte die Nahrung keine schwer verdaulichen Nahrungsmittel enthalten.

- In der **heißen** Jahreszeit haben wir mehr Bedarf nach erfrischender, leicht verdaulicher Kost, während sich im **Winter** der Fettbedarf etwas erhöht.

- **Mehrere kleine Mahlzeiten** am Tage sind gesünder als nur drei große Einzelmahlzeiten. Verdauungsapparat und Stoffwechsel werden so weniger belastet.

- Die Nahrung muss **abwechslungsreich** sein in der Auswahl der Nahrungsmittel und der Zubereitung, in Farbe und Form.

- Die Kost soll **gemischt** sein, d. h. sie soll pflanzliche und tierische Nahrungsmittel enthalten. Vor allem dürfen frisches rohes Obst und Gemüse, Milch und Milcherzeugnisse in unserer Nahrung nicht fehlen.

- Die Nahrung muss **richtig zubereitet** sein. Sie darf bei der Zubereitung nicht entwertet worden sein, z. B. durch Wässern oder zu langes Kochen. Die Nahrungsmittel müssen jedoch für den Körper gut ausnutzbar sein, d. h. gegart oder entsprechend zerkleinert.

- Die Speisen müssen **schmackhaft und appetitlich angerichtet** sein, damit der Appetit angeregt wird und ausreichend Verdauungssäfte abgesondert werden. Zu starkes Würzen, vor allem mit Salz, könnte jedoch der Gesundheit schaden.

- Die Nahrung muss **richtig gegessen** werden: Sie darf weder zu heiß noch zu kalt sein. Besondere Vorsicht ist bei kalten Speisen aus dem Kühlschrank geboten. Kalte und warme Speisen nicht in zu raschem Wechsel genießen. Die Nahrung muss in regelmäßigen Abständen und in Ruhe gegessen und gut gekaut werden, um dem Körper die Verdauung zu erleichtern.

Die häufigsten Ernährungsfehler

- Viele Menschen kommen **ohne Frühstück an den Arbeitsplatz**. Da die wenigsten gleich zu Beginn der Arbeit Gelegenheit haben, etwas zu essen, kommt es häufig bald zu Arbeitsunlust, Nervosität und Müdigkeit. Es ist notwendig, ein gutes, nahrhaftes Frühstück in Ruhe einzunehmen, denn nach einem entsprechenden Frühstück kann man viel besser arbeiten.

- **Unregelmäßige Mahlzeiten** und **einseitiges** Mittagessen am Arbeitsplatz können auf die Dauer zu Erkrankungen führen. Das Mittagessen soll 30–40 % der Gesamtnahrung ausmachen. Die Mahlzeiten der Kantinen und Gaststätten bedürfen meist einer **Aufwertung** durch Frischkost. Es sollte also nebenher Obst gegessen oder Fruchtsaft getrunken werden. Wer keine Gelegenheit zu einer warmen Mahlzeit hat, sollte auch bei kalter Mittagskost für Abwechslung sorgen und sich nicht einseitig mit Wurstbroten ernähren. Gut geeignet zum Mitnehmen an den Arbeitsplatz sind Käse, Jogurt, Obst, rohe Gemüsesalate. In diesem Fall sollte aber abends eine warme, leicht verdauliche Mahlzeit eingenommen werden.

- Durch das überreiche Angebot an Nahrungsmitteln aller Art **isst man heute im Allgemeinen zu fett und zu reichlich.** Dadurch werden die Verdauungsorgane überlastet und das Gewicht steigt an. Viele Gesundheitsschäden, vor allem Herz-Kreislaufstörungen, sind darauf zurückzuführen.

- Oft werden aber auch zum Schaden der Gesundheit **falsche Schlankheitskuren** durchgeführt. Wie viel man essen soll, lässt sich nicht festlegen. Es ist vorwiegend von der Arbeitsleistung abhängig.

> **!** Auf keinen Fall sind Kaffee und Zigaretten Ersatz für warmes Mittagessen!
>
> Viele Krankheiten lassen sich vermeiden, wenn man weniger und fettärmer isst!
>
> Crashkuren (Radikalkuren) sind keine Lösung und das Einnehmen von Schlankheitsmitteln sollte nur unter ärztlicher Kontrolle geschehen!

Ernährung während der Schwangerschaft

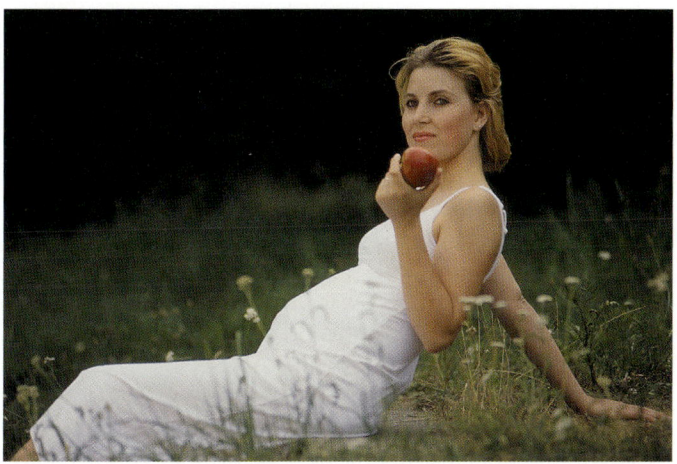

Während der Schwangerschaft ist eine richtige Lebensweise und Ernährung für die normale Entwicklung des Kindes und für die Gesundheit der Mutter wichtig.

 In der Schwangerschaft Vorsicht bei Functional Food, A-C-E-Getränken und Vitaminpräparaten.

Folgende **Regeln** sollten **bei der Ernährung** beachtet werden

- Die **Energiezufuhr** sollte **nicht wesentlich erhöht** werden.
- Die Gewichtszunahme sollte bis zur Geburt nicht mehr als 10–12 kg betragen.
- Der Fett- und Kohlenhydratbedarf ist nicht wesentlich gesteigert.
- Der **Eiweißbedarf** ist ab dem 4. Monat **gesteigert** (täglich 10 g Eiweiß zusätzlich). Auf Zufuhr von biologisch hochwertigem Eiweiß ist zu achten. Daher sollen 50 % des Eiweißbedarfes durch tierisches Eiweiß gedeckt werden.
- Der **Vitamin-** und **Mineralstoffbedarf ist gesteigert**, erhöhter Bedarf vor allem an Vitamin A, C, D, B_1, B_2, B_6, B_{12} sowie Eisen und Calcium.
- Jodprophylaxe
- Schwangere neigen zu Ödembildung (Ansammlung von Wasser im Körper). Aus diesem Grunde sollten die Flüssigkeitszufuhr und die Kochsalzzufuhr (4–5 g) beachtet werden.
- Blähende Speisen sollten gemieden werden.
- Tee und Kaffee sollen mäßig genossen werden.
- Medikamente nur nach Absprache mit dem Arzt
- Rohe Speisen (Fleisch – Toxoplasmose), Rohmilchweichkäse, geräucherter Lachs (Listerien) meiden, kein zu enger Kontakt mit Tieren (Katzenkot – Toxoplasmose).
- Alkohol und Nikotin sind gänzlich zu meiden.

Ernährung des Säuglings

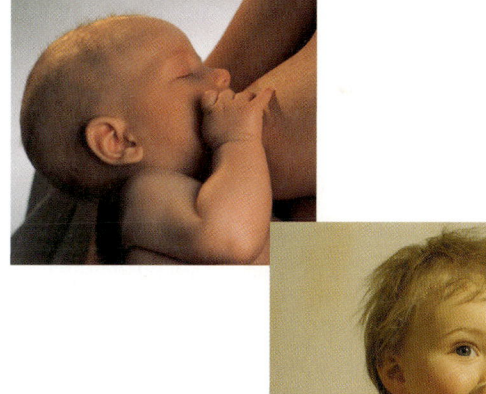

Während der Schwangerschaft erhält das Kind alle benötigten Nährstoffe auf dem Blutweg über die Plazenta von der Mutter. Nach der Geburt ist die beste Nahrung die **Muttermilch.** Sie besitzt alle lebensnotwendigen Bestandteile in leicht verwertbarer Form und in optimaler Zusammensetzung. Wenn genügend Milch vorhanden ist, trinkt der Säugling so lange, bis er genug hat: In der Fachsprache nennt man das „ad libitum".

Vorteile der Muttermilchernährung

Muttermilch enthält arteigenes Eiweiß, es werden keine Abwehrreaktionen ausgelöst. Die Immunglobuline der Muttermilch bedeuten Schutz vor Infektionen, vor allem des Verdauungstraktes und schützen vor Allergien.

Muttermilch besitzt einen hohen Gehalt an essenziellen Fettsäuren (Linol- und Linolensäure). Die Konzentration an Mineralstoffen ist geringer als die der Kuhmilch (Entlastung der Niere). In der Regel ist Muttermilch bakterienfrei (Vorbeugung vor Infektionen). Muttermilch ist bei richtiger Temperatur jederzeit trinkfertig vorhanden – der Hautkontakt wirkt beruhigend.

Ernährung mit Säuglingsmilchnahrung

Kuhmilch muss in ihrer Zusammensetzung der Muttermilch angepasst (adaptiert) werden. Der Gehalt an Eiweiß und Mineralstoffen ist höher und muss durch Verdünnen herabgesetzt werden. Der Gehalt an Milchzucker ist niedriger und wird durch das Verdünnen weiter herabgesetzt; Kohlenhydrate, z. B. in Form von Milchzucker, sind zuzusetzen.

1. Nennen und begründen Sie die Vorteile der Muttermilch.
2. Erörtern Sie, wie lange ein Säugling gestillt werden kann.

Die im Handel erhältliche adaptierte Säuglingsmilch wird überwiegend in Pulverform angeboten. Die Zusammensetzung ist dem jeweiligen Lebensalter angepasst. Auf der Packung sind der Verdünnungsfaktor und die empfohlene Trinkmenge angegeben. Neben adaptierter Säuglingsmilch ist auch teiladaptierte Säuglingsmilch im Handel, die meist einen höheren Nährstoffgehalt besitzt.

Regeln für die Ernährung im ersten Lebensjahr

- **Ab der Geburt**
  Bald nach der Geburt stellt sich ein Fütterungsrhythmus ein – beim Stillen wie bei der „künstlichen" Ernährung: 5 bis 6 Mahlzeiten alle vier Stunden mit Nachtpause oder ohne Nachtpause. Bis zum 3. Lebensmonat ist eine Ergänzung der Milchnahrung nicht notwendig; Ausnahme Vitamin D.

- **Ab dem 5. Lebensmonat**
  wird eine Milchmahlzeit durch Gemüse- oder Obstbreizubereitungen ersetzt. Karotten und Kartoffeln sind zu bevorzugen.

- **Im 6. Lebensmonat**
  hat der Säugling sein Geburtsgewicht etwa verdoppelt. Allmählich wird eine zweite Milchmahlzeit durch eine Breimahlzeit ersetzt. Man kann nun einmal Obst- und einmal Gemüsebrei geben. Dem Gemüsebrei kann zugesetzt werden: gegarte Eidotter, magere und helle Fleischsorten fein püriert. Es ist individuell verschieden, wann man auf vier Mahlzeiten zurückgeht. Der Säugling soll allmählich an das Füttern mit dem Löffel gewöhnt werden.

- **Ab Beginn des 7. Lebensmonats bis zum 12. Monat**
  Der Eisenvorrat des Säuglings ist erschöpft. Die Milchnahrung ist durch Beigabe von Obst- oder Gemüsesäften schrittweise zu ergänzen, zunächst löffelweise.

- **Bis zum 7. Lebensmonat**
  soll die Säuglingsnahrung kein Eiweiß von Weizen, Roggen, Gerste oder Hafer enthalten: Gefahr des Auftretens von Zöliakie (Klebereiweiß kann nicht entsprechend abgebaut werden). Es werden daher z. B. Grießbrei oder Müsli erst ab dem 7. Lebensmonat gegeben.

- **Ab dem 8. Monat**
  wird Gemüse, Obst und Fleisch nicht mehr so fein püriert, die Nahrung wird stückiger verabreicht. Das Kind soll zum Beißen und Kauen angeregt und langsam auf die Kleinkindernahrung eingestellt werden.

- **Nach dem 1. Lebensjahr**
  Am Ende des 1. Lebensjahres hat der Säugling sein Geburtsgewicht verdreifacht. Er wiegt ca. 10 kg. Ab nun können auch schon leicht gesalzene und gewürzte Speisen gegeben werden.

Ernährung von Kindern und Jugendlichen

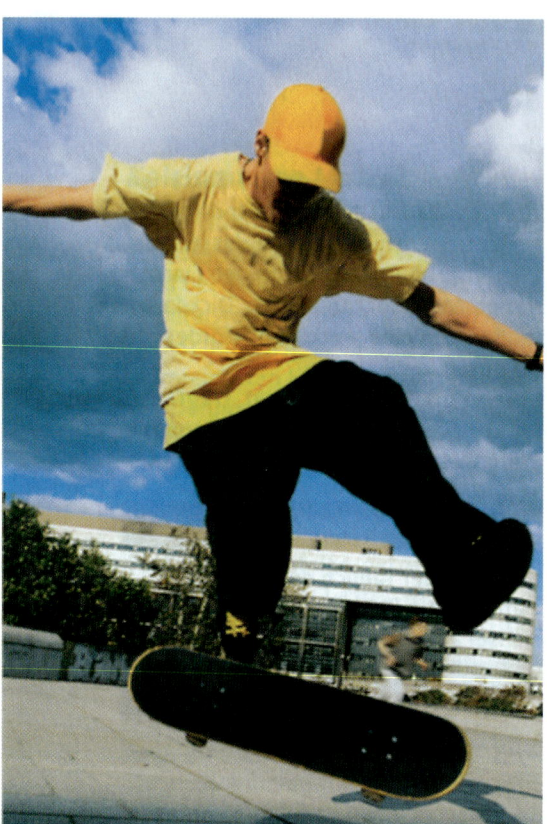

Bei heranwachsenden Kindern und Jugendlichen ist der Nährstoffbedarf höher als beim Erwachsenen.

Regeln für die Nahrungsaufnahme

- **Fünf Mahlzeiten** täglich sind **günstig.**
- Die **Kost** sowie die **Zwischenmahlzeiten** sollten **eiweiß-, mineralstoff-** und **vitaminreich** sein, jedoch nicht zu kohlenhydrat- und fettreich sein.
- Übergewicht sollte vermieden werden.
- Der **Flüssigkeitsbedarf ist hoch** (bei der Auswahl achten, dass nicht zu viel Zucker in den Getränken enthalten ist).
- Milchprodukte mit einem niedrigen Fettgehalt bevorzugen.
- Täglich 1/2 l Milch, Sauermilchprodukte oder 50 g Käse.
- Dunkle Brotsorten und Vollkornprodukte bevorzugen.
- Auf die dem Alter entsprechend zusammengestellte Pausenmahlzeit in der Schule ist zu achten.
- Keine Gewöhnung an scharf und stark gewürzte Speisen.
- Kein Konsum von Alkohol, koffeinhältigen Getränken und Nikotin.

Fastfood

Schnelles Essen, schneller Service und standardisierte Qualität kennzeichnen Fastfood.

Vor allem Jugendliche unter 20 Jahren konsumieren dieses „schnelle Essen" als Zwischenmahlzeit. Das Sättigungsgefühl hält jedoch nur geringe Zeit an. Damit nehmen sie eine Mahlzeit zu sich, die einen hohen Energiegehalt, aber einen geringen Vitalstoffgehalt aufweist.

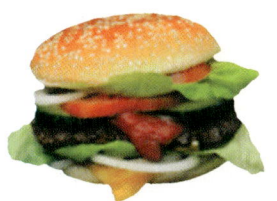

 Fast 40 % aller Gastronomie-Betriebe sind Fastfood-Betriebe.

Ernährung des Erwachsenen

Es gibt zwei Personengruppen, die hinsichtlich der Nahrungsaufnahme zu verköstigen sind: die geistig Arbeitenden und die körperlich Arbeitenden.

Die geistig Arbeitenden

Es ist nur teilweise möglich, durch eine besondere Ernährung die Leistungsfähigkeit des Gehirns zu steigern, wohl aber kann eine falsche Ernährung das Gedächtnis und die Konzentrationsfähigkeit beeinträchtigen.

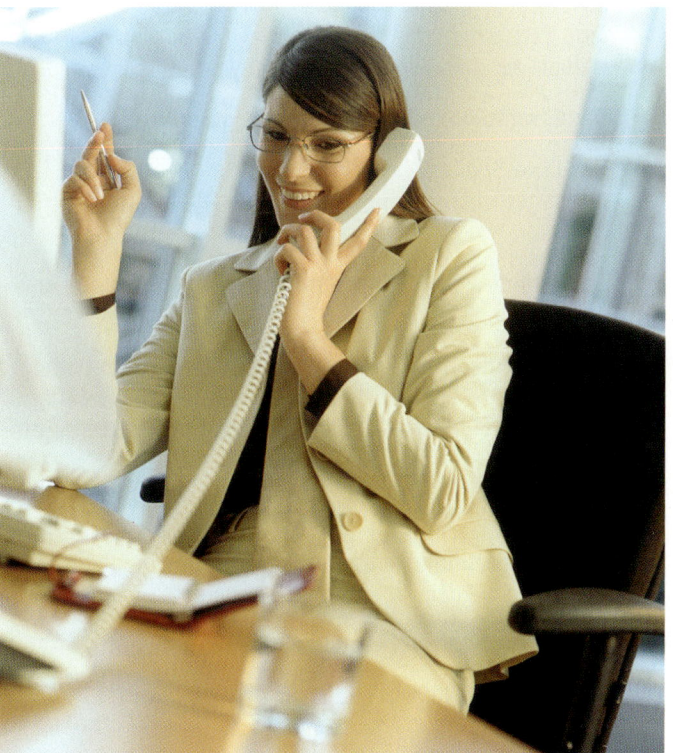

Kohlenhydrate und Fette sind einzuschränken, weil durch die vielfach sitzende Lebensweise der Energiebedarf gering ist.

Eiweiß soll in der Nahrung ausreichend vorhanden sein im Verhältnis 2:1, das bedeutet mehr pflanzliches Eiweiß als tierisches Eiweiß.

Auf eine ausreichende Versorgung mit Vitaminen und Mineralstoffen ist besonders zu achten.

Bei Verpflegung in Kantinen oder Gaststätten sollen die Zwischenmahlzeiten und die zu Hause eingenommenen Mahlzeiten den richtigen Ausgleich an Nährstoffen, Vitaminen und Mineralstoffen bringen.

 1 Apfel deckt den Vitamin-C-Bedarf zu 8 %.
1 Banane deckt den Calcium- und Magnesiumbedarf zu 100 %.

Die körperlich Arbeitenden

Durch den Einsatz der Körperkräfte wird mehr Energie verbraucht, daher kann das Nahrungsvolumen größer sein. Auf Vollwertigkeit und genügend Wirkstoffe muss geachtet werden.

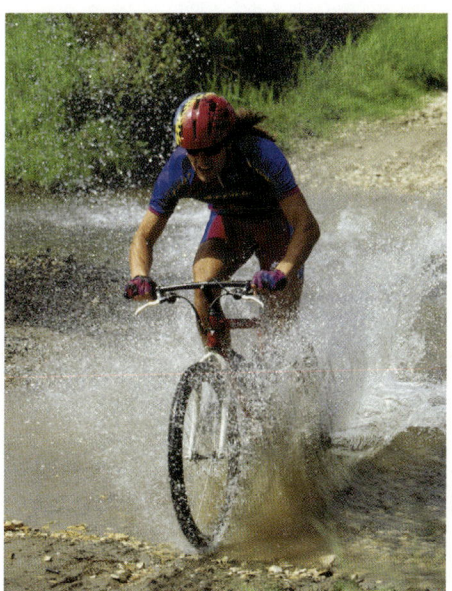

 Jeder dritte Erwachsene ist um mehr als 10 % übergewichtig.

Übergewicht führt zu ernährungsbedingten Krankheiten und zu einer kürzeren Lebenserwartung.

Die heutige Ernährung in Deutschland und in weiten Teilen Mittel- und Westeuropas ist im Durchschnitt zu energiereich. Bis zu 20 % zu viel Energie wird mit der täglichen Nahrung aufgenommen.

Mahlzeitenaufteilung

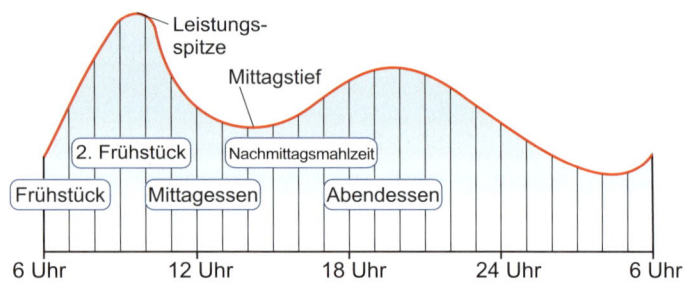

Was ist zu beachten?

- Das **erste Frühstück** sollte eine **Hauptmahlzeit** sein.

- Das **zweite Frühstück** sollte **vitamin- und mineralstoffreich** sein.

- **30 % der Gesamtenergiemenge** sollten im **Mittagessen** enthalten sein.

- Die **Nachmittagsmahlzeit** sollte **vitamin- und mineralstoffreich** sein.

- Das **Abendessen** sollte **leicht verdaulich** sein und ungefähr zwei Stunden vor dem Schlafengehen eingenommen werden.

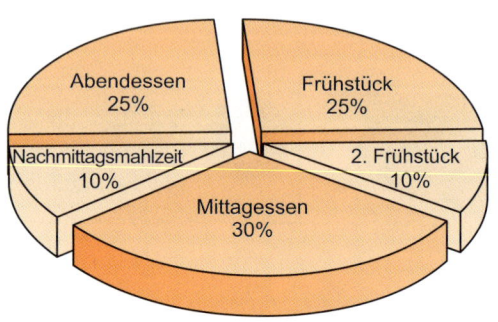

Ernährung des alternden Menschen

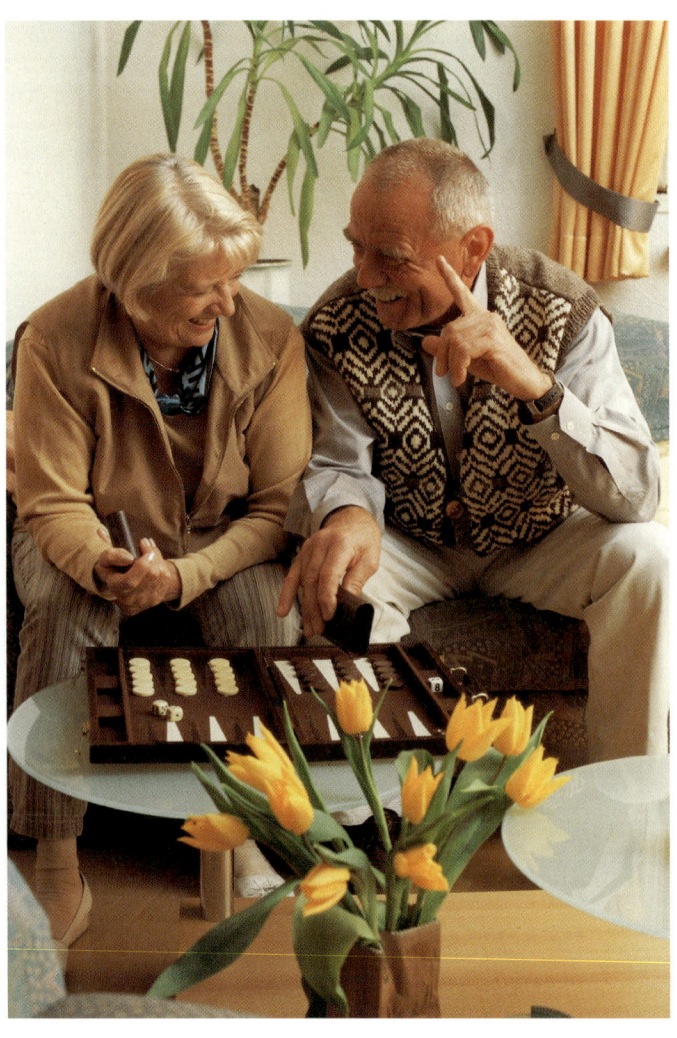

Die geeignete Kostform für ältere Menschen ist die leichte Vollkost.

Was ist zu beachten?

- Der **Fettbedarf ist gesenkt**, daher auf versteckte Fette achten und Fette mit einem hohen Anteil an essenziellen Fettsäuren bevorzugen und Garmachungsarten wählen, für die wenig Fett benötigt wird.

- Der **Gesamtkohlenhydratbedarf ist gesenkt**.

- Der **Eiweißbedarf ist erhöht** (1,2–1,5 g Eiweiß pro kg Körpergewicht), biologisch hochwertiges Eiweiß auswählen.

- Der **Vitamin- und Mineralstoffbedarf** ist ebenfalls **erhöht**.

- Schwer verdauliche Nahrungsmittel und blähende Speisen meiden. Ballaststoffe müssen jedoch in der Nahrung enthalten sein: Zartes Gemüse und Obst bevorzugen.

- Öfters kleine Mahlzeiten reichen, diese abwechslungsreich zusammenstellen und appetitanregend servieren.

- Die Energiezufuhr muss dem gesenkten Energiebedarf angepasst werden. Übergewicht vermeiden.

- Kochsalz sparsam verwenden.

- 5–6 kleinere Mahlzeiten täglich.

Alternative Kostformen – Sonderkostformen

Vegetarismus

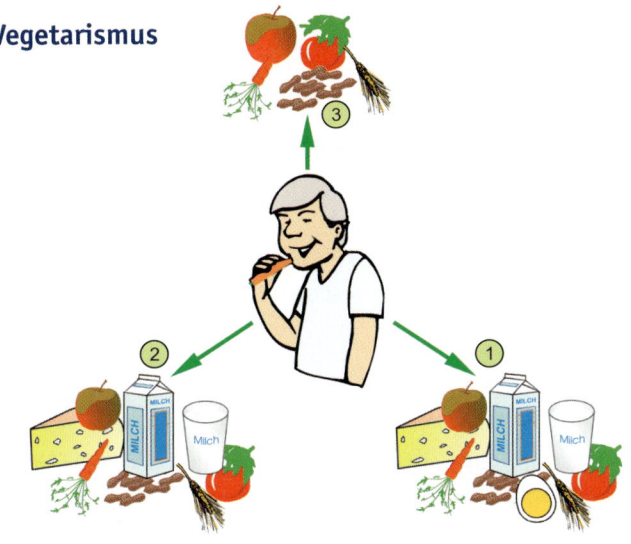

Je nachdem welche Ernährungsrichtlinien und -empfehlungen die Vegetarier einhalten, unterscheidet man:

① **Ovo-lacto-vegetabile Kost**

Neben pflanzlichen Lebensmitteln werden Milch und Milchprodukte, Eier und Eiprodukte verzehrt.

② **Lacto-vegetabile Kost**

Diese Kost besteht aus pflanzlichen Lebensmitteln, Milch und Milcherzeugnissen. Auf Fleisch und Eier wird verzichtet. Bei ausreichendem Konsum von Milch und Milcherzeugnissen besteht keine Gefahr eines Eiweißmangels.

③ **Veganer**

Es werden keine Lebensmittel verzehrt, die von Tieren stammen, nicht einmal Honig. Es besteht die Gefahr eines Eiweißmangels, insbesondere Gefahr einer Unterversorgung an Vitaminen und Mineralstoffen.

Rohkost nach Dr. Schnitzer

Darunter wird in der Regel eine streng vegetarische Kost verstanden, bei der die Lebensmittel ohne Hitzeeinwirkung zubereitet werden.

Bircher-Benner-Kost

Ovo-lacto-vegetarisch – „Bircher-Müsli"

Anthroposopische Ernährung nach Rudolf Steiner

Vollwertige, ovo-lacto-vegetabile Kost

Vollwerternährung nach Dr. Leitzmann

Bei dieser Ernährungsform geht man von der Vorstellung aus, dass alles, was die Natur hervorbringt, „vollwertig" ist und die Nahrungsmittel erst durch den Eingriff des Menschen, z. B. durch die Anwendung von Pflanzenschutzmitteln, durch Konservieren, Bleichen, Raffinieren, Pasteurisieren entwertet werden. Danach richtet sich die Auswahl der Nahrungsmittel: z. B. Vollkornmehle anstelle von Auszugsmehlen, Honig anstelle von Zucker, kaltgepresste Öle anstelle von raffinierten Ölen.

Gegen die Vollwerternährung werden Einwände vorgebracht: z. B. birgt Rohmilch die Gefahr von Infektionen in sich. Mangelerscheinungen sind nicht zu befürchten. Positiv ist die deutliche Zunahme der Ballaststoffaufnahme.

Diäten im engeren Sinne

Diäten werden zur Behandlung von Krankheiten eingesetzt. In diesem Sinne entspricht das Wort Diät dem griechischen **„Diaita"**, aus dem es abgeleitet ist, welches Lebensweise, im Speziellen Ordnung in der gesamten Lebensführung bedeutet.

Eine Diät soll folgende **Aufgaben** erfüllen

- **Erkrankungen vorbeugen.**
- **Die Heilung von Erkrankungen unterstützen.**
- **Die Stoffwechsellage des Erkrankten stabilisieren** (z. B. bei Zuckerkrankheit).
- **Manche Krankheiten sind allein durch eine richtige Diät heilbar.**

Die im Folgenden dargestellten Diätformen bei **bestimmten Erkrankungen** und die Hinweise für die Behandlung und Zubereitung von Lebensmitteln sollen allgemeine Grundregeln aufzeigen und als Hilfe für die Ernährung erkrankter Menschen verstanden werden.

Es muss vorausgeschickt werden, dass jede ernstere Erkrankung einer **ärztlichen Behandlung** bedarf. Aufgrund seiner Diagnose wird der Arzt die im Einzelfall angezeigte Diät verordnen, die, je nach Art der Erkrankung, von den hier aufgestellten Grundregeln **abweichen** kann. Eine Diät soll eingehalten werden. Diätfehler können zu Komplikationen und Verschlechterungen einer Krankheit führen.

Leichte Vollkost

Eine leichte Vollkost soll reizarm sein, die Verdauungsorgane und den Stoffwechsel entlasten. Eine leichte Vollkost ist bei Erkrankungen der Verdauungsorgane, bei leichteren Allgemeinerkrankungen und in der Rekonvaleszenz angezeigt. Mit bestimmten, auf die jeweilige Erkrankung abgestimmten Veränderungen kann sie als Grundlage für viele Diätformen dienen: **Grunddiät.**

Das ist zu beachten

- Die **Zufuhr der Nährstoffe** und **Vitalstoffe** soll **der normalen Nahrung weitgehend entsprechen.**

- **Einkauf:** Lebensmittel von guter Qualität auswählen, bei verderblichen Lebensmitteln auf den Frischezustand achten.

- **Vorbereitende Arbeiten:** Bei Gemüse die groben, cellulosereichen Teile entfernen. Fleisch von sichtbarem Fett- und Bindegeweben befreien.

- Je nach Erfordernis **Nahrungsmittel zerkleinern** oder **pürieren.**

- **Anrichten:** in kleinen Portionen, appetitlich.

- **Heiße Speisen** und **Getränke** sowie **eisgekühlte Speisen** und Getränke sind zu **meiden.**

- **Zubereitung:** Schonende Garverfahren wählen. Es sollen nur wenig Röstprodukte entstehen.

- **Mild salzen** und mit **frischen Kräutern** würzen.

- **Starkes Erhitzen von Fetten** und **Ölen vermeiden**, hochwertige Fette verwenden.

- **Konservierte Lebensmittel** sind im Allgemeinen **nicht zu empfehlen**, tiefgekühlte Lebensmittel können verwendet werden.

- **Anzahl der Mahlzeiten:** Nicht große Nahrungsmengen auf einmal, mehrere kleine Mahlzeiten.

- **Abwechslung im Speiseplan:** Durch abwechslungsreiche Speisenauswahl Eintönigkeit vermeiden.

- **Anpassung an die Normalkost:** Soweit wie möglich sollen für die Normalkost und für eine Diät gemeinsame oder ähnliche Speisen verabreicht werden. Menschen, die eine Diät einhalten müssen, sollen sich nicht als Außenseiter fühlen.

- **Unverträglichkeit:** Bei jeder Diät ist auf individuelle Unverträglichkeit zu achten.

Beispiele für erlaubte und zu vermeidende Lebensmittel

Lebensmittelgruppe	Gut verträglich	Zu meiden
Brot	Altbackenes Brot	ganz frisches Brot
Backwaren	Biskuit, Zwieback	Blätterteig, Plunderteig
Kartoffeln, Reis, Teigwaren	fettsparende Zubereitungsarten	frittierte Kartoffeln
Gemüse, Salate	Gemüse dünsten, dämpfen, cellulosearme Gemüsesorten, wenig Rohkost	Gurken, Paprika, Tomaten, Kohl, Pilze, Zwiebeln und Hülsenfrüchte
Obst	reifes, geschältes Obst, als Kompott oder Saft	unreife, saure Früchte, Steinobst, Datteln, Feigen, Rosinen, Nüsse und Obstkonserven
Fleisch	magere, gekochte oder leicht gebratene Fleischstücke	fette, stark gewürzte, gepökelte Fleischstücke
Fleischwaren	magerer Schinken, Geflügelwurst	stark geräucherte und fette Wurstwaren
Fisch	magere Fische gedünstet oder leicht gebraten	fette Fischarten und geräucherte Fische
Eier	zum Legieren und im Glas	gekochte, gebratene Eier und Eierspeisen
Milch und Milchprodukte	fettarmer Quark und Käse, Magermilchprodukte	Sahne, fette Käse und gezuckerte Milchprodukte
Kräuter und Gewürze	frische Kräuter verwenden	Zwiebelpulver, Knoblauch, Curry, Chili, Gewürzmischungen
Getränke	Kräutertees, milde Mineralwasser, verdünnte Obst- und Gemüsesäfte	Gezuckerte Limonaden, alkohol- und koffeinhaltige Getränke

Weitere spezielle Erkrankungen der Verdauungsorgane und diätetische Maßnahmen

Erkrankung	Mögliche Ursachen	Diätetische Maßnahme
Magen Zwölffingerdarmentzündung	Magenschleimhaut und Schleimhaut des Zwölffinger-darms ist entzündet	Reizung der Schleimhäute und Produktion der Verdauungssäfte soll geregelt werden. Leichte Vollkost mit Schwerpunkt Milch und Milchprodukte
Sodbrennen	Es wird zu viel Magensalzsäure produziert.	Kaffee, kohlensäurehältige Limonaden, Nikotin, stark gewürzte, geröstete, gepökelte und sehr süße Lebensmittel meiden.
Durchfall	Infektion durch Bakterien muss abklingen.	Tee, trockene Kekse, Zwieback, getrocknete Heidelbeeren, Flüssigkeitsverlust ausgleichen, leichte Vollkost
Gallensteine	Gallenabfluss ist behindert.	Fettzufuhr reduzieren, Alkohol, Kaffee meiden, leichte Vollkost

Diät bei Bluthochdruck (Hypertonie) – Natriumarme Diät

Natrium begünstigt die Aufnahme von Wasser ins Blut und in die Gewebe: Das Blutvolumen nimmt zu; bei Neigung zu Bluthochdruck nimmt der Blutdruck zu.

Bei Herzschwäche wird die Bildung von Wasseransamm-lungen (Ödemen) in den Geweben begünstigt. Eine natrium-arme Diät vermag in vielen Fällen allein die Krankheit zu bessern: den Blutdruck zu senken, die Ödeme rückzubilden.

Das ist zu beachten

- Anstelle von Kochsalz **Würzkräuter verwenden.**
- **Mineral- und Heilwässer mit einem hohen Natrium-gehalt vermeiden** (Etiketten beachten!).
- **Übergewicht abbauen.**

8 g Natrium können im Körper 1 l Wasser binden.
Natrium ist vor allem im Kochsalz enthalten: 3 g Kochsalz enthalten 1,2 g Natrium.

Natrium kommt in den Lebensmitteln natürlicherweise vor. In der Regel deckt der natürliche Natriumgehalt der Lebens-mittel den Natriumbedarf.

Tägliche Natriumaufnahme bei einer

- **kochsalzeingeschränkten** Diät
  (natriumeingeschränkte Diät):
  nicht mehr als 6 g Kochsalz = 2,4 g Natrium täglich.

- **kochsalzarmen Diät**
  (natriumarme Diät):
  nicht mehr als 3 g Kochsalz = 1,2 g Natrium täglich.

- **streng kochsalzarmen** Diät
  (streng natriumarme Diät):
  lediglich 1 g Kochsalz = 0,4 g Natrium täglich.

Folgende Lebensmittel sind zu meiden:

- gesalzene Fleischwaren und Würste
- Käse
- Essiggurken, Salzgurken
- gesalzene Kartoffelerzeugnisse wie Pommes frites, Salz-erdnüsse
- Fischmarinaden
- Fleischextrakte
- Suppenwürzen, gesalzene Würzsoßen

 Welche Mineralwässer sind bei einer kochsalzeinge-schränkten, einer kochsalzarmen und einer streng kochsalzarmen Diät geeignet?

 Alkohol und Nikotin können den Bluthochdruck ne-gativ beeinflussen, während sich Ausdauersport-arten blutdruckregulierend auswirken können.

Diät bei erhöhtem Blutcholesterinspiegel

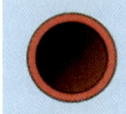 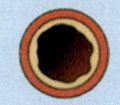 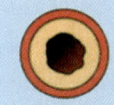 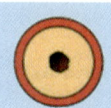

intaktes Blutgefäß   leichte Cholesterin-ablagerungen   zunehmende Verkalkung des Gefäßes

Entstehung einer Arteriosklerose

Cholesterin wird vom Körper zum Aufbau von Gallensäuren, einigen Hormonen (Sexualhormonen) und von **Vitamin D** benötigt. Cholesterin wird mit der Nahrung aufgenommen, aber auch vom Körper selbst gebildet.

Ein erhöhter Blutcholesterinspiegel fördert das Entstehen einer **Arterienverkalkung**: die Gefäßwände werden verfestigt und verengt. Als Folge kann ein Herzinfarkt oder ein Schlaganfall auftreten.

Die Neigung zum Auftreten eines erhöhten Blutcholesterinspiegels wird oft vererbt. Es handelt sich um eine vererbbare **Stoffwechselkrankheit**.

 Der **Blutcholesterinspiegel** (Gesamtcholesterin) soll unter 200 mg/dl liegen (Empfehlung der Deutschen Gesellschaft zur Bekämpfung von Fettstoffwechselstörung, lipid-liga), der von **LDL-Cholesterin** je nachdem, ob weitere Risikofaktoren vorliegen, unter 160 bzw. bei mehr als zwei weiteren Risikofaktoren unter 130 mg/dl, **HDL-Cholesterin** über 40 mg/dl.

Der Cholesterinspiegel kann häufig allein durch diätetische Maßnahmen und ausreichende Bewegung gesenkt werden.

Das ist zu beachten

- Das **Übergewicht** ist **abzubauen** und die Gesamtenergiezufuhr ist knapp zu bemessen.

- Der **Fettkonsum** ist **stark einzuschränken**: weniger als 25 % bis 30 %.

- Die Aufnahme von Nahrungsmitteln mit **versteckten Fetten** drastisch **vermindern**.

- Die **Aufnahme von Fetten** mit hohem Gehalt an **gesättigten Fettsäuren** stark **einschränken**.

- Die Nahrung soll mehr mehrfach ungesättigte Fettsäuren als an gesättigte Fettsäuren enthalten.

- Die Diät soll **eiweißreich** sein, insbesondere reich an biologisch hochwertigem Eiweiß: Das Stoffwechselgeschehen wird dadurch günstig beeinflusst.

- Die Kost soll **ballaststoffreich** sein.

- Ausreichende Zufuhr von Vitaminen und Spurenelementen ist notwendig.

- **Viel Bewegung** und körperliche Betätigung.

- Zusätzlich zu den diätetischen Maßnahmen kann eine medikamentöse Behandlung notwendig sein.

 Höchstens 300 mg Nahrungscholesterin täglich aufnehmen.

Diät bei Zuckerkrankheit (Diabetes mellitus)

 Normalwert: 80–120 mg Glucose/100 ml Blut

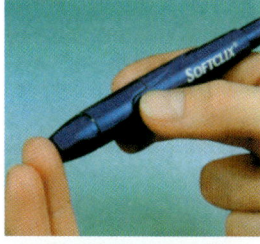 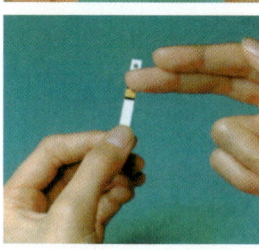 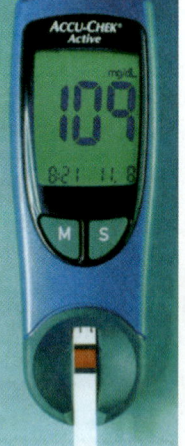 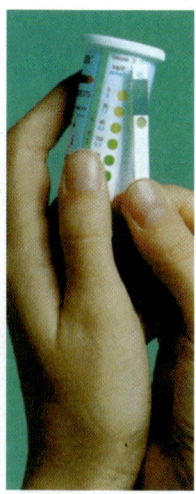

Die **Zuckerkrankheit** ist eine hormonale Stoffwechselerkrankung: Von der **Bauchspeicheldrüse** wird das Hormon **Insulin** in ungenügender Menge, in schweren Fällen überhaupt nicht gebildet.

Durch den Insulinmangel kommt es zu einem Ansteigen des Blutzuckerspiegels, der im gesunden Körper ständig konstant gehalten wird. Außerdem wird zuckerhaltiger Harn in großer Menge ausgeschieden.

Daher der Name Zuckerkrankheit oder **Diabetes = Durchfluss, mellitus = honigsüß**.

Diese Erkrankung kann schon im jugendlichen Alter auftreten. Man spricht dann vom Diabetes Typ I. Wenn sie erst später auftritt, spricht man von Altersdiabetes oder Typ II.

Bei Diabetes mellitus ist nicht nur der Kohlenhydratstoffwechsel, sondern auch der Eiweiß- und Fettstoffwechsel gestört.

- **Kohlenhydratstoffwechsel**

  Insulinmangel vermindert den **Aufbau von Glykogen** aus Traubenzucker in der Leber und in der Muskulatur und fördert gleichzeitig den **Abbau von Glykogen** zu Traubenzucker: der Traubenzucker(Blutzucker)gehalt des Blutes steigt an. Die Organe und Körperzellen können bei Insulinmangel Traubenzucker aus dem Blut nur beschränkt aufnehmen: Es steht zu wenig Traubenzucker in den Zellen zur **Energiegewinnung** zur Verfügung.

- **Eiweißstoffwechsel**

  Insulinmangel vermindert den **Aufbau von Eiweiß** aus Aminosäuren und fördert die Umwandlung von Aminosäuren in Traubenzucker.

- **Fettstoffwechsel**

  Insulinmangel vermindert die **Umwandlung von Traubenzucker** zu Fetten und fördert den Abbau von Fetten zu Glycerin und freien Fettsäuren. Der Gehalt des Blutes an **freien Fettsäuren** steigt an. Bei schweren Fällen wird aus diesen Aceton gebildet. Der Atem des Erkrankten riecht nach Aceton (obstartiger Geruch).

Leichte Erkrankungen können allein durch eine Diät behandelt werden, bei der auf eine Energie reduzierte, ballaststoffreiche Ernährung geachtet wird.

Schwere Erkrankungen erfordern zusätzlich zur Diät eine Behandlung mit Medikamenten, die den Blutzuckergehalt senken und die Insulinproduktion anregen.

Bei sehr schweren Erkrankungen muss zusätzlich zur Diät Insulin injiziert werden.

Unbehandelter Diabetes führt auch bei leichteren Formen zu schweren Folgeerkrankungen:

- Gefäßerkrankungen („diabetischer Fuß")
- vorzeitige Verkalkung
- Nierenerkrankungen
- Erkrankungen des Nervensystems
- Schädigung des Auges bis zur Erblindung

Das ist zu beachten

- Die **Diät für Zuckerkranke** ist abhängig von der Schwere der Krankheit, dem Alter, dem Geschlecht und der Arbeitsleistung. Sie wird stets vom behandelnden Arzt **individuell festgelegt**.

- Die **Nährstoffzufuhr** ist so zu bemessen, dass das **Normalgewicht gehalten** oder **erreicht** wird.
  Der Energiebedarf soll zu 12–15% durch Eiweiß, zu 25–30% durch Fett, zu 55–58 % durch Kohlenhydrate gedeckt werden.

- Es sollen Lebensmittel bevorzugt werden, bei denen die **Kohlenhydrate langsam abgebaut** und resorbiert werden: Vollkornbrote und dunkle Brotsorten anstelle von Weißbrot. Zucker und Honig, mit Zucker hergestellte Speisen, Trockenobst sowie alle Arten von Süßigkeiten sehr selten verwenden.

- **Zum Süßen** der Speisen können **synthetische Süßstoffe** (Saccharin, Aspartam, Acesulfam, Cyclamat), über Anordnung des Arztes auch **Zuckeraustauschstoffe** (Fructose, Sorbit, Xylit) in geringen Mengen (bis etwa 50 g) über den Tag verteilt verwendet werden. 10 g Sorbit oder 20 g Xylit können abführend wirken, wenn sie auf einmal verzehrt werden.

- **Getränke**
  Tee und Kaffee, nicht aber Kakao, können frei verwendet werden. Gemüsesäfte sind gegenüber Fruchtsäften zu bevorzugen.

- Die Nahrungsaufnahme soll **täglich** auf **5–7 Mahlzeiten** verteilt werden.

- Die Diät soll **reich an Vitaminen, Mineralstoffen und Ballaststoffen** sein.

- Bei der Zubereitung von Speisen sollen **Fette** und **Öle** sparsam verwendet werden.

- Täglich etwa insgesamt 1 1/2 – 2 1/2 l Flüssigkeit.

Um die Berechnung der erlaubten Kohlenhydrataufnahme für insulinpflichtige Patienten zu vereinfachen, wird der Kohlenhydratgehalt eines Nahrungsmittels in **Broteinheiten** angegeben.

1 Broteinheit (BE) = 12 g Kohlenhydrate
(1 dünne Scheibe **Schwarzbrot** von 25 g).

Von Vorteil ist die Benutzung einer **Kohlenhydrat-Austauschtabelle**, in der gerundet die Menge eines Nahrungsmittels angegeben wird, die einer Broteinheit entspricht.

1 BE entspricht

20 g	Teigwaren gekocht
60 g	Reis gekocht
100 g	Apfel
100 g	Orange
30 g	Fruchtzuckerkonfitüre
250 g	fettarme Milch
70 g	Salzkartoffeln

In der Diät für Zuckerkranke kommt dem **Gemüse besondere Bedeutung** zu. Der Kohlenhydratgehalt ist bei vielen Gemüsearten gering, der Gehalt an Vitaminen und Mineralstoffen hoch. Durch den hohen Gehalt an Ballaststoffen (Cellulose) besitzen Gemüse einen guten Sättigungswert. Die Kohlenhydrate werden nur langsam und nicht vollständig vom Körper aufgenommen.

Weitere Informationen erhalten Sie:

Deutsche Diabetes-Gesellschaft
Bürkle-de-la-Camp-Platz 1
44789 Bochum
Tel.: 02 34 / 97 88 9-0
www.deutsche-diabetes-gesellschaft.de
Email: info@ddg.info

- Von folgenden Gemüsearten wird der **Kohlenhydratgehalt nicht angerechnet**:

  500 g und mehr von Broccoli, Gurken, Blumenkohl, Kohl, Sauerkraut, Kohlrabi, Rettich, Salaten, Spargel, Spinat, Schwarzwurzeln, Tomaten, Zucchini, ferner Pilze.

- **1 bis 2 Broteinheiten** besitzen folgende Gemüsearten:

  200–250 g grüne Bohnen, Fenchel, Karotten, Kürbis, Porree, Möhren, Sellerie, Erbsen, Kohlsprossen, Zwiebelgemüse.

- Gemüsearten mit einem **höheren Kohlenhydratgehalt**, der auf die Broteinheit voll anzurechnen ist: Artischocken (120 g = 1 BE), Batate (57 g = 1 BE), Speisemais (70 g = 1 BE), Topinambur (96 g = 1 BE) und Hülsenfrüchte.

Gewürze und Gewürzkräuter können uneingeschränkt verwendet werden.

- Bei der Behandlung mit blutzuckersenkenden Tabletten oder Insulin ist auf eine regelmäßige Einnahme der Mahlzeiten besonders zu achten.

- Der Diabetiker sollte immer rasch resorbierbare Kohlenhydrate, z. B. Traubenzucker sowie einen Diabetikerausweis bei sich tragen.

- Regelmäßige Blutzuckerkontrollen sind einzuhalten.

Diät bei Nierenerkrankungen

Jede Erkrankung der Niere bedarf einer ärztlichen Behandlung. Die Diät wird vom Arzt vorgeschrieben.

Die Diäten sollten einen geringen Anteil an **harnsäurebildenden Substanzen, Oxalsäure und Phosphaten haben.**

Harnsäure wird im Organismus aus Purinkörpern gebildet.

Das ist zu beachten

- **Oxalsäurereiche Lebensmittel** wie Rhabarber, Spinat, Sauerampfer, Mangold, Sellerie, Bohnen, Kakaoerzeugnisse **meiden.**

- **Purinkörperreiche Lebensmittel** wie Innereien, Hülsenfrüchte, Spargel, Hefe, Fleischextrakt, Meeresfrüchte und Fertiggerichte **meiden.**

- Fleisch- und Fischkonsum einschränken.

- **Purinkörperarme Lebensmittel** wie Milch, Milcherzeugnisse, Käse, Eier und Speisefette **bevorzugen.**

- **Phosphatreiche Lebensmittel** wie Schmelzkäse, Brühwürste **reduzieren.**

- Auf salzarme Zubereitung der Speisen ist zu achten.

- An Nierensteinen Leidende sollen viel trinken.

- Die vom Arzt vorgeschriebene Diät ist gewissenhaft einzuhalten.

Übergewicht – Reduktionsdiät

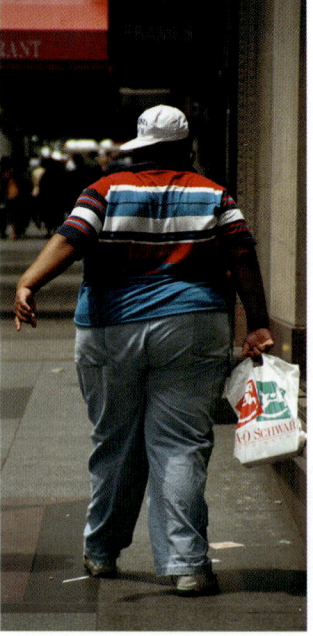

Enthält die Nahrung mehr Nährstoffe als gebraucht werden, so setzt der Körper Fett an, er wird schwerfällig in seinen Bewegungen und anfällig für Krankheiten.

6000 eingesparte Kilokalorien (bzw. 25100 Kilojoule) bedeuten den Verlust von 1 kg Körpergewicht.

Folgen des Übergewichts

Überbelastung des Knochengerüstes; Überbelastung des Herz-Kreislaufsystems; Stoffwechselkrankheiten können zum Ausbruch kommen (Zuckerkrankheit, Fettstoffwechselstörungen, Gicht); Störung der Bewegungsabläufe, auch das seelische Gleichgewicht kann durch Übergewicht gestört sein.

77 % aller Übergewichtigen leiden an einer Stoffwechselkrankheit oder an Bluthochdruck.

Ursachen für das Entstehen von Übergewicht

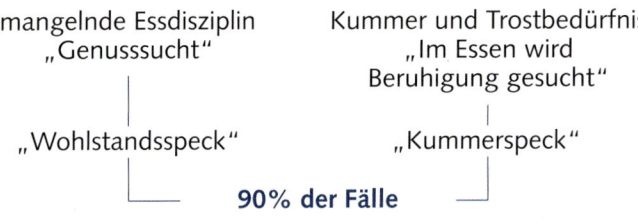

mangelnde Essdisziplin
„Genusssucht"

Kummer und Trostbedürfnis
„Im Essen wird
Beruhigung gesucht"

„Wohlstandsspeck"

„Kummerspeck"

90% der Fälle

Drüsenstörungen (Fettsucht)
10 % der Fälle

Das Normalgewicht kann nach dem Body-Mass-Index oder nach Broca errechnet werden (siehe Seite 10).

Normalgewicht nach dem Body-Mass-Index (BMI)

Als Grundlage zur Berechnung des BMI dienen Körpergröße und Gewicht.

$$BMI = \frac{\text{Körpergewicht in kg}}{(\text{Körpergröße in m})^2}$$

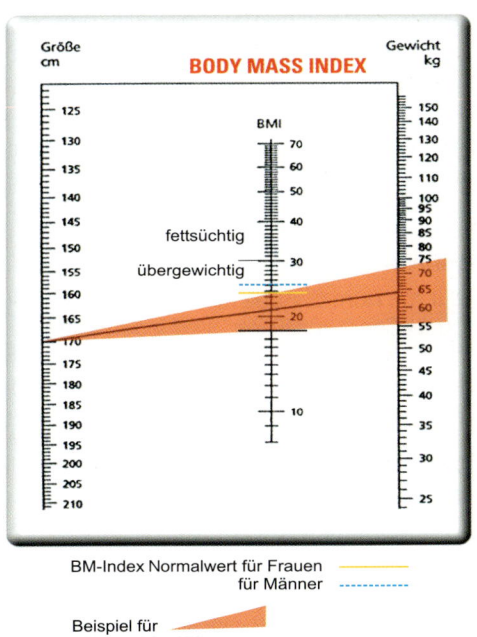

BODY MASS INDEX

fettsüchtig
übergewichtig

BM-Index Normalwert für Frauen
für Männer

Beispiel für
Körpergröße 170 cm

Ein BMI von über 30 wird als Fettsucht (Adipositas) bezeichnet.

BMI-Wert*	Frauen	Männer
Untergewicht	unter 19	unter 20
Normalgewicht	19–24	20–25
Übergewicht	25–30	25–30
Adipositas (Fettsucht)	30–40	30–40
Extreme Adipositas	über 40	über 40

* Für Kinder und Jugendliche gibt es eigene BMI-Werte.

Bei Übergewicht durch Überernährung (hyperkalorische Ernährung) müssen durch Einschränkung der Energiezufuhr das Gewicht und die Leistungsfähigkeit normalisiert werden. **Die Energiezufuhr muss unter dem Bedarf liegen – negative Energiebilanz.**

Die **Ursachen** für die Überernährung müssen gesucht und die Einstellung zum Essen verändert werden.

Zu Beginn einer Reduktionsdiät soll die tägliche Energieaufnahme auf 6300–7950 kJ (1500–1900 kcal) gesenkt werden, bei gesunden Menschen dann weiter auf 3350–4200 kJ (800–1000 kcal).

Das ist zu beachten

■ Die Kohlenhydratzufuhr ist zu verändern. **Ballaststoffreiche, energiearme Nahrungsmittel bevorzugen**: Gemüse, Obst, Vollkornerzeugnisse. Keine Mehlspeisen, Zuckerwaren, Schokolade, zuckerhältige Limonaden.

■ Die **Fettzufuhr** ist **stark einzuschränken**. Für die Zubereitung von Speisen kein oder nur sehr wenig Fett verwenden. Auf Nahrungsmittel mit verborgenem Fett ist zu achten: z. B. Fleisch, Wurstwaren, Schokolade.

■ Die Kost soll **vitamin- und mineralstoffreich** sein.

■ Die Gesamtnahrung soll auf mehrere **kleine Mahlzeiten** verteilt werden, damit der zeitliche Abstand zwischen den Mahlzeiten verkürzt wird und das Auftreten von Hungergefühl vermindert wird.

■ **Auf Naschereien**, z. B. „Fernseh-Knabbereien", als Zwischenmahlzeit soll **verzichtet** werden.

■ Der Konsum von **Alkohol** soll **vermieden** werden.

> ❗ Extreme Kostformen können zu Stoffwechselschäden führen.
>
> Medikamente zur Unterstützung einer Reduktionsdiät bedürfen der Zustimmung des Arztes (Appetithemmer, Schlankheitspillen, Abführtabletten, Entwässerungstabletten).
>
> Viel Bewegung nützt – regelmäßig Sport betreiben!
>
> Führen Sie regelmäßig Gewichtskontrollen durch!

Essstörungen

Das Schlankheitsideal und die Nahrungsfülle unterstützen die Entstehung von Essstörungen.

Magersucht – Pubertätsmagersucht (Anorexia nervosa)

Erscheinungsbild

- Zwang zum Hungern.
- Gedanken kreisen ständig um das Essen.
- Belastbarkeit ist gering.
- Krankheit wird geleugnet.
- Eiweiß-, Vitamin- und Mineralstoffmangel

Ess-/Brechsucht (Bulimia nervosa)

Erscheinungsbild

- Verschlingen größer Lebensmittelmengen – Heißhungerattacken
- Erbrechen, Abführmittel, Entwässerungstabletten, enorme sportliche Betätigung
- Vitamin- und Mineralstoffmangel
- Mund, Zähne, Speiseröhre und Magen geschädigt

Essstörungen, mit denen wir heute auch konfrontiert sind: **Anorexia athletica** und **Binge Eating Disorder** verlangen wie Magersucht und Ess-/Brechsucht nicht nur eine diätetische Behandlung. Menschen mit diesen Essstörungen müssen auch psychologisch betreut werden.

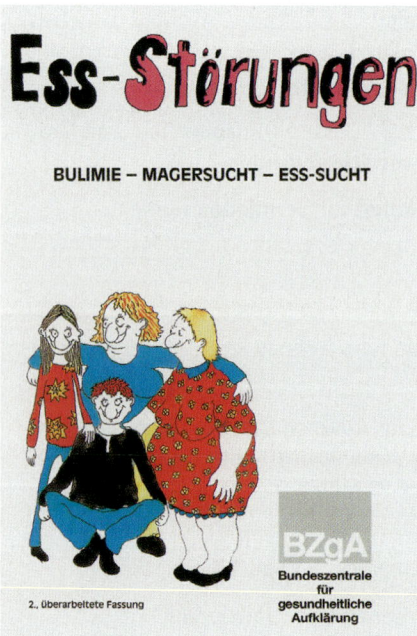

Anorexia athletica: Damit bezeichnet man die bewusste Verringerung des Körpergewichtes bis zur Grenze des Untergewichtes, um eine bestimmte sportliche Leistung zu erreichen.

Binge Eating Disorder: Von „Binge Eating" wird gesprochen, wenn an zumindest zwei Tagen pro Woche mindestens sechs Monate hindurch ein Anfall von Heißhunger auftritt, bei dem in kürzester Zeit ungewöhnlich große Mengen an Nahrungsmitteln aufgenommen werden.

Diät bei Gicht

Gicht ist eine Stoffwechselkrankheit, die durch erbliche Faktoren mitbestimmt wird. Der Harnsäurespiegel im Blut steigt wegen einer verminderten Harnsäureausscheidung durch die Nieren an.

Ernährungsfehler sind jedoch in den meisten Fällen die auslösende Ursache (übermäßige Ernährung, hoher Puringehalt der Nahrung, zu großer Alkoholkonsum).

Das ist zu beachten

- Für Personen mit Übergewicht ist eine Reduktionsdiät erforderlich.
- Das **Normalgewicht** ist **zu erreichen** und **zu halten**.
- Die **Kost** sollte **purinarm** sein (siehe Diät bei Nierenerkrankungen).
- **Alkohol** ist zu **meiden**.
- Die Speisen sollten mild gewürzt werden.

Stoffwechselstörungen

Diät bei Phenylketonurie (PKU)

Phenylalanin ist eine essenzielle Aminosäure (Seite 17). Bei Phenylketonurie wird durch einen angeborenen Enzymmangel Phenylalanin vom Körper nicht entsprechend weiterverarbeitet, der Phenylalaningehalt im Blut steigt an, toxische Ketone, die das Gehirn schädigen, werden gebildet.

Routinemäßig wird bei Untersuchungen von Neugeborenen auf das Vorhandensein dieser Krankheit geprüft.

Ist sie vorhanden, ist so früh wie möglich mit einer phenylalaninreduzierten Diät zu beginnen. Bei Einhalten der Diät kommt es zu einer normalen Entwicklung des Kindes. Da die meisten Lebensmittel Phenylalanin enthalten, ist die Durchführung der Diät sehr erschwert. Bei Säuglingen und Kleinkindern ist man auf phenylalaninfreie Eiweißpräparate angewiesen.

Vor allem die mit dem Süßungsmittel Aspartam gesüßten Lebensmittel und Speisen müssen gemieden werden (Limonaden). Bei der Verwendung ist in der Kennzeichnung darauf hinzuweisen, dass das Lebensmittel Phenylalanin enthält.

Weitere als Stoffwechselstörungen bekannte Erkrankungen sind: **Lactoseintoleranz**, **Fructoseintoleranz** und die **Galaktoseintoleranz**.

Allergie – Ausschüttung Immoglobulin E und allergische Reaktion
Intoleranz – keine Ausschüttung ...

Diät bei Zöliakie

Zöliakie ist eine Stoffwechselerkrankung, bei der das Klebereiweiß (Gluten) nicht vertragen wird. Gluten kommt in Getreidearten wie Weizen, Roggen, Gerste und Hafer vor.

Bei Säuglingen und Kindern nennt man die Erkrankung **Zöliakie**, bei Erwachsenen **Einheimische Sprue**; das Krankheitsbild ist gleich.

Krankheitsbild: Schwere Verdauungsstörungen mit wässrigen, übelriechenden Stühlen, aufgetriebener Bauch. Gewichtsverlust durch verminderte Resorption von Eiweiß, Fett und Kohlenhydraten ebenso von Vitaminen und Mineralstoffen. Die Kinder bleiben in der Entwicklung zurück.

Säuglinge sind besonders gefährdet und sollen daher bis zum 7. Lebensmonat glutenfrei ernährt werden. Bei Einhaltung einer entsprechenden Diät kommt es meist rasch zum Verschwinden der Krankheitserscheinungen und zu einer Regeneration der Dünndarmzotten.

Glutenfreie Lebensmittel werden so gekennzeichnet.

Das ist zu beachten

- Alle **Nahrungsmittel**, die **Eiweiß aus Weizen, Roggen, Gerste** und **Hafer** enthalten, sind **streng verboten**.

- Mais, Reis und Hirse enthalten kein Gluten, ebenso Amaranth, Quinoa, Kartoffeln.

- **Alle glutenfreien Nahrungsmittel sind erlaubt.**

- Im Handel sind glutenfreie, industriell hergestellte diätetische Lebensmittel wie Mehl, Brot, Backwaren und Teigwaren erhältlich.

- **Adaptierte und teiladaptierte Säuglingsmilchnahrungen** sind **glutenfrei**.

- Alle **Gemüse- und Obstbreie** ohne Mehlzusatz sind **glutenfrei**.

- **Grieß-** und **Vollkornbrei** oder Müsli sind **zu meiden**.

- Auf eine **ausreichende Zufuhr** von **Ballaststoffen** ist zu achten, da wichtige Ballaststofflieferanten fehlen.

Gemeinschaftsverpflegung

> In Deutschland konsumieren täglich 20 Millionen Esser eine Mahlzeit außer Haus.

Die Gemeinschaftsverpflegung umfasst drei große Teilbereiche: die Betriebsverpflegung, die Anstaltsverpflegung und die Schulverpflegung.

Betriebsverpflegung

Der tägliche Mittagstisch **im Betrieb** gewinnt immer mehr an Bedeutung. Er ist eine wirksame Maßnahme zur Erhaltung und Steigerung der Leistungsfähigkeit der Arbeitnehmer. Die Speisen sollen nicht nur sättigen, sondern auch schmackhaft, abwechslungsreich und vollwertig sein.

Anstaltsverpflegung

Die Anstaltsverpflegung erstreckt sich auf die Verköstigung in Anstalten, Krankenhäusern, Heimen verschiedener Art und Kasernen.

Es handelt sich hier um eine **Ganztagsverpflegung.**
Sie soll ernährungsphysiologisch ausgewogen und abwechslungsreich sein und dem Gesamtenergiebedarf entsprechen.

Schulverpflegung, Kindergarten

Ihr kommt große Bedeutung zu, weil Kinder und Jugendliche bereits schlechte Essgewohnheiten aufweisen können. Eine **positive Beeinflussung** ist schwer zu erreichen, daher ist eine „Ernährungserziehung" im Rahmen der Gemeinschaftsverpflegung notwendig.

Planung von Speisenfolgen

Die Planung von Speisenfolgen, Lebensmittelbeschaffung und Bevorratung ist sehr wichtig und verlangt fachliches Wissen, sinnvolle Überlegungen und wirtschaftliches Denken.

Die **Erstellung eines Speiseplanes** richtet sich nach:

- Alter, Gesundheitszustand und Tätigkeit der zu verpflegenden Personen,
- dem jeweiligen Nährstoffbedarf der jeweiligen Personengruppe,
- der größtmöglichen Wirtschaftlichkeit (Sonderangebote, Marktlage nutzen, Qualitätsklassen dem Verwendungszweck entsprechend auswählen u. a.),
- der Art des Betriebes und dem Umfang der Bevorratung,
- der durchschnittlichen Zahl der zu verpflegenden Personen,
- der finanziellen Situation.

Globale Ernährungslage, Ausblick in die Zukunft

In **Industrieländern** herrscht ein Überangebot an Nahrungsmitteln.

> **Industrieländer**
>
> - Nur **1/4** (USA) bis **1/3** (Westeuropa) der **Energie** stammt **aus Getreide** und **Kartoffeln**.
> - Mehr als **1/4** (Westeuropa) bis **1/3** (USA) der **Energie** stammt allein **aus tierischen Lebensmitteln**.
> - Der **Eiweißbedarf** wird in den Industrieländern zu **2/3** (Westeuropa) bis nahezu **3/4** (USA) **aus tierischen Lebensmitteln** gedeckt.

Deutscher Ernährungsbericht 2003
Pro Jahr pro Person

68,3 kg	Brotgetreide
5,3 kg	Reis
0,5 kg	Hülsenfrüchte
100,5 kg	Gemüse
92,8 kg	Obst
92,9 l	Milch (inkl. Milchprodukte)
17,1 kg	Geflügel
60,7 kg	Schweinefleisch
19,6 kg	Rindfleisch (inkl. Kalbfleisch)
5,4 kg	Fisch
18,7 l	Öl

Entwicklungsländer ohne Rohstoffreserven haben mit Nahrungsmittelknappheit, manche von ihnen sogar mit Hungersnot zu kämpfen.

> **Entwicklungsländer**
>
> - **2/3** der täglich mit der Nahrung aufgenommenen **Energie** stammen **aus Getreide**.
> - **1/3** der **Energie** stammt aus **Obst, Gemüse, Hülsenfrüchten, tierischen Lebensmitteln** (Fleisch, Milch, Eier), Zucker, Fetten und Ölen.
> - Der **Eiweißbedarf** wird in den Entwicklungsländern zu höchstens **1/5 aus tierischen Lebensmitteln** gedeckt.

Betroffen sind Länder

- in Mittel- und Südamerika (El Salvador, Honduras, Guayana, Bolivien),
- in West- und Ostafrika (Mauretanien, Mali, Niger, Tschad, Sudan, Äthiopien, Somalia, Nigeria u. a.),

- in Asien (Indien, Bangladesh, Teile Indonesiens und der Philippinen).

Diese Länder liegen zwischen dem 35. Grad nördlicher und dem 20. Grad südlicher Breite rund um die Erde: man spricht von einem „Hungergürtel" der Erde. Nahezu ein Drittel der Weltbevölkerung lebt in diesen von Nahrungsmittelknappheit betroffenen Gebieten.

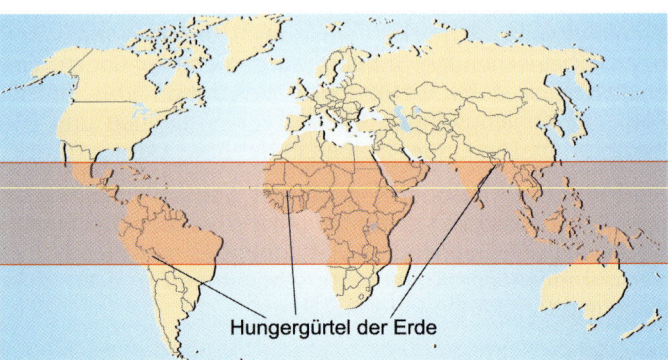

Hungergürtel der Erde

Die Steigerung der Produktion ist jedoch hauptsächlich in den Industrieländern erfolgt. Den Ländern, denen eine hochentwickelte Wirtschaft fehlt, ist die Produktionssteigerung nicht oder nur in ungenügendem Maß gelungen.

Folgen der Unterernährung

Nur in schweren Fällen der Unterernährung treten spezifische Krankheitssymptome auf:

Kwaschiorkor = roter Knabe. Eiweißmangelkrankheit mit Pigmentmangel der Haut (daher der Name!); bleibende Schäden von Organen und des Zentralnervensystems.

Marasmus = allgemeiner Verfall mit bleibenden Organschäden.

Unterernährung geringeren Grades hat schwerwiegende Einflüsse auf die allgemeine Entwicklung, das Allgemeinbefinden und die geistige und körperliche Leistungsfähigkeit:

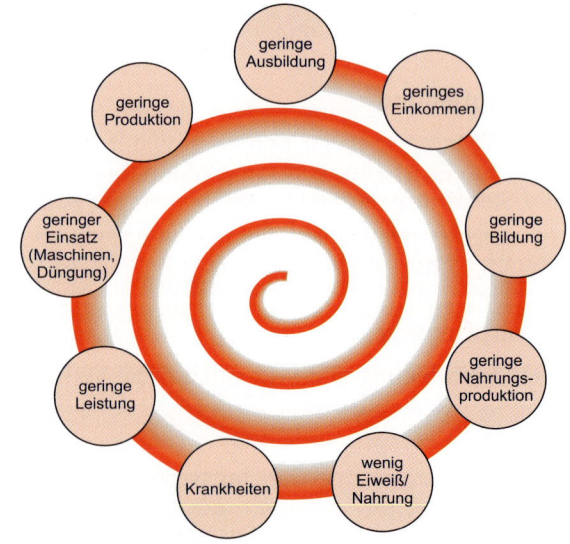

„Teufelskreis der Armut"

Ursachen für die zu geringe Produktion von Lebensmitteln

- Anwendung traditioneller, jedoch veralteter Anbaumethoden
- Dürrekatastrophen
- Bürgerkriege, Kriege
- riesige Monokulturen für den Export, z. B. Baumwolle, Kaffee

Kann der Nahrungsbedarf der Weltbevölkerung gedeckt werden?

Zieht man **Überproduktion** und **Unterproduktion** zusammen, ergibt sich ein nur geringer Fehlbetrag: etwa 1 % Nahrungsmittel müsste mehr produziert werden.

Die Ursache für die Nahrungsmittelknappheit liegt nicht allein in einer ungenügenden Gesamtproduktion, der wesentliche Faktor ist die falsche **Verteilung der Lebensmittel**.

Nahrungsmittelhilfslieferungen haben sich jedoch als wenig wirksam erwiesen, die Nahrungsmittel erreichen die Bedürftigen nicht oder sie werden nicht gegessen, da sie den Essgewohnheiten nicht entsprechen.

Möglichkeiten in der Zukunft

Der Nahrungsmittelmangel ist in den Ländern selbst zu lösen. Am wichtigsten sind **Aufklärung, Ausbildung, Schulung.**

In der Zukunft wird die **Erschließung neuer Eiweißquellen** notwendig werden.

 Eiweißgewinnung aus Algen, Pilzen, Hefen und Bakterien.

Derzeit ist man für Lebensmittel über das Versuchsstadium meistens nicht hinausgelangt (ausgenommen ein **Pilzproteinprodukt**, **Quorn**, bereits jetzt in der EU erhältlich). Bei Futtermitteln sind die Entwicklungen bereits weiter vorangeschritten (Futterhefen). Heute stehen der Anbau von Pflanzen mit höheren Erträgen und die Steigerung des Anbaus von Pflanzen mit einem höheren Eiweißgehalt, z. B. die Steigerung des Sojabohnenanbaus, im Vordergrund. Immer mehr Bedeutung erhält in diesem Zusammenhang die Verwendung von **genetisch veränderten Organismen (GVO)**, die durch gezielte Veränderungen in ihrer Erbsubstanz höhere Erträge und die Anbaumöglichkeit auf bisher nicht nutzbaren Anbauflächen in Aussicht stellen.

Mengenangaben zur Aufstellung und Berechnung von Kostplänen

1 Teelöffel/Stück/Scheibe eines Lebensmittels entspricht	
Bienenhonig	8 g
Marmelade	8 g
Zucker	5 g
Mehl/Stärke	4 g
Brösel	3 g
Grieß	3 g
Haferflocken	5 g
Reis (roh)	5 g
Haselnüsse (gemahlen)	3 g
Butter/Margarine	5 g
Öl	4 g
Mayonnaise	5 g
Sahne (geschlagen)	5 g
Milch	5 g
Jogurt	6 g
Tee (schwarz)	1 g
Kakaopulver	3 g
Kaffee (gemahlen)	5 g
Knäckebrot	10 g
Zwieback	10 g
Toastbrot	20 g
Weißbrot	50 g
Vollkornbrot	40–50 g
Mischbrot	50 g
Wurst	25 g
Käse	30 g
Schinken, gekocht	30–45 g
Apfel (mittel)	150 g
Orange (mittel)	170 g
Banane	150 g
Ananasscheibe (Dose)	35 g
Grapefruit	300 g
Kartoffel (mittel)	100 g
Tomate	70 g
Zwiebel	50 g
Gewürzgurke (mittel)	100 g
Butter (Hotelportion)	10–20 g
Zucker (Würfel)	5 g
Ei (Gewichtsklasse M)	66 g
Eidotter	30 g
Eiklar	20 g

2 Kaffeelöffel ≙ 1 Esslöffel
8 Esslöffel ≙ 1/8 l ≙ 1 Tasse

Grundmengen pro Person		
Suppe		250 g
	als Hauptgericht	400–500 g
Rohkost	fertig zubereitet	100 g
Soße		60–100 g
Mayonnaise		40 g
Reis	als Beilage	60 g
(roh)	als Hauptgericht	80 g
	als Suppeneinlage	20 g
Teigwaren	als Beilage	60 g
(roh)	als Hauptgericht	75 g
	als Suppeneinlage	20 g
Kartoffeln	als Beilage	200 g
(roh)	als Eintopf	125 g
	als Hauptgericht	250 g
Hülsenfrüchte (roh)		60 g
Gemüse	als Beilage	200 g
(roh)	für Eintopf	125 g
	Sauerkraut	100 g
Salat		50–100 g
Fleisch	mit Knochen	250–300 g
(roh)	ohne Knochen	200 g
	Hack	100 g
	Eintopf	80–100 g
Geflügel	mit Knochen	300–400 g
Fisch	im Ganzen	250 g
(roh)	Filet	150–200 g
Obst	frisch	150–200 g
	Kompott	150 g
	Dörrobst	50 g
Süßspeisen	Pudding (Flüssigkeit)	125 g
	Gelee (Flüssigkeit)	125 g
Inhalt eines Wasserglases		150 g
Inhalt eines Suppentellers		250 g

Cholesterinreiche Nahrungsmittel (in 100 g)

Beispiele	Cholesteringehalt in mg
Entenbrust mit Haut	103
Eierteigwaren (2 Eier/kg Mehl)	105
Rinderzunge	108
Schinken, roh	110
Sahne (30 % Fett)	122
Ölsardinen, abgetropft	140
Käse (45 % Fett)	62–114

Beispiele	Cholesteringehalt in mg
Hummer	182
Butter	240
Butterschmalz	340
Geflügelleber	500
Vollei	582
Eidotter	1650

Ausgewählte Internetadressen

Ernährungsverbände

- **www.dge.de**, Deutsche Gesellschaft für Ernährung, Ernährungs-empfehlungen, Adressen, Querverweise, Broschüren, Software, Termine

- **www.vdoe.de**, Verband der Diplom-Oecotrophologen (VDOE), Fortbildungsveranstaltungen, Termine, Presseinformationen

- **www.vdd.de**, Verband der Diätassistenten (VDD), Termine, Emährungsinfos

- **www.bdem.de**, Berufsverband Deutscher Ernährungsmediziner (BDEM)

- **www.lipid-liga.de**, Deutsche Gesellschaft zur Bekämpfung von Fettstofrwechselstörungen und ihren Folgeerkrankungen, Ernährungsempfehlungen, Adressen und Querverweise

Informationsdienste

- **www.vzbv.de**, (Verbraucherzentrale Bundesverband e.V.), allgemeine Emährungsempfehlungen, Querverweise, Beratung, allgemeine Verbraucherratschläge bis hin zur Rechtsberatung, auf Länderebene arbeiten die Verbraucherzentralen

- **www.aid.de**, aid-Infodienst – Verbraucherschutz, Ernährung, Landwirtschaft, Rezepte, Menüpläne, Ernährungsempfehlungen, Adressen, Querverweise, interaktive Beratung, interaktive Nach-schlagewerke (in Auszügen)

- **www.was-wir-essen.de**, Was wir essen, Das Verbraucherschutzportal

- **www.zadi.de**, Zentralstelle für Verbraucherdokumentation und -information (ZADI) – Deutsches Agrarinformationsnetz (DAINet), Rezepte, Menüpläne, Emährungsempfehlungen, Tabellen, Listen, Adressen, Querverweise (mit Webseite der Woche), Software, Termine, interaktive Beratung, interaktive Nachschlagewerke

- **www.eu-kommission.de**, Europäische Kommision, Vertretung in der Bundesrepublik Deutschland, insbesondere Informationen über EU-Richtlinien zu den Themen: Verbraucherschutz und Landwirtschaft

- **www.euro.who/int**, World Health Organisation, Tabellen, Datenbank, Adressen, Querverweise, wissenschaftliche Artikel

- **www.eufic.org**, European Food Information Council (EUFIC), aktuelle Informationen zu Emährungsthemen z.T. auch deutsch-sprachig

- **www.gesundheitsscout24.sanvertis.de**, Ratgeber, Lexika, kom-mentierte Links, Arztsuche und Arzneimittelcheck, aktueller News- und Veranstaltungskalender

- **www.medknowledge.de**, Suchkatalog für Ärzte und Patienten mit ca. 400 ausgewählten und kommentierten Hinweisen auf weiter-führende Internetangebote

- **www.ernaehrungsberatung.rlp.de**, Staatliche Ernährungsberatung in Rheinland-Pfalz

- **www.aerztlichepraxis.de**, Online-Ausgabe der Zeitschrift Ärztli-che Praxis (für Ärzte und Patienten)

- **www.lebensmittelwelt.de**, Portal für die Lebensmittelswelt

- **www.essen-und-co.de**, Umfangreiche Informationen über In-haltsstoffe, Lebensrnittel und deren Verarbeitung

- **www.bzga.de**, (Bundeszentrale für gesundheitliche Aufklärung): zahlreiche Informationen zu dem Bereich gesundheitliche Auf-klärung und Ernährungsempfehlungen

- **www.nibis.de/gesundheit.de**, spezielle Informationen in Nieder-sachsen: Auch die meisten anderen Bundesländer verfügen über ähnliche Server mit wichtigen Themen zum Bereich Ernährung und Gesundheit

- **www.talkingfood.de**, allgemeine Ernährungsempfehlungen und Informationen

- **www.lehrer-online.de**, Informationen zu den Themen Gesundheit und Ernährung, z.T. kostenpflichtig

- **www.oekolandbau.de**, Informationen zu Lebensmitteln und Pro-duktionsgrundsätzen im Öko-Landbau und in der ökologischen Tierhaltung

Institute

- **www.dife.de**, Deutsches Institut für Lebensmittelforschung (DIFE), Forschungsprojekte, Jobs, Links

- **www.daem.de**, Deutsche Akademie für Ernährungsmedizin, Curriculum der BÄK „Ernährungsmedizin", Fortbildungsveranstal-tungen für Ärzte

- **www.bll.de**, Bund für Lebensmittelrecht und Lebensmittelkunde (BLL e.V.) Spitzenverband der Lebensmittelwirtschaft, Publikatio-nen, Recherchen, Veranstaltungen

- **www.bfa-ernaehrung.de**, Bundesforschungsanstalt für Ernährung, Termine, Forschungsprojekte, Jobs, Links

- **www.wcrf-de.org**, Weltkrebsforschungsfonds, Deutsches Mitglied des World Cancer Research Fund International

- **www.dimdi.de/dynamic/de/index.html**, Deutsches Institut für Medizinische Dokumentation und Information (DIMDI), Datenbankrecherchen

- **www.fke-do.de**, Forschungsinstitut für Kinderernährung in Dort-mund, Broschüren und Informationen zum Thema Kinder-ernährung vom Säuglingsalter an

Hochschulen

- **www.nutriinfo.de**, Informations- und Dokumentationsstelle der Universität Gießen (IuD), Ernährungsempfehlungen, Adressen, Querverweise, Software, Termine, wissenschaftliche Artikel

- **www.unihohenheim.de**, Universität Hohenheim, Ernährungsempfehlungen, Rezepte, Menüpläne, Querverweise, Software, Lebensmitteldatenbank, -analyse

Verlage/Zeitschriften

- **www.medweb.de**, Medweb, sehr umfangreiche Metapage

- **www.diabetes-journal.de**, Diabetes Journal (Abstracts), Zeitschrift der deutschen Diabetiker

- **www.ernaehrungs-umschau.de**, Ernährungsumschau (z.T. Ab-stracts), außerdem: Termine, Links

- **Magazin Gesundheit, Ernährung, Umwelt** (Abstracts), Magazin für Bio- und Gentechnologie

- **Zeitschrift für Ernährungswissenschaft** (Abstracts),

- **Deutsches Ärzteblatt**

- **Ärzte Zeitung**

- **Forschungsreport Ernährung**, Landwirtschaft, Forsten

Software

- **NutriScience**

Bildquellenverzeichnis

AID, Bonn: S. 6

Agrarmarkt Austria, Marketing Gesmbh, Österreich: S. 49, 59.2 – 59.5, 60, 63

Agrana Marketing und Vertriebsservice AG: S. 30.2, 31

Bilderdienst Süddeutscher Verlag, München: S. 30.3, 59.1

Bilderbox, Thening (Österreich): S. 108

Birkel: S. 41.2

BMLFUW: S. 33.2 (Hoffmann), 38.1

Broschüre „Konsument spezial – Schau aufs Etikett" (Österreich): S. 93

Bundeszentrale für gesundheitliche Aufklärung, Köln: S. 110

CMA, Bonn: S. 28/29, 51, 52.1

Deutscher Teeverband: S. 85

Fritschmühle: S. 37

Informationszentrum Schokolade: S. 86

Kartoffel-Info Dänemark: S. 42

Maguntia-Werke Gewürzindustrie, Mainz: S. 65.2

MEV Verlag, Augsburg: S. 4/5, 9.1 – 9.6, 21.1, 46.4, 68.1 – 68.5, 70.2, 70.4, 71.1, 71.2, 72.2, 96/97, 98, 99, 101, 102

Ostmann Gewürze: S. 80

Project Photos: S. 8.1, 74.1, 75.3

Picture Alliance/KPA/Theissen: S. 46.1

Picture Alliance/H. R. Bramaz/Helga Lade. S. 46.2

Picture Alliance/dpa: S. 46.3, 64

Picture Alliance/dpa/Stockfood: S. 47, 70.3, 79

Picture Alliance/obs: S. 70.1

Picture Alliance/Helga Lade: S. 78

Erich Schenkel & Sohn: S. 69.1, 69.2

Transfair: S. 84

Universität Bonn/Foto: Frank Luerweg: S. 83

Verein für Konsumenteninformation (Österreich): S. 38.2, 43, 52.2, 55, 56

Verlagsarchiv: S. 87, 90

Verlag Jugend und Volk, Wien: S. 7, 8.2 – 8.5, 11, 14, 17, 21.2, 22 (Anderle), 30.1, 32, 33.1, 34, 35, 36, 40, 41, 44.1, 44.2, 45.1, 65.1, 65.3, 65.4 (Bergmann), 71.3, 72.1, 73, 74.2, 75.1, 75.2, 75.4, 75.5, 76, 77 (Dr. Plsek), 81, 92.1 (Dr. Plsek), 92.2, 106

Nicht bei allen Abbildungen konnten die Inhaber der Rechte ermittelt werden. Sollte jemand davon betroffen sein, wird er gebeten, sich beim Verlag zu melden.